SÄUGLINGSKRANKHEITEN

VON

PROFESSOR DR. **AUGUST REUSS**

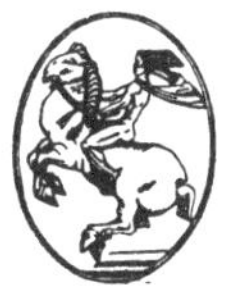

WIEN UND BERLIN
VERLAG VON JULIUS SPRINGER
1935

ISBN 978-3-7091-5174-7 ISBN 978-3-7091-5322-2 (eBook)
DOI 10.1007/978-3-7091-5322-2

Vorwort.

Selbst diejenigen, welche die Kinderheilkunde nicht als Sonderfach anerkennen wollen, lassen die Säuglingskunde als solches gelten und gehen der Behandlung kranker Säuglinge nach Möglichkeit aus dem Wege.

Der praktische Arzt, welcher von allen Fächern etwas wissen muß, soll natürlich auch über den Säugling Kenntnisse besitzen, dessen Überwachung und, wenn nötig, Behandlung in der Familien- wie in der Fürsorgepraxis sogar zu seinen wichtigsten Aufgaben zählt. Freilich hat er sein Augenmerk in erster Reihe auf die Prophylaxe zu richten, welche kaum in irgendeiner späteren Altersperiode so notwendig und wohl auch erfolgreich ist wie im ersten Jahr des Lebens. Aber um Krankheiten verhüten zu können, muß man sie auch kennen. Wie nötig dies ist, davon kann man sich z. B. in Gebäranstalten immer wieder überzeugen, wo viele Ärzte der Behandlung der Stillschwierigkeiten oft herzlich wenig Interesse entgegenbringen und ohne viel Bedenken auf die natürliche Ernährung verzichten. Ein Arzt, der die schweren Ernährungsstörungen künstlich ernährter Säuglinge aus eigener Anschauung kennt, wird da ganz anders denken und handeln.

Obzwar durch eine zielbewußte Prophylaxe ein großer Teil der Säuglingserkrankungen hintangehalten werden kann — an Orten mit gut arbeitender Säuglingsfürsorge gehören schwere Ernährungsstörungen zu den Seltenheiten! —, werden damit doch nicht alle Krankheiten aus der Welt geschafft. Und leider gibt es ja noch viele Gegenden, wo eine richtige Säuglingsfürsorge entweder ganz fehlt oder mit so viel Schwierigkeiten zu kämpfen hat, daß sie bei weitem nicht das leisten kann, was sie leisten sollte. So wird gerade der auf dem Lande praktizierende Arzt, der zumeist auf sich allein angewiesen ist, oft in die Lage kommen, bei kranken Säuglingen Anordnungen treffen zu müssen.

In einem früher erschienenen Band dieser Sammlung (13) habe ich die Grundlagen der Ernährung des gesunden und des leicht erkrankten Säuglings darzulegen versucht. Hier soll nun das Wichtigste aus der Pathologie gebracht werden. Es braucht wohl kaum besonders betont zu werden, daß das vorliegende Büchlein nicht etwa ein „kurzgefaßtes Lehrbuch" der Säuglingskrankheiten sein soll. Es werden nur diejenigen Krankheiten besprochen, welche dem Arzt in der Praxis häufiger begegnen, während die seltenen Erkrankungen nur kurz oder gar nicht erwähnt werden. Auch wird auf Theoretisches nur soweit eingegangen, als es zum Verständnis notwendig und der Krankheitsverhütung und der Behandlung dienlich zu sein scheint. Der Arzt soll die Grenzen der ihm zu Gebote stehenden diagnostischen und therapeutischen Möglichkeiten kennen; er soll wissen, wann er besser daran tut, einen kranken Säugling einer Anstalt zuzuweisen, die über ganz andere diagnostische Behelfe verfügt (es sei nur an die ohne Röntgenuntersuchung fast unmögliche Diagnose der intrathorakalen Tuberkulose des Säuglings hingewiesen) und die auch hinsichtlich Ernährung und Pflege Erfolge erzielen kann, die im Privathaus unerreichbar sind.

Ich kann nicht umhin, bei dieser Gelegenheit auf die dringende Notwendigkeit der Errichtung fachärztlich geleiteter Kinderabteilungen an den Landspitälern hinzuweisen, die unseren auf dem Lande tätigen Kollegen ihre Arbeit wesentlich erleichtern könnten. Mögen im „Jahrhundert des Kindes", in einer Zeit, wo uns der so oft als „katastrophal" bezeichnete Geburtenrückgang die Kostbarkeit des kindlichen Lebens und seiner Gesundheit so deutlich vor Augen rückt, auch in dieser Hinsicht Unterlassungssünden gutgemacht werden!

Graz, im August 1934.

A. Reuss.

Inhaltsverzeichnis.

Die Ernährungsstörungen.

Begriff. Einteilung. Ätiologie.

Als „Ernährungsstörungen“ bezeichnen wir in erster Reihe ne Krankheiten des Säuglings, welche in irgendeiner Weise urch die dem Kind gereichte Nahrung zustande kommen, sei s, daß durch sie krankhafte Erscheinungen seitens des Magen-armtraktes veranlaßt werden, sei es, daß — mit oder ohne olche, aber doch in unmittelbarem ursächlichen Zusammenhang it der Ernährung — der Ernährungszustand leidet und das edeihen beeinträchtigt wird. Eine solche Beeinträchtigung des edeihens muß aber nicht immer und nicht ausschließlich durch ine ungeeignete Ernährung veranlaßt sein. Mannigfache Schä-en anderer Art, und zwar ganz besonders Infekte, die aber urchaus nicht gerade den Verdauungskanal betreffen müssen, owie Pflegeschäden im weitesten Sinn des Wortes können ganz hnliche Krankheitsbilder hervorrufen wie die alimentären oxen. Natürlich können sich die schädigenden Einflüsse nicht limentärer oder, wie man zu sagen pflegt, parenteraler Art mit en Wirkungen der Nahrung, die wieder durch sie weitgehend eeinflußt werden können, kombinieren. Ausgesprochene Organ-rkrankungen — etwa eine Pneumonie, Pyelitis oder pyämische rkrankung —, die den Ernährungszustand in ganz ähnlichem inn in Mitleidenschaft ziehen, reihen wir nicht unter den Be-riff der Ernährungsstörungen ein. Von solchen sprechen wir ur dort, wo die das Gedeihen störende Noxe keine klinisch innfälligen Krankheiten anderer Art hervorgerufen hat. Wie ıan sieht, ist der Begriff „Ernährungsstörung“ kein scharf um-issener.

Zu den Ernährungsstörungen zählen wir mithin die *Krank-eiten des Verdauungstraktes*, sowie die durch sie ver-nlaßten oder mit ihnen vergesellschafteten, aber auch durch erschiedene andere Schäden herbeigeführten und nicht immer ıit sichtbaren Verdauungsstörungen einhergehenden *Störun-*

gen des Gedeihens, kurz gesagt: Durchfallerkrankungen und Anwuchsstörungen, sowie Kombinationen dieser beiden. Es liegt in der Natur der Sache, daß die Anwuchsstörungen meist chronische Krankheitszustände sind, während die Durchfallerkrankungen akute wie chronische Störungen umfassen.

Im medizinischen Sprachgebrauch bezeichnet man die Anwuchsstörungen jetzt meist als Dystrophie. Auch die alte Bezeichnung Atrophie (Pädatrophie) ist noch gebräuchlich. Je nach dem Grad der Störung spricht man von leichter und schwerer Dystrophie oder Atrophie, wobei man unter Atrophie meist die schwereren Formen versteht, deren schwerste man jetzt auch mit dem treffenden Ausdruck Dekomposition bezeichnet. Das sinnfälligste Maß für den Grad einer dystrophischen Störung bietet die Gewichtskurve, je nachdem, ob sie nur subnormalen Anstieg, Stillstand, langsames oder rasches Absinken zeigt.

Die mit Durchfall einhergehenden Störungen nennt man gewöhnlich Dyspepsie. Die wörtliche Übersetzung „Verdauungsstörung“ entspricht zwar nicht ganz dem Begriff „Durchfallerkrankung“, doch hat sich die Bezeichnung als Ausdruck für die mit durchfälligen, „schlechten“ Stühlen einhergehenden Ernährungsstörungen eingebürgert. Die schlechte Beschaffenheit der Stühle kann von abnormen Vorgängen im Chymus oder von katarrhalischen, entzündlichen Erkrankungen der Darmschleimhaut (Darmkatarrh, Enteritis, Enterokatarrh) oder beiden Ursachen herrühren. Die dyspeptischen Störungen können im Dick- oder Dünndarm oder in beiden Darmabschnitten lokalisiert sein; der Magen kann mitbeteiligt sein oder nicht; sie sind bald schwerer, bald leichter Art, akut oder chronisch. Eine besondere Gruppe der akuten diarrhöischen Ernährungsstörungen bilden jene, welche mit toxischen Erscheinungen einhergehen und heute als (alimentäre, enterale) Intoxikation oder Toxikose bezeichnet werden. Der Begriff deckt sich im wesentlichen mit dem, was man früher als Cholera infantum bezeichnete, wobei nur zu bemerken ist, daß es viele Toxikosen gibt, bei denen die Darmstörung nicht den Charakter eines choleriformen Brechdurchfalls zeigt.

Die Bedeutung, Behandlung, Prognose der Durchfallerkrankungen hängt wesentlich davon ab, ob sie ein bisher gesundes Kind oder ein solches mit einer (leichten oder schweren) Dystrophie betreffen. Man kann in diesem Sinn eine Dyspepsie a der bisher gesunden (eutrophischen), eine Dyspepsie b der (leicht) dystrophischen und eine Dyspepsie c der (schwer) atrophischen Kinder unterscheiden. Die schwere Atrophie (Dekomposition) ist so gut wie immer mit einer chronischen oder rezidivierenden Durchfallstörung (Dyspepsie c) verbunden.

Wir können also die Ernährungsstörungen etwa folgendermaßen einteilen:

I. Durchfallerkrankungen.
   1. Dyspepsie a, b und c (leicht und schwer, akut und chronisch).
   2. Toxikose.

II. Anwuchsstörungen (dystrophische Zustände).
   1. Leichte Dystrophie.
   2. Schwere Dystrophie (Atrophie oder Dekomposition).

III. Kombinationen.
   1. Leichte Dystrophie mit Dyspepsie b oder Toxikose.
   2. Schwere Dystrophie (Atrophie, Dekomposition) mit Dyspepsie c oder Toxikose.

Folgendes einfache Schema soll die verschiedenen Möglichkeiten veranschaulichen:

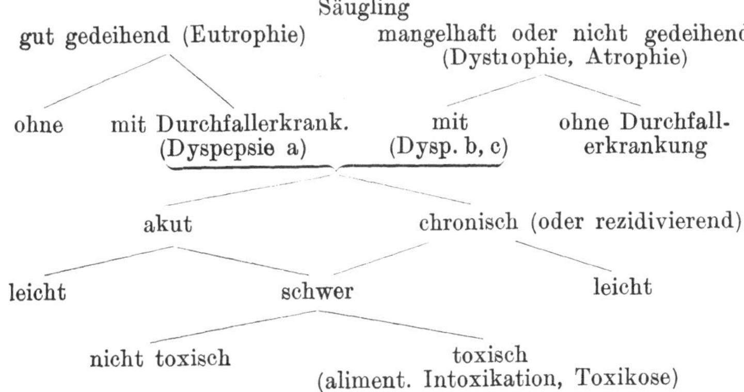

Wenn wir die Ernährungsstörungen, älteren und neueren Einteilungsprinzipien Rechnung tragend, in der genannten einfachen Weise nach klinischen Gesichtspunkten einteilen, so soll damit durchaus nicht gesagt sein, daß die Kenntnis der ätiologischen Möglichkeiten für den praktischen Arzt ohne Belang ist. Nur notgedrungen verzichten wir auf das ätiologische Einteilungsprinzip, nur deshalb, weil beim Zustandekommen jeder Ernährungsstörung vielerlei ätiologische Faktoren im Spiele sein können, die wir am Krankenbett kaum jemals mit Sicherheit unterscheiden können. In der Regel müssen wir uns damit begnügen, die letzte, auslösende Ursache der vorliegenden Störung zu ermitteln. Wir dürfen jedoch nie vergessen, daß bei der Leitung der Ernährung eines Säuglings das wichtigste die Prophylaxe ist und wir schon aus diesem Grund über alle ätiologischen Faktoren unterrichtet sein müssen, welche beim Zustandekommen von Ernährungsstörungen in Betracht kommen. Auch soll man sich bei jedem Falle bemühen zu eruieren, was alles dazu beigetragen haben könnte, die bestehende Ernährungsstörung hervorzurufen. Eine die ätiologischen Möglichkeiten berücksichtigende, gute Anamnese erleichtert die Behandlung ganz ungemein.

Versuchen wir auch die Ursachen der Ernährungsstörungen zu gruppieren, so ergibt sich etwa folgendes Schema:

I. Enterale Ursachen:
   1. alimentäre (quantitativ, qualitativ),
   2. infektiöse (ektogene, endogene).

II. Parenterale Ursachen:
   1. konstitutionelle,
   2. konditionelle (Pflegeschäden, parenterale Infekte).

Am einfachsten liegen die Verhältnisse bei den alimentären Ursachen, und zwar besonders bei den quantitativen Fehlern, wie man sie in reiner Form besonders bei Brustkindern beobachtet, wo sich die Unterernährung in erster Linie als reine Anwuchsstörung auswirkt, die Überernährung vorerst dyspeptische Erscheinungen verursacht. Bei künstlich ernährten Kindern ist es vor allem das zu starke Verdünnen der Milch, das Unterernährung mit sich bringt. Schon hier ergibt sich ein weiteres ätiologisches Moment: das Kind bekommt nicht nur eine unzureichende, sondern auch eine fehlerhaft zusammengesetzte Nahrung, insofern als es dabei oft eine zu wenig Eiweiß oder im Verhältnis zum Eiweiß zu viel gärungsfördernden Zucker enthaltende Nährmischung erhält. Im Gegensatz hierzu ist wieder manchmal der Zuckerzusatz zur Milchmischung zu gering; die reine oder zusatzarme Vollmilch wäre eine solche für den Säugling zu kohlehydratarme Nahrung, welche dystrophische Störungen hervorrufen kann, die man Milchnährschaden nennt. In anderen Fällen prävaliert wieder das der Nahrung zugesetzte Mehl zu sehr: es kommt zum Mehlnährschaden. Das Kind erhält von einigen Nahrungsbestandteilen zu viel, von anderen zu wenig: man spricht von Fehlnährschäden, die auf die fehlerhafte Korrelation der einzelnen Nährstoffe zueinander zurückzuführen sind. Der Fehler kann auch darin liegen, daß die Nahrung zu wasserreich oder zu wasserarm ist, daß sie zu viel oder zu wenig Salze enthält usw.

Kann auch die Qualität der Milch als solcher beim Zustandekommen von Ernährungsstörungen eine Bedeutung haben? Was die Frauenmilch betrifft, so kann man folgendes sagen: Wenn auch die Milch verschiedener Frauen besonders infolge des individuell verschiedenen Fettgehaltes kalorisch nicht ganz gleichwertig und auch ihr Vitamingehalt je nach der Ernährung und Lebensweise der Frau kein konstanter ist, so spielen beim Brustkind alimentäre Ernährungsstörungen e qualitate doch kaum eine wesentliche Rolle. Wenn man dessenungeachtet selbst einer stillenden Frau entsprechende Verhaltungsmaßregeln gibt, so sollte man beim künstlich ernährten Säugling noch viel mehr darauf achten, daß bei der Ernährung und Haltung der Milchkühe an die Erzielung einer qualitativ erstklassigen Milch gedacht wird. Leider ist dies nur ausnahmsweise der Fall.

Die Bedeutung der „Milchzersetzung" wurde früher sicherlich überschätzt, wird in letzter Zeit aber doch vielleicht zu gering bewertet. Gewiß ist nicht anzunehmen, daß die durch die Milchsaprophyten veranlaßte Säuregärung des Milchzuckers den Säugling schädigt, da wir ja die sauere Buttermilch und durch Säurezusatz künstlich gesäuerte Milchmischungen zu Heilzwecken verwenden; doch wäre es immerhin denkbar, daß neben der für den Säugling unschädlichen Gärung des Zuckers auch andere Milchbestandteile eine Zersetzung erfahren, die für das Kind weniger belanglos ist. Die wissenschaftliche Pädiatrie hat für eine schädigende Wirkung zersetzter Milch, die man früher hauptsächlich für das Zustandekommen der Sommerdiarrhöen verantwortlich machte, bisher keine Anhaltspunkte gefunden; nichtsdestoweniger wird niemand in Abrede stellen, daß ein erwachsener Mensch von schlechter Milch Bauchschmerzen bekommen kann, so daß wohl auch ihre Belanglosigkeit für den Säugling in Zweifel gezogen werden muß. Daß durch die gewöhnliche Marktmilch, wie sie manche Molkereien liefern, eine Milch, welche oft 2 Tage alt ist, durchaus nicht immer in einwandfrei hygienischer Weise gewonnen und weiter versorgt, wiederholten sogenannten Reinigungs- und Sterilisierungsverfahren unterworfen und manchmal wohl auch verfälscht wird, zumindest Fehlnährschäden infolge Vitaminmangel hervorgerufen werden können, steht außer Zweifel. Wir Ärzte hätten die Verpflichtung, uns dafür einzusetzen, daß für die Ernährung der Säuglinge eine einwandfrei gewonnene Frischmilch zu Verfügung steht. Die erste Forderung bei der unter allen Umständen riskanten künstlichen Ernährung des Säuglings ist doch wohl, daß das Substrat, aus dem die Nahrung hergestellt wird, von bester Qualität ist.

Unter den pathogenen Darmbakterien, welche beim Säugling Erkrankungen hervorzurufen vermögen, stehen die Dysenteriebazillen an erster Stelle. Auch Vertreter der Typhusgruppe, insbesondere Paratyphusbazillen, spielen eine gewisse Rolle, doch bilden die echten Darminfekte in dem großen Heer der Ernährungsstörungen des Säuglings eine zwar wichtige, aber doch verhältnismäßig kleine Gruppe. Größere Bedeutung als den körperfremden Bakterien kommt jenen zu, welche die normale Flora des Dickdarms bilden, unter ihnen besonders der Gruppe des Bacterium coli. Wird der Dünndarm irgendwie geschädigt, sei es durch alimentäre, sei es durch außerhalb des Darms gelegene Ursachen, so verliert er eine seiner wichtigsten Eigenschaften, nämlich die Fähigkeit, ein stärkeres Bakterienwachstum nicht aufkommen zu lassen. Der äußerst keimarme, praktisch als keimfrei zu bezeichnende Dünndarm wird von Bakterien, und zwar hauptsächlich Colibakterien, besiedelt. Dadurch werden die normalen Verdauungsvorgänge im Dünndarmchymus gestört; es bilden sich Zersetzungsprodukte, welche die Darmwand in einen Reizungszustand versetzen und sie für toxische Bestandteile des Chymus durchlässig machen können. Neuere Untersuchungen machen es wahrscheinlich, daß hierbei auch gewisse Abartungen der Colibakterien eintreten können: es entstehen Colivarianten höherer Toxizität, welche nicht nur das Kind, in dessen Darminnern sie sich gebildet haben, sondern — auf andere Kinder übertragen — auch diese gefährden können, wobei auch eine erhöhte Kontagiosität eine Rolle spielen mag. Die endogene Infektion des Dünndarms ist ein hochbedeutsamer Vorgang, der uns die Schwierigkeit der Ernährungstherapie bei schweren Atrophien und Toxikosen, die oft überraschend ungünstige Wirkung von anderwärts anstandslos tolerierter Nahrung, ja selbst der Frauenmilch, verstehen lehrt.

Wenn wir uns nunmehr den endogenen Ursachen der Ernährungsstörungen zuwenden, welche in dem oben skizzierten kleinen Schema in „konstitutionelle“ und „konditionelle“ getrennt werden, so sei gleich betont, daß hier nicht der Ort ist, den Konstitutionsbegriff, über dessen Abgrenzung die Meinungen bekanntlich noch auseinandergehen, zu definieren. Ob man nur die angeborene Körperverfassung als Konstitution bezeichnet und die erworbene als Kondition — oder, wie es jetzt meist geschieht, auch eine erworbene Konstitution anerkennt, ist schließlich ein Streit um Worte. Für unseren Gegenstand ist es nur wichtig, daran festzuhalten, daß sowohl die angeborene (ererbte oder vielleicht auch erst intrauterin erworbene) Konstitution als auch die durch äußere Einflüsse verschiedenster Art mehr oder minder dauernd veränderte, ebenso wie die durch momentane Lebensbedingungen vorübergehend beeinflußte, erworbene Körperverfassung für die Entstehung und den Verlauf der Ernährungsstörungen des Säuglings von größter Bedeutung ist.

Jedem, der eine größere Zahl von Säuglingen während der ersten Wochen ihres Lebens beobachtet, muß sich die Tatsache aufdrängen, daß die Reaktion der einzelnen Kinder auf die Ernährung auch unter völlig gleichen Bedingungen durchaus nicht dieselbe ist. Beobachten wir eine Reihe in jeder Hinsicht als normal imponierender, an einer normal sezernierenden Brust trinkender, ungefähr gleiche Nahrungsmengen zu sich nehmender Kinder, so sehen wir, daß ein Teil die als normal geltende tägliche Stuhlzahl von 2—3 aufweist, während ein anderer Teil täglich 5 oder 6 dünne, „dyspeptische“ Stühle entleert und bei einer dritten Gruppe ausgesprochene Stuhlverhaltung besteht. Beobachten wir Kinder mit ungefähr gleichen Tagestrinkmengen durch mehrere Wochen, so finden wir, daß ihre Gewichtskurven erhebliche Unterschiede aufweisen; während einige Kinder pro Woche 20—30 dkg zunehmen, verläuft bei anderen die Gewichtskurve auffallend flach. Nähme man einen Ammenwechsel vor, so würde dies, sowohl was die Stuhlbeschaffenheit als auch den Gewichtsverlauf betrifft, kaum viel ändern: das differente Verhalten der Kinder ist in ihrer verschiedenen Anlage, ihrer angeborenen Konstitution begründet.

Es gibt Kinder, welche von Geburt an oder seit dem Abschluß der mütterlichen Wochenbettsperiode ausschließlich künstlich ernährt werden und dabei ausgezeichnet gedeihen, sobald nur der Nahrungsbedarf gedeckt ist; selbst dann, wenn die Ernährungsmethode den Regeln der Pädiatrie recht wenig entspricht. Man kann dieses Gedeihen bei artfremder Nahrung als Heteroeutrophie bezeichnen. Der größere Teil der von Anfang an künstlich ernährten Kinder unterscheidet sich aber mit der Zeit in seinem Aussehen ganz deutlich von den an der Brust ernährten Altersgenossen. In nicht wenigen Fällen entwickelt sich dieser Zustand, den man, auch wenn er sich bloß als minder gutes Aussehen zu erkennen gibt, als leicht dystrophischen bezeichnen muß, auch bei einer allen Anforderungen entsprechend durchgeführten künstlichen Ernährung. Recht oft kommt es mit der Zeit zu einer sich schleichend entwickelnden Anwuchsstörung, die nicht selten auch von einer dyspeptischen Störung eingeleitet wird, zur Heterodystrophie.

Kindern, welche eine auffallende Widerstandskraft gegenüber quantitativen und qualitativen Fehlern der Nahrung aufweisen und bei den verschiedenartigsten Nährgemischen gedeihen, stehen solche gegenüber, welche schon auf geringfügige Anlässe hin mit Krankheitserscheinungen reagieren, ja selbst bei vollkommen einwandfreier Ernährung (meist mit dyspeptischen Störungen) erkranken. Man bezeichnet diesen Konstitutionstypus als Tropholabilität. Er ist in seiner reinen Form angeboren, kann aber auch erworben werden und durch extrauterine Einflüsse eine ganz wesentliche Intensitätssteigerung erfahren.

Als hydrolabil bezeichnet man Säuglinge, deren Körper unter Umständen, besonders nach Darreichung einer an Salzen oder hochmolekularen Kohlehydraten (Mehl, Malzextrakt) reichen Nahrung, große Wassermengen retiniert, um sie bei Aussetzen der hydropigenen Kost, bei Umsetzen auf eine salz- und kohlehydratarme Nahrung oder unter dem Einfluß einer interkurrenten Durchfallerkrankung raschest wieder auszuschwemmen. So wie die Wasserbindung zuweilen exzessive Grade annimmt und zur Ödembildung führt, schießt manchmal auch die Wasserabgabe übers Ziel, so daß es binnen kurzem zu ausgesprochener Exsikkation kommt. Die Hydrolabilität äußert sich in auffallender Unregelmäßigkeit der Gewichtskurve, abnorm steilem Ansteigen einerseits, Gewichtsstürzen andererseits, und ist individuell sehr verschieden. Die konstitutionelle Hydrolabilität ist zweifellos zu einem großen Teil angeboren, nimmt aber in der Regel erst unter dem Einfluß schädigender Ernährungsstörungen höhere Grade an. Die ausgesprochensten Formen findet man bei schweren chronischen und akuten Ernährungsstörungen, bei der Dekomposition und bei Toxikosen. Die schwerste Störung im Wasserhaushalt des Organismus äußert sich darin, daß die Körpergewebe das Wasser nicht mehr zu binden vermögen: trotz gewaltsamer Wasserzufuhr stürzt die Gewichtskurve steil ab — meist ein sicheres Zeichen, daß das Kind verloren ist.

Die angeborene Hydrolabilität findet man besonders bei Kindern von lymphatischem Habitus, bei solchen mit Zeichen der exsudativen Diathese. Letztere äußert sich bald in einem zu abnormen Zunahmen führenden Fettansatz — zumeist mit Neigung zur Wasserretention kombiniert —, bald in einem Ansatzmangel, der sich in Flachheit des Gewichtsanstiegs oder Stillstand der Gewichtskurve zu erkennen gibt. Letzterer Typus wird häufig auch beim nervösen, sensiblen (neuropathischen) Säugling angetroffen, dessen Reizbarkeit sich auch auf somatischem Gebiet durch eine besondere Empfindlichkeit des Magen-Darmtrakts (Erbrechen, Durchfall) zu äußern pflegt, mithin auch als „Ernährungsstörung“ zum Ausdruck kommen kann.

Die bisher aufgezählten, für das Zustandekommen von Ernährungsstörungen richtunggebenden Eigentümlichkeiten des Säuglings waren größtenteils in seiner angeborenen Veranlagung begründet. Die Körperverfassung des besonders während der ersten drei Lebensmonate relativ labilen, empfindlichen Kindes kann aber durch die mannigfachen Einflüsse der Außenwelt fortwährend weitere Änderungen erfahren. Der heterodystrophisch veranlagte Säugling kann durch die vorzeitig eingeführte künstliche Ernährung mit der Zeit so umgestimmt werden, daß er eines Tages ganz unvermutet ohne sichtbaren Anlaß erkrankt. Wird beispielsweise ein Kind im dritten Monat von einer Ernährungsstörung befallen, so ist es sicherlich besser daran, wenn es vorher zwei Monate ausschließlich oder vorwiegend an der Brust ernährt wurde, als wenn ihm diese gesunde Basis fehlt.

Gar nicht selten beobachten wir, daß ein Säugling bei einer bestimmten Nahrung eine Zeitlang sehr gut gedeiht. Nun tritt eine Durchfallerkrankung auf. Es gelingt, sie zu beheben, aber von nun an kommt man mit der bisher erfolgreichen Ernährungsmethode nicht weiter, sei es, daß sie immer wieder dyspeptische Störungen veranlaßt, sei es, daß sich anschließend an die erste dyspeptische Attacke ein dystrophischer Zustand entwickelt. Das bisher verabreichte künstliche Nährgemisch hat — ob als solches oder infolge Fehlens der artgleichen Nahrung, bleibe dahingestellt — eine Verschlechterung der Kondition herbeigeführt. Man kann eine auf diese Art entstandene Ernährungsstörung kaum zu den Störungen ex alimentatione zählen, sondern muß, da sie sich bei einer einwandfreien Nahrung einstellte, konstitutionelle oder konditionelle Ursachen annehmen. Man sehe in solchen Überlegungen nicht bloß theoretische Spitzfindigkeiten. Wer sich den Fall in der genannten Weise zurechtlegt, wird nicht nach Fehlern in der Zusammensetzung der Ernährung fahnden, sondern in ihm einen neuerlichen Beweis für die Berechtigung der Forderung erblicken, daß man alles daransetzen soll, um den Säugling wenigstens während der ersten Lebenswochen unter die besten Ernährungsbedingungen zu setzen, d. h. ihm die natürliche Ernährung zu ermöglichen.

Eine besondere Bedeutung kommt in der Ätiologie der Ernährungsstörungen den sogenannten parenteralen Infektionen zu. Jeder sich an irgendeiner Stelle des Körpers abspielende Infekt vermag auch auf dem Gebiet der Ernährung die Toleranz herabzusetzen. Die größte Bedeutung haben in dieser Hinsicht die im Säuglingsalter so häufigen grippalen Erkrankungen. Es kommt im Anschluß an eine solche entweder zur Entwicklung einer „parenteralen" Dyspepsie oder eines meist ebenfalls von dyspeptischen Störungen begleiteten dystrophischen Zustandes. Gerade hier erweist es sich wieder, wie sehr die Brustkinder den künstlich ernährten überlegen sind. Sie werden durch parenterale Infektionen meist lange nicht in dem Maße aus dem Geleise geworfen wie letztere. Besonders bedroht sind jene Kinder, welche sich schon im Zustand einer schwereren Ernährungsstörung befanden, ehe der parenterale Infekt toleranzschädigend in Wirksamkeit trat. Ein großer Teil dieser Kinder wird durch die hinzutretende grippale Erkrankung oder die von ihr angefachte Ernährungsstörung hinweggerafft oder im Gedeihen aufs schwerste geschädigt. Die Grippe ist das gefürchtete Gespenst aller Säuglingskrankenanstalten und Säuglingsheime! Ebenso toleranzherabsetzend wirken auch andere Infekte, insbesondere Pyodermien oder eitrige Infektionen der Harnwege, Krankheiten, deren Auftreten oft durch Ernährungsstörungen veranlaßt oder begünstigt wird, und die ihrerseits wieder einen ausgesprochenen Rückschlag auf den Ernährungszustand ausüben können.

Für die jeweilige Kondition eines Säuglings von großer Bedeutung ist es, wie er gehalten und gepflegt wird. Der Pflegezustand muß mithin auch auf die Disposition zu Ernährungsstörungen einen wesentlichen Einfluß nehmen. Schmutz- und Schmierinfektionen, denen ein unsauber gehaltenes Kind ständig ausgesetzt ist, beeinträchtigen, auch ohne daß dabei pathogene Keime im Spiele sind, seine Widerstandskraft. Ein Säugling, der wenig oder gar nicht ins Freie gebracht wird, der beständig dumpfe Zimmerluft atmen muß, dessen Körper niemals der freien Luft und dem Sonnenlicht ausgesetzt wird, ist Ernährungsstörungen zweifellos zugänglicher als ein sorgfältig gepflegtes Kind, auch wenn der Lichtmangel keine stärkeren rachitischen Veränderungen zur Folge hat. Kommt es zur Ausbildung einer ausgesprochenen Rachitis, so gehören dystrophische Zustände geradezu zum Krankheitsbild. Die Hygiene des Milieus ist für die Entstehung und den Verlauf von Ernährungsstörungen zweifellos mitbestimmend.

Als sehr bedeutsame ätiologische Faktoren sind die Einflüsse der Außentemperatur zu betrachten. Untertemperaturen, wie sie besonders bei Frühgeborenen und bei thermolabilen Dystrophikern infolge Außerachtlassung entsprechender Vorkehrungen gegen den Wärmeverlust leicht zustande kommen, vermögen die Toleranz ohne Zweifel herabzusetzen und dadurch das Auftreten von Ernährungsstörungen zu begünstigen, doch wird gerade die Bedeutung der Erkältung für die Entstehung von Verdauungsstörungen in Laienkreisen vielfach stark überschätzt. Die weitverbreitete Angst vor der Verkühlung hat zur Folge, daß die Säuglinge auch im warmen Zimmer und während der heißen Jahreszeit winterlich angezogen, ja vielfach ohne jede Rücksicht auf die Temperatur in wattierte Steckkissen und mit Federn gefüllte Wickelpolster eingeschnürt werden. Wir wissen heute, daß die auf solche Weise zustande kommende Wärmestauung dem Kind schweren Schaden zufügen kann, daß die Überhitzung eine sehr wesentliche, wenn nicht die wichtigste Ursache der in der heißen Sommerzeit gehäuft auftretenden Toxikosen, der Sommerdiarrhöen, ist. Selbst bei einwandfreier Pflege und leichtester Bekleidung übt die Schwüle heißer Sommertage einen äußerst ungünstigen Einfluß auf die Körperverfassung der Säuglinge aus. — Daß auch bezüglich Toleranz gegen Hitze die Brustkinder besser daran sind als die künstlich ernährten, darf uns nicht wundernehmen. Wenn auch bisher gesunde Säuglinge nicht gefeit sind, so sind es doch besonders die (dystrophischen und dyspeptischen) künstlich ernährten Kinder, welche unter dem Einfluß der Hitze plötzlich mit schweren Durchfällen oder toxischen Erscheinungen erkranken. Die in der heißen Sommerzeit besonders leicht eintretende Milchzersetzung, der man früher die Hauptschuld an der Kindercholera zuschrieb, ist dabei sicher nicht das Wesentliche. Freilich darf ihre Bedeutung, sowie besonders die der im Sommer bekanntlich häufiger vorkommenden Darminfekte für die Ätiologie der Enteritis und Toxikose auch nicht unterschätzt werden.

Wenn man sagt, daß nicht nur die Muttermilch, sondern auch die Mutterliebe schon in den ersten Lebenswochen unersetzlich ist, so halte man dies nicht für eine sentimentale Phrase. Psychische Einflüsse sind auch für das körperliche Gedeihen des Säuglings mitbestimmend. Der in manchen Säuglingsanstalten auch heute noch herrschende Kasernenbetrieb, der wohl vielfach eine Folge nicht nur qualitativ, sondern besonders auch quantitativ unzureichenden Pflegepersonals ist, mag an dem, was man Hospitalismus nennt, viel Schuld tragen. Gewiß sind an den mitunter recht unbefriedigenden Resultaten der Anstaltspflege auch andere Dinge, ganz besonders gehäufte Infekte schuld, doch soll man die Bedeutung der „psychischen Inanition", unter der manchenorts die Kinder zu leiden haben, nicht gering einschätzen. Daß zuweilen Säuglinge, die trotz „wissenschaftlicher" Ernährung in der Anstalt nicht weiterkommen, nach Rückversetzung in das wesentlich primitivere Milieu der Familie besser gedeihen, hat man wiederholt zu konstatieren Gelegenheit gehabt. Die moderne Säuglingspflege trägt diesen Erfahrungen Rechnung, indem sie den Anstalten möglichst viel von ihrem Spitalscharakter zu nehmen sucht.

Allgemeine klinische Begutachtung.

In Anbetracht der vielen ätiologischen Faktoren, welche teils direkt schädigend, teils resistenzvermindernd in Wirksamkeit treten und sich in unzähligen Varianten durchkreuzen können, mag es geradezu naiv erscheinen, wenn man bei einem Säugling, der wegen einer Ernährungsstörung in die Sprechstunde gebracht wird, eine exakte ätiologische Diagnose stellen will. Gibt es doch z. B. kaum eine Störung ex alimentatione, bei der nicht konstitutionelle und konditionelle Einflüsse mitwirken. Trotzdem soll der Arzt, wenn er einen kranken Säugling zu begutachten und Vorschriften für seine Ernährung zu geben hat, sich nicht mit der Aufnahme des Status praesens und Einreihung der Störung in eine der großen Gruppen begnügen, sondern bestrebt sein, auch die Geschichte des Falles zu analysieren, um aus deren Kenntnis für Prognose und Behandlungsmethodik gleich wichtige Grundlagen zu gewinnen.

Im Hinblick auf die Wichtigkeit der Anamnese sei kurz skizziert, welche Fragen man bei ihrer Aufnahme etwa zu stellen hat:

Bisherige Ernährung: Brust, künstliche Nahrung, Zwiemilch? Wenn nicht oder nicht ausschließlich Brust: seit wann künstliche Nahrung? Warum (ganz oder teilweise) abgestillt: Stillschwierigkeiten oder Stillhindernisse oder äußerer Anlaß? Bisherige künstliche Nahrung: immer dieselbe Mischung oder bereits mehrfach geändert? Wie oft, warum? Welche Milchmischung, welche Verdünnungsflüssigkeit, wieviel Milch pro die, welche und wieviel Zusätze (Zucker, Mehl, Kindermehl, Einbrenn, Schleim)? Letzte Nahrung, seit wann? Tagestrinkmengen? Wieviel Mahlzeiten täglich? Provenienz der Milch, Sterilisierungsmethode, Kühlung?

Bisherige Entwicklung und Symptome: Geburtsgewicht und bisheriger Gewichtsverlauf, insbesondere seit wann keine Zunahme oder Abnahme? Zahl und Aussehen der Stühle: gleichmäßiges Verhalten oder manchmal durchfällig? Erbrechen, welcher Art? Sind bereits Ernährungsstörungen (Durchfallkrankheiten, Perioden schlechter Zunahme oder Abnahme) vorausgegangen? Allgemeines Verhalten des Kindes: Aussehen (in letzter Zeit verschlechtert)? Stimmung, Unruhe, Verhalten in der Nacht, Schmerzäußerungen?

Anderweitige Erkrankungen, insbesondere parenterale Infekte (grippale Erscheinungen), Hauterscheinungen, Rachitissymptome, Krämpfe usw.?

Wohnungs- und Pflegeverhältnisse: Wieviel Wohnräume, wieviel Inwohner? Gesundheitszustand der Mitwohner? Lichte oder dunkle, feuchte oder trockene, heiße Wohnung? Kleidung, Zimmerlüftung, Aufenthalt im Freien? Geschwister: Zahl, etwaige Todesfälle und Todesursachen, natürlich oder künstlich ernährt, Ernährungsstörungen?

Bei akuter Störung: Wann erkrankt? Bei welcher Nahrung (diese genau eruieren!)? Wurde die Nahrung bereits ausgesetzt? Seit wann Hungerdiät (Tee, Schleim u. dgl.)? Medikamente (Abführmittel, Stopfmittel, Klysmen)? Tägliche Zahl und Beschaffenheit der Stühle? Erbrechen, Fieber, plötzlicher Gewichtsverlust? Unruhe und Schmerzen oder Mattigkeit und Benommenheit? Wurde bereits irgendeine Heilnahrung gegeben?

Ist man über die Vorgeschichte des Falles hinlänglich

orientiert, so wird man ihn bei der Beurteilung des Befundes mit anderen Augen betrachten. Bei der Aufnahme des Status ist etwa auf folgendes zu achten:

Körpergewicht. Man berechnet sich das Sollgewicht und damit die Größe eines etwaigen Defizites in der Weise, daß man zum Geburtsgewicht, über das die meisten Mütter wenigstens ungefähre Angaben machen können, so oft mal 600 g zuzählt, als das Kind Monate alt ist. Da die regelmäßige Zunahme im ersten Monat bekanntlich erst mit Wiedererlangung des Geburtsgewichts nach 10—14 Tagen beginnt, kann man von der errechneten Zahl 200—300 g subtrahieren (z. B.: 3 Monate altes Kind von 3300 g Geburtsgewicht: Sollgew. = 3300 + 1800 — 300 = 4800 g). Im 2. Halbjahr kann man als durchschnittliche Monatszunahme 500 g annehmen. Man erkennt auf diese Weise natürlich auch ein Zuviel an Körpergewicht, wie es bei Überfütterung, konstitutioneller Adipositas, exsudativer Diathese vorkommt. Bei frühgeborenen Kindern (Geburtsgewicht unter 2500 g) müssen die angegebenen Zahlen durch entsprechend niedrigere (500 oder 400 g anfängliche Monatszunahme) ersetzt werden.

Hautfarbe. Die Hautfarbe eines gesunden Säuglings muß nicht immer „rosig“ sein, wie das gewöhnlich angegeben wird; doch ist es, wenn man darauf achtet, leicht, eine krankhafte Blässe als solche zu erkennen. Sie ist oft nur eine Folge abnormer Blutverteilung; die Erythrozytenzahl kann dabei sogar sehr hoch sein. Manche dystrophische Säuglinge sind tatsächlich anämisch, worauf die bleiche Farbe der Lippen und Konjunktiven hinweist; doch kann man sich diesbezüglich leicht täuschen. Bei schweren Ernährungsstörungen toxischer Art nimmt die Haut ein fahles, graues Aussehen an. Man achte auch auf krankhafte Erscheinungen seborrhoischer und ekzematöser Art (als Anhaltspunkte für konstitutionelle Störungen), auf Intertrigo, Pyodermien usw.

Fettpolster und Wassergehalt von Haut und Unterhautzellgewebe (Turgor). Um eine stärkere Gewichtsabnahme zu erkennen, bedarf es meist gar nicht einer Wägung. Die Dürftigkeit des beim gesunden Säugling reichlich entwickelten Unterhautfettpolsters weist zusammen mit Faltenbildung der Haut — besonders deutlich an der Innenseite der Oberschenkel — mit Sicherheit auf Abmagerung hin. An Stelle der prallen Hautbeschaffenheit, die der gesunde Säugling darbietet, finden wir beim kranken einen herabgesetzten Turgor, eine welke, schlaffe Beschaffenheit der Haut, welche ihre Elastizität verloren hat, so daß bei erheblicher Wasserverarmung aufgehobene

Hautfalten eine Weile sichtbar bleiben. Bei akuter Exsikkation toxischer Fälle kann die Haut eine teigige, knetbare Beschaffenheit annehmen — ein als ominös zu bewertendes Symptom! Es weist darauf hin, daß die durch toxische Einflüsse und Wasserverlust hervorgerufene Schädigung der Gewebe und Zellen fast oder gänzlich irreparabel geworden ist. Den schwersten Grad dieser Schädigung stellt das sogenannte Sklerem dar, bei welchem die Haut eine eigenartige wachsartige, starre Beschaffenheit angenommen hat. Zur Beurteilung des Wasserverlustes gibt auch die Fontanelle Anhaltspunkte, welche mehr oder minder eingedellt erscheint; die Augen sind beim akut exsikkierten Kind eingesunken, haloniert.

Bei ernsteren dystrophischen Zuständen sowie auch bei akuten, insbesondere toxischen Störungen, kann sich eine pathologische Veränderung im Wasserbindungsvermögen auch in einer krankhaften Wasserretention äußern. Das Körpergewicht schnellt manchmal — insbesondere bei Darreichung einer an höheren Kohlehydraten und Salzen reichen Nahrung, ja selbst wenn die Nahrung ganz ausgesetzt und nur eine schwache Salzlösung gereicht wurde, — von einem Tag auf den andern steil in die Höhe. Es kann zu ausgesprochener Ödembildung kommen; häufiger fällt nur eine gewisse Gedunsenheit der Haut auf.

Ein Zuviel an Fett weist auf Überernährung, aber oft auch auf pathologische Konstitution hin. Das krankhafte Fett bei lymphatischer und exsudativer Diathese ist zuweilen auffallend schwammig, wahrscheinlich infolge seines Wasserreichtums.

Der Muskeltonus kann bei ernährungsgestörten Kindern nach beiden Richtungen verändert sein. Er ist mitunter auffallend schlaff (Hypotonie), bei manchen dystrophischen Zuständen aber auch ausgesprochen erhöht: die gebeugten Extremitäten setzen der passiven Streckung einen erheblichen Widerstand entgegen (Hypertonie).

Das psychische Verhalten gibt wichtige Aufschlüsse über Konstitution und Kondition eines Säuglings. Die Unruhe und Schreckhaftigkeit des nervösen, sensiblen Kindes ist oft auch mit einer besonderen Dyspepsiebereitschaft verbunden. Sie ist aber ganz anderer Art als die Unruhe und Übellaunigkeit, das Raunzen und Wimmern, das wir bei vielen Dystrophikern als Ausdruck des körperlichen Unbehagens finden. Besonders wichtig ist es, auf Störungen des Sensoriums zu achten. Die Apathie und Somnolenz bei Toxikosen ist diagnostisch bedeutsam.

Leichte Störungen dieser Art bei Säuglingen des ersten Trimenons, welche an sich noch wenig Lebensäußerungen von sich geben, können der Aufmerksamkeit entgehen, sind aber für die Beurteilung des Zustandes von Wichtigkeit.

Störungen seitens des Verdauungstraktes. Chronischer Appetitmangel ist ein häufiges Zeichen der Säuglingsneuropathie (s. S. 170), oft aber auch ein Symptom chronischer Ernährungsstörungen, nicht selten solcher, bei denen (latente) parenterale Infekte im Spiele sind. Akuter Appetitverlust bei schweren akuten Störungen und im Anschluß an solche ist etwas sehr Häufiges.

Erbrechen kann ein Begleitsymptom dyspeptischer Störungen sein oder als anscheinend selbständiges, dominierendes Krankheitssymptom auftreten, dystrophische Zustände begleitend oder solche einleitend. Über die verschiedenen Formen des Erbrechens s. S. 59.

Die Betrachtung des Stuhles gibt uns selbstverständlich sehr wichtige Aufschlüsse über die Vorgänge im Darminnern. Man darf nur nicht in den Fehler verfallen, aus dem Aussehen des Stuhles allein eine Diagnose stellen oder gar weitgehende prognostische Schlüsse ziehen zu wollen. Dies ist nur bei gleichzeitiger Berücksichtigung aller übrigen Symptome und nicht zuletzt der Anamnese möglich. Bei der Beurteilung des Stuhlbefundes kommt es sehr darauf an, welche Nahrung das Kind bekommen hat. Man muß wissen, daß der Stuhl bei Frauenmilchnahrung gelb und salbig, aber auch schleimig-bröckelig und grün sein kann, ohne daß es etwas Krankhaftes bedeuten muß; daß er bei Ernährung mit den gewöhnlichen gezuckerten Milchmischungen pastenartig homogen und von hellbräunlichgelber Farbe sein soll, daß sein Aussehen je nach der Gesamtmilchmenge, dem Fett- und Kohlehydrat- (Mehl-) Gehalt des Nährgemisches gewisse Differenzen aufweist, daß bröckelige Beschaffenheit und stärkerer Schleimgehalt des Stuhles bei künstlicher Ernährung zwar unbedingt als pathologisch anzusehen sind, aber doch nur im Zusammenhange mit dem Allgemeinzustand des Kindes bewertet werden dürfen. Der Bruststuhl reagiert sauer und riecht säuerlich, der Kuhmilchstuhl ist gewöhnlich alkalisch und hat einen zwar nicht fäkulenten, aber immerhin nicht angenehmen Geruch; bei reichlichem Zucker- und geringem Eiweißgehalt der Nahrung kann aber auch bei künstlicher Nahrung ein sauer riechender und reagierender Stuhl entleert werden, ohne daß pathologische Gärungen bestehen. Auch die Stuhlmenge ist zu berücksichtigen. Während bei manchen Atrophikern die Massigkeit des Stuhles auffällt, ist er bei anderen äußerst substanzarm: dies weist auf Unterernährung hin. Der sogenannte „Hungerstuhl“ enthält keinerlei Nahrungsreste; er ist substanzarm, dunkelbraun, geruchlos. Wenn wir einen darmkranken Säugling auf Wasserdiät gesetzt haben, so wünschen wir, daß der Stuhl dieses Aussehen annimmt, ehe wir wieder Nahrung zuführen. Hat ein an chronischem Erbrechen leidendes Kind solche Stühle, so ist dies ein Zeichen, daß der größte Teil der getrunkenen Nahrung erbrochen wurde.

Bei der klinischen Beurteilung des Stuhles haben wir im allgemeinen auf folgendes zu achten: Die Zahl und Menge der Entleerungen; die Konsistenz — fest (geformt, knollig), pastig, salbig, weich (breiig), flüssig (spritzend) —; die Kohärenz — homogen, bröckelig, schleimig-bröckelig, locker, zerrissen (infolge Gasbildung bei Gärungsprozessen), schleimdurchmengt —; die Farbe — goldgelb (Bilirubin), grün (Biliverdin), braun (Hydrobilirubin) oder bräunlichgelb, hellgelb, weißlich (je nach dem Substrat, besonders dem Gehalt an Kalkseifen), weiß oder grauweiß (Acholie oder Leukohydrobilirubin, durch die Ehrlichsche Aldehydprobe leicht zu erkennen) —; die Reaktion — sauer, alkalisch, neutral —; den Geruch — säuerlich oder stechend sauer, fäkulent, fade riechend, stinkend, geruchlos —; sichtbare Beimengungen von Schleim, Eiter, Blut. Der Schleim kann neben der eigentlichen Stuhlmasse liegen oder diese durchsetzen, glasig oder durch Epithelien oder Eiterzellen getrübt sein; er kann aber auch mit dem Stuhl so innig vermengt sein, daß er nicht sofort als Schleim zu erkennen ist, sondern nur die Konsistenz des Stuhles verändert. Blutig-eitrige Schleimmassen im Stuhl sind für infektiöse Kolitis charakteristisch. Aus den oberen Darmabschnitten stammendes Blut gibt dem Stuhl eine schwarz- oder braunrote, dunkelbraune oder schwärzliche Farbe und kann zuweilen nur durch chemische Reaktionen mit Sicherheit als Blut erkannt werden.

Besteht der Verdacht auf einen echten Darminfekt, so ist zu berücksichtigen, daß man bei Einsendung der Stuhlprobe an ein bakteriologisches Laboratorium zwar bezüglich Typhus oder Paratyphus eine verwertbare Auskunft erwarten darf, kaum aber bezüglich der viel häufigeren Dysenterie. Die Dysenteriebazillen lassen sich in der Regel nur im ganz frischen Stuhl nachweisen, d. h. wenn letzterer unmittelbar nach der Entleerung auf den Nährboden gebracht wurde.

Mannigfache Abweichungen von der Norm weist bei ernährungsgestörten Säuglingen die Körpertemperatur auf. Akute Durchfallerkrankungen veranlassen sehr oft subfebrile oder febrile Temperaturen, welche bei Toxikosen zuweilen hohe Grade erreichen. Auch bei chronisch kranken, dystrophischen Säuglingen sind Temperaturerhöhungen verschiedenster Art häufig anzutreffen. Alle diese Fieber sind nur in der Minderzahl der Fälle bakteriellen Ursprungs, d. h. Ausdruck einer Infektion im gewöhnlichen Sinn. Häufig haben wir es mit einem sogenannten alimentären Fieber zu tun, einem Fieber, das irgendwie durch die Nahrung (besonders durch deren Gehalt an Zucker oder Kochsalz) ausgelöst wird und auf Nahrungsentziehung hin zu schwinden pflegt. Die Deutung dieser alimentären Fieberzustände ist noch umstritten: während sie von einer Seite auf Bestandteile des Chymus bezogen werden, die auf die Zentren der Wärmeregulation eine toxische Wirkung ausüben, halten sie andere lediglich für einen Ausdruck von Störungen der peripheren physikalischen Wärmeregulation. Es ist jedenfalls zu wissen wichtig, daß der Säugling überhaupt, und ganz besonders der kranke Säugling, bezüglich seiner Körpertemperatur in einer Weise labil und beeinflußbar ist, wie wir dies im späteren Leben nie mehr antreffen. So kann unzureichende Wasserzufuhr oder ein endogen bedingter akuter Wasserverlust Fiebertemperaturen auslösen, die wir als „Durstfieber“ oder Austrocknungsfieber bezeichnen. Auch starke Vermehrung des Eiweißanteils der Nahrung oder Zufuhr einer größeren Menge von Salzen kann, besonders wenn gleichzeitig die Wasserzufuhr verringert wird, beim Säugling, und zwar insbesondere während des ersten Trimenons, sehr leicht zu Temperatursteigerungen Veranlassung geben. Die Kenntnis dieser „aseptischen“ Fiebertypen ist praktisch wichtig, da man nur allzu leicht geneigt ist, hinter jedem Fieber einen Infekt zu vermuten.

Freilich antwortet ein so feines Reagens, wie es der Säuglingsorganismus darstellt, auch auf infektiöse Noxen selbst geringfügiger Art sehr leicht mit Steigerungen der Körpertemperatur; doch sind hier viel häufiger parenterale als enterale Ursachen im Spiel, wie Erkrankungen des Rachenringes, Otitis, Pyurie usw. Die Unzahl der als Fieberursache in Betracht kommenden Faktoren macht es beim Säugling oft recht schwer, Temperatursteigerungen ätiologisch zu deuten.

Auch Untertemperaturen werden bei kranken Säuglingen gar nicht selten beobachtet, nicht nur bei frühgeborenen und konstitutionell debilen Säuglingen, sondern recht oft auch bei

Dystrophikern, z. B. nach Nahrungsentzug. Der Grad der Thermolabilität ist bis zu einem gewissen Grad ein Maß für den Grad einer Ernährungsstörung: das gesunde Brustkind weist eine ausgesprochene Thermostabilität auf.

Klinik und Therapie der Ernährungsstörungen.

A. Die Ernährungsstörungen der Brustkinder.

Eine gesonderte Besprechung der Ernährungsstörungen des natürlich und künstlich ernährten Säuglings entspricht den praktischen Bedürfnissen. Die Ernährungsstörungen des Brustkindes erhalten dadurch ein besonderes Gepräge, daß bei ihnen eines der wichtigsten ätiologischen Momente fast wegfällt, die alimentäre Schädigung. Die beim natürlich ernährten Säugling in Betracht kommenden alimentären Schäden sind so gut wie ausschließlich quantitativer Art — Unter- und Überernährung —, während qualitative Fehlnährschäden, welche beim künstlich ernährten Kind dominieren, eine gänzlich untergeordnete Rolle spielen. Mag auch einmal eine Frauenmilch infolge relativ niederen Fettgehalts einer anderen, fettreichen Milch an Nährwert nachstehen, mag auch die Ernährung und Lebensweise der Stillenden auf den Vitamingehalt der Milch nicht ohne Einfluß sein, so sind daraus etwa resultierende Störungen kaum jemals ernster Art und meist leicht korrigierbar.

Auch die Störungen ex infectione treten beim Brustkind in den Hintergrund. Die in den ersten Lebenswochen durch die Erreger der Puerperalsepsis hervorgerufenen Darminfekte und septischen Allgemeinerkrankungen rechnet man nicht zu den Ernährungsstörungen, sondern zur Sepsis, zu der sie auch nach dem klinischen Krankheitsbild gehören. Daß sich ein Brustkind gelegentlich einmal mit Typhus- oder Dysenteriebazillen infiziert, liegt natürlich auch im Bereich der Möglichkeit; die Erscheinungen sind dann aber im wesentlichen dieselben wie beim künstlich ernährten Kind. Praktisch am wichtigsten sind die parenteralen Infekte, welche auch beim Brustkind zu dyspeptischen oder dystrophischen Störungen Veranlassung geben können.

Die untergeordnete Bedeutung aller enteralen Ursachen, seien sie nun alimentär oder infektiös, bringt es mit sich, daß bei den Ernährungsstörungen der Brustkinder das konstitutionelle Moment ganz im Vordergrund steht. Wenn wir von den Fällen quantitativ-alimentär bedingter Störungen*) und den durch parenterale Infekte veranlaßten konditionellen Erkrankungen absehen, sind die Ernährungsstörungen des Brustkindes solche „e constitutione". Dies zu wissen, ist wichtig; wird doch in Laienkreisen die Ursache des schlechten Gedeihens sehr oft in der „schlechten" Muttermilch gesucht.

Weitaus die Mehrzahl der bei Brustkindern vorkommenden Ernährungsstörungen ist leichter Art. Ernstere akute Erkrankungen sind überaus selten und auch die chronischen Störungen bilden eine zwar wichtige, aber verhältnismäßig kleine Gruppe.

Dyspeptische Erscheinungen leichten Grades findet man bei Brustkindern ungemein häufig. Die Grenze gegenüber dem Normalen ist kaum zu ziehen. Wir haben jedenfalls kein Recht, die unzähligen Brustkinder, welche nicht die klassischen Salbenstühle, sondern bröckelig-schleimige, oft auch grün gefärbte, manchmal sogar recht dünne Entleerungen haben und mehr als bloß 2—3 Stühle absetzen, als krank zu erklären und zu behandeln, so lange sie dabei gut gedeihen. Wenn man es für zweckmäßig hält, kann man gewissermaßen Stuhlkosmetik treiben und durch Verabreichung von milden Adstringentien, wie Tannalbin, Eldoform u. dgl. oder Calcium carbonicum, Bolus alba, auf die Zahl und Konsistenz der Stühle einzuwirken versuchen. Sollen diese Mittel wirken, darf man sie in nicht zu sparsamer Dosierung geben: die wirksame Dosis der Adstringentien beträgt 1—$1^1/_2$ g im Tag, also etwa 0,25 vor jeder Mahlzeit (in etwas abgespritzter Milch) — auch mehr dürfte kaum schaden —, die von Kalziumkarbonat etwa 3 Kaffeelöffel im Tag, von Bolus mindestens ebensoviel.

Wenn ein dyspeptisches Brustkind unregelmäßig und zu oft angelegt wurde, so soll man, wie dies ja auch bei völlig normalem Verhalten aus prophylaktischen Gründen empfehlenswert ist, die Ernährungstechnik regeln, d. h. 3—4stündige Pausen zwischen den Mahlzeiten und eine 6—8stündige Nachtpause einführen, sowie die Zahl der täglichen Mahlzeiten auf 6 oder 5 reduzieren.

Daß die Überfütterung Ursache dyspeptischer Störungen sein kann, steht außer Zweifel; sie kann sogar zu akut einsetzenden Krankheitserscheinungen — Erbrechen, Durchfall, Gewichtsstillstand oder Gewichtsabnahme, schlechtem Aussehen

*) Über die sich bei Stillschwierigkeiten, sowie bei der Aufzucht frühgeborener Kinder ergebenden Störungen s. Bd. 13 dieser Sammlung („Säuglingsernährung").

— Veranlassung geben. In einem solchen Fall soll man natürlich auch beim Brustkind die Nahrungszufuhr unterbrechen oder wenigstens drosseln. Meist dürfte es genügen, etwa jede zweite Mahlzeit durch eine Teemahlzeit zu ersetzen, gegebenenfalls wird man aber auch eine 12—24stündige Teepause anordnen. Ausdrücklich sei jedoch betont, daß nur die akute Dyspepsie oder ein akutes Aufflammen einer chronischen Dyspepsie ein solches Vorgehen erfordert. Chronische dyspeptische Störungen beim Brustkind werden durch Hungerdiät nur vorübergehend beeinflußt.

Der gesunde und besonders der dazu besonders disponierte Säugling reagiert auf Überfütterung an der Brust mit Fettansatz, ohne daß dabei der Darm in einen Reizzustand versetzt wird. Einer solchen Mästung soll man entgegenarbeiten, weil sie bei entsprechend veranlagten Kindern zur Adipositas oder zum Manifestwerden exsudativ-diathetischer Erscheinungen führen kann. Lymphatische, exsudative Säuglinge nehmen manchmal auch ohne nennenswerte Überfütterung auffallend stark an Gewicht zu. Auch dem soll man begegnen und auch bei Fehlen stärkerer Darmreizsymptome durch Verringerung der Mahlzeiten auf 5 oder sogar 4, eventuell durch Verkürzung der Trinkzeit auf 5 Minuten, Abspritzen von Milch vor dem Anlegen und ähnliche Maßnahmen die Tagestrinkmenge auf das Mindestmaß reduzieren (Energiequotient höchstens über 100). Für gewöhnlich — dies sei ausdrücklich betont — reguliert sich das Kind, wenn es nicht öfters als 5—6mal in 24 Stunden angelegt wird, seine Trinkmenge selbst in zweckmäßigster Weise, ohne daß es notwendig wäre, nach den Ergebnissen etwaiger Wägungen der Einzeltrinkmengen korrigierend einzugreifen. Bei richtiger Ernährungstechnik kommt eine ausgesprochene Überfütterung kaum vor.

Akute, manchmal unter Fieber einsetzende Dyspepsien sind beim Brustkind nicht selten durch parenterale Infekte, meist solche grippaler Art, veranlaßt. Die Natur dieser Störungen wird oft verkannt, da Erbrechen und Durchfall im Vordergrund stehen und eine etwa bestehende Rhinopharyngitis übersehen oder als Nebenbefund gedeutet wird. Diese parenteralen Dyspepsien bleiben als solche am besten unbehandelt. Der Appetit des Kindes läßt meist von selbst nach, so daß die Trinkmenge ohne unser Hinzutun verringert wird, manchmal so sehr, daß es sogar ratsam erscheint, Wasser oder Tee zuzufüttern, um den Flüssigkeitsbedarf zu decken; die Verordnung einer Schonungsdiät erübrigt sich in derartigen Fällen. Doch wäre es andererseits auch nicht richtig, bei Verringerung der Nahrungsmengen an der Brust sofort durch Vermehrung der Mahlzeiten, durch Nachfüttern abgezogener Milch oder gar künstlicher Nahrung den Bedarf decken zu wollen. Gewöhnlich gehen solche Störungen bald vorüber und die Korrektur erfolgt von selbst. Bei längerem Andauern parenteral bedingter Dyspepsien kann es freilich zu Ansatzstörungen kommen, deren Behandlung dieselbe ist wie die der dystrophischen Störungen konstitutioneller Ätiologie.

Akute Darmerkrankungen ernsterer Art oder gar Toxikosen kommen beim Brustkind kaum vor, es sei denn, daß ein echter Darminfekt (Dysenterie, Paratyphus) vorliegt. Gerade hier bewährt sich die durch die natürliche Ernährung gegebene Eutrophie und Resistenz gegen äußere Einflüsse, welche künstlich ernährte, dystrophische Säuglinge schwer zu schädigen vermögen. Bei natürlicher Nahrung sind nur die schwer konstitutionskranken Kinder, z. B. solche mit Erythrodermia desquamativa, oder — etwa infolge Pylorospasmus — hochgradig unterernährte Säuglinge gefährdet. So sehen wir auch die durch die Sommerhitze veranlaßten toxischen Störungen, die Brechdurchfälle, welche man als Sommerdiarrhöen bezeichnet, beim Brustkind so gut wie niemals.

Es wäre jedoch ein großer Fehler, wenn man aus der Tatsache, daß Brustkinder gegen schwere Ernährungsstörungen gefeit sind, den Schluß ziehen wollte, daß die Frauenmilch für den Säugling eine unter allen Umständen ungefährliche Nahrung sei. Wenn ein künstlich ernährter dystrophischer Säugling an einer Durchfallstörung erkrankt ist, so kann die als Heilnahrung verabreichte Frauenmilch, unvorsichtig dosiert, nicht nur versagen, sondern sogar eine Verschlimmerung herbeiführen; sie kann sogar toxische Erscheinungen auslösen. Die zuckerreiche, relativ eiweißarme Frauenmilch wirkt dyspepsiefördernd. Erwächst dem ausschließlich natürlich ernährten Säugling aus dieser Eigenschaft der Frauenmilch kein Schaden, so macht sie sich bei den abnormen Vorgängen, welche im Darm eines kranken, künstlich ernährten Kindes vor sich gehen, gelegentlich äußerst störend bemerkbar! Darauf wird oft viel zu wenig geachtet.

Der Frage kommt auch aus folgendem Grund eine Bedeutung zu. Wir sind von der Harmlosigkeit dyspeptischer Störungen beim Brustkind überzeugt; wie ist es aber, wenn solche Störungen beim Allaitement mixte eintreten? Der Arzt gerät hier in ein Dilemma, weil er nicht weiß, ob er die Darmerscheinungen bei dem teils mit Frauen-, teils mit Kuhmilch ernährten Kind ersterer oder letzterer zur Last legen soll.

Die Kuhmilch wirkt auf die Darmerscheinungen des dyspeptischen Brustkindes in der Regel im günstigen Sinn ein. Bleiben die dyspeptischen Erscheinungen trotz Kuhmilchzufütterung bestehen, so liegt die Sache klar: wir haben eben ein dyspeptisches Brustkind vor uns, bei dem die kalmierende Wirkung der Kuhmilch auf die Darmgärung ausgeblieben ist. Es kommt aber auch vor, daß bei einem bisher nicht oder nur in geringem Grade dyspeptischen Brustkind nach Zufütterung von künstlicher Nahrung stärkere dyspeptische Erscheinungen auftreten („Ablaktationsdyspepsie"). In einem solchen Fall kehrt man — wenn möglich — wieder zur rein natürlichen Ernährung zurück oder ersetzt die gewöhnliche Kuhmilchmischung durch irgendeine antidyspeptisch wirkende (Sauermilch, Calciamilch). Erkrankt ein bereits längere Zeit mit Zwiemilch ernährter Säugling unter Durchfallerscheinungen, so ist es wohl am klügsten, vorerst die Kuhmilchmahlzeiten wegzulassen und durch Wasser oder Tee zu ersetzen. Es wäre aber unvorsichtig, ein solches Kind, wenn dazu Gelegenheit gegeben ist, sofort regelmäßig an die Brust zu legen; dies mag wohl nach einiger Zeit das beste sein, doch müssen vorerst die akuten Darmerscheinungen abgeklungen sein. De facto dürfte dieser Ausweg selten in Frage kommen, da das Allaitement mixte in derartigen Fällen ja meist der Not gehorchend eingeleitet wurde. Man wird also nach Abklingen der Darmerscheinungen wieder zur Kuhmilchmischung zurückkehren müssen, dann aber auch hier eine antidyspeptische wählen. Hören die dyspeptischen Erscheinungen nach Ersatz der künstlichen Mahlzeiten durch Tee nicht auf, so kann uns die Beschaffenheit des Stuhles ein Wegweiser sein. Hat er den Charakter des dyspeptischen Bruststuhls, so verhält man sich so, als hätte man ein dyspeptisches Brustkind vor sich: man kann Adstringentien geben und bald wieder Kuhmilchmischungen zufüttern. Deutet die Stuhlbeschaffenheit auf abnorme Vorgänge im Darminnern hin, ist gleichzeitig das Allgemeinbefinden beeinträchtigt, so ist vorerst Ruhigstellung des Darms, also auch Hinweglassen der Frauenmilch, am Platz. Bei der nun folgenden einschleichenden Schonungsdiät muß man auch mit der Frauenmilch zurückhaltend sein. Man gibt sie eventuell im abgezogenen Zustand mit einer antidyspeptischen Kuhmilchnahrung gemischt (z. B. mit Milchsäuremilch oder Calciamilch zu gleichen Teilen); unter Umständen erweist es sich anfänglich sogar als besser, wenn eine Kuhmilchheilnahrung im Vordergrund steht. Doch müssen wir unbedingt trachten, nach einiger Zeit wieder zur Brusternährung im ursprünglichen Ausmaß zurückzukehren.

Anwuchsstörungen bei Brustkindern sind, wenn wir von den durch Nahrungsverlust infolge Erbrechens bedingten Dystrophien absehen, entweder die Folge von Unterernährung oder sie sind konstitutioneller Art. Diese beiden Ursachen finden sich nicht selten vereinigt, insofern als konstitutionell minderwertige Kinder oft ein geringes Nahrungsverlangen haben. Jedenfalls ist das schlechte Gedeihen in den ersten Lebenswochen recht häufig durch unzureichende Trinkmengen verursacht. Milcharmut, Schwergiebigkeit der Mutterbrust, Saug- und Trinkschwäche, Appetitmangel des Kindes und andere Stillschwierigkeiten werden oft verkannt und bleiben unberücksichtigt. Es handelt sich dabei manchmal um Kinder nachlässiger oder beschränkter Mütter, doch sind es nicht selten auch brave, stillwillige Frauen, welche im guten Glauben, ihr Kind sauge an der Brust, die Unterernährung nicht erkennen. Auch eine „Inanitio e medico" kommt vor: der Arzt glaubt das Stillen um jeden Preis durchsetzen zu müssen und verbietet die Zufütterung künstlicher Nahrung. Wird dem Kind neben der dürftigen Brustnahrung auch kein Wasser gegeben, so resultiert aus einem solchen Vorgehen nicht nur ein Inanitions-, sondern auch ein hochgradiger Exsikkationszustand. So sehr wir während der ersten Stilltage ein abwartendes Verhalten empfehlen, müssen wir doch ausdrücklich betonen, daß gegen Ende der ersten, spätestens zu Beginn der zweiten Lebenswoche, sobald sich die Stillverhältnisse geklärt haben, die (anfänglich genügende) Zufütterung indifferenter Flüssigkeit nicht mehr ausreicht und nunmehr unbedingt für eine Deckung des Nahrungsbedarfs durch Zufütterung künstlicher Nahrung Sorge zu tragen ist. Wann und in welchem Ausmaß dies geschieht, hängt vom Grad des Defizits ab; es ist etwas andres, ob ein Kind an der Brust bloß knapp ernährt wird oder ob es fast hungert.

Die Diagnose „Unterernährung" stößt kaum auf Schwierigkeiten, sobald man überhaupt an sie denkt. Es ist recht merkwürdig, daß sie trotzdem so häufig nicht gestellt wird. Daß ein hungerndes Brustkind nicht immer vor Hunger schreit, ist nicht verwunderlich, da ja nicht selten Appetitmangel im Spiel ist. Sobald das Kind in einen Zustand der Hungeratrophie geraten ist, hört es, welk dahinliegend, zu schreien auf. Irreführend kann die sogenannte „Hungerdyspepsie" sein. Es kommt manchmal vor, daß wahrscheinlich als Folge der durch die Inanition veranlaßten Resistenzverminderung der Darmzellen und dadurch bedingter abnormer bakterieller Vorgänge (Fehlen des physiologischen Nährbodens) häufige, durchfällige, wenn auch meist geringmassige Entleerungen auftreten, die manchmal sogar von Speien begleitet sind. Solche Erscheinungen sind mitunter die Veranlassung zu verkehrten Diätvorschriften: nicht durch verschärftes Hungernlassen, sondern durch ausreichende Nahrungszufuhr werden solche Zustände der Heilung zugeführt. Solche Hungerdiarrhöen sind aber die Ausnahme. Viel häufiger reagiert der Säugling auf ungenügende Nahrungszufuhr mit Seltenheit der Stuhlentleerungen, mit Scheinobstipation. Ist die Unterernährung eine hochgradige, so wird der Stuhl substanzarm, ja er nimmt direkt das Aussehen des Hungerstuhles an.

So bedarf es gar nicht der oft schwer durchführbaren Bestimmung der 24stündigen Trinkmenge, um zu erkennen, daß Unterernährung vorliegt. Man kann sie aus der Beschaffenheit der Mutterbrust, dem Aussehen und Verhalten des Kindes, dem Ausbleiben der Milchstühle mit absoluter Sicherheit erkennen. Schwieriger ist es, ohne Waage festzusetzen, wieviel künstliche Nahrung man dem Kind zufüttern soll. Um nicht ganz auf das Probieren angewiesen zu sein, versuche man, wenn möglich, sich wenigstens bei einzelnen Mahlzeiten durch Wägung über die Größe der Brusttrinkmengen zu orientieren. Findet man z. B., daß ein drei Wochen altes Kind nicht mehr als 4—5 dkg an der Brust trinkt, so wird man fürs erste vorschreiben, daß eine Tagesmenge von 300 g Gleichnahrung ($^1/_2$ Milch mit 8 bis $9^0/_0$igem oder $^2/_3$ Milch mit 5—$6^0/_0$igem Zuckerzusatz) in Einzelmengen von 50 g nach jedesmaligem Anlegen nachgefüttert werde. Vorher überzeuge man sich, ob nicht etwa noch Milch in der Brust ist. Ist dies der Fall, so soll sie abgepumpt oder abgedrückt und aus der Flasche nachgefüttert werden. Überhaupt muß als oberster Grundsatz gelten, das Wenige, was an Frauenmilch vorhanden ist, für das Kind nutzbar zu machen. Leider geschieht sehr oft das Gegenteil: das Kind wird wegen Milcharmut der Mutter ganz abgestillt. Ist es zu Appetitstörungen gekommen, so erweist es sich zuweilen als notwendig, statt einer Gleichnahrung eine konzentrierte Nahrung, z. B. Dubo oder Dubofa (s. S. 53) zuzufüttern, mit der auch bei geringen Trinkmengen der Nahrungsbedarf gedeckt werden kann. Die etwa eingetretene Austrocknung behebt man durch wiederholte Einläufe mit physiologischer Kochsalzlösung (ca. 50 ccm). Erbricht das Kind, so erweist sich mitunter eine

Zufütterung von Brei mit dem Löffel als nützlich; es genügen manchmal wenige Kaffeelöffel.

Um die Brustmilchmenge zu steigern, kann man — besonders bei Schwergiebigkeit der Brust oder Saugschwäche und Saugfaulheit des Kindes — öfteres Anlegen versuchen. Bei Milcharmut der Brust hat dies wenig Zweck. Doch lasse man nichts unversucht, um eine Steigerung der Milchproduktion, bzw. der Trinkmengen an der Brust herbeizuführen. Über die diesbezüglich anzuwendenden Maßnahmen s. Bd. 13 dieser Sammlung. Man erzielt bei entsprechender Geduld und Konsequenz auch bei fast aussichtslos erscheinenden Fällen oft geradezu verblüffende Erfolge. Ohne erfahrene Säuglingspflegerin oder Anstaltsaufnahme ist dies freilich wesentlich schwieriger.

Ein unter sachverständiger ärztlicher Beobachtung stehender Säugling wird kaum in einen Inanitionszustand geraten. Wird er erst in einem solchen dem Arzt zugeführt, so ist die Prognose auch dann, soweit es sich tatsächlich nur um Unterernährung handelt, im allgemeinen eine günstige. Es gibt im Säuglingsalter kaum einen dystrophischen Zustand, der verhältnismäßig so leicht zu beheben ist als die Inanition an der Brust, es sei denn, daß sie bereits viele Wochen besteht: das hungernde Kind nimmt in der Regel gierig Nahrung auf, wobei sich der beim ersten Eindruck bedrohlich erscheinende Zustand erstaunlich schnell zu bessern pflegt. Bleibt die Besserung aus, so handelt es sich meist weniger um Folgen der Hungerschädigung als um konstitutionelle Störungen.

Es kann vorkommen, daß mangelhafter Gewichtsanstieg bei knapper Brustmilchmenge lediglich durch Zufütterung von etwas Tee (oder Tee-Ringerlösung $\overline{aa}$) korrigiert werden kann. In anderen Fällen ist der Gewichtsanstieg trotz anscheinend genügender Trinkmengen ein flacher und bessert sich, wenn man etwa durch Einschaltung einer 6. oder 7. Mahlzeit oder durch Nachfüttern abgezogener Muttermilch die Tagestrinkmengen erhöht. Solche Vorkommnisse dürften einerseits mit dem verschiedenen Kalorienwert der Frauenmilchen, andererseits vielleicht mit Schwankungen des Kalorienbedarfs der Säuglinge in Zusammenhang stehen.

Gewöhnlich liegen solchem Verhalten konstitutionelle Besonderheiten zugrunde. Manche Brustkinder brauchen auffallend lange, ehe sie ihr Geburtsgewicht wieder erreichen; die Gewichtskurve verläuft auch weiterhin trotz zweifellos genügender Nahrungsaufnahme an der Brust flach. Recht häufig sind solche Anwuchsstörungen auch mit dyspeptischen

Erscheinungen vergesellschaftet, welche sich mitunter zu ausgesprochenen Durchfällen steigern.

Während man sich bei leichteren Störungen dieser Art wenigstens während der ersten Wochen am besten abwartend verhält, da erfahrungsgemäß oft nach einiger Zeit ganz von selbst befriedigendes Gedeihen einsetzt, machen sich bei einer kleinen Gruppe von Brustkindern Symptome geltend, welche das bloße Abwarten nicht unbedenklich erscheinen lassen. Das Gewicht steigt nicht nur unzureichend an, sondern bleibt stehen oder verringert sich sogar. Die Stühle sind mitunter zahlreich, dünn, spritzend. Das Gesamtaussehen des Kindes verschlechtert sich, so daß man es bald als dystrophisch bezeichnen muß.

Solche Kinder schreien oft viel, wahrscheinlich meist wegen Kolikschmerzen, und machen auch sonst den Eindruck des sensiblen, schreckhaften Neuropathen. Recht oft zeigen sich bei ihnen Hauterscheinungen, Gneis des Kopfes, Intertrigo, vor allem in der durch die Stühle irritierten Glutaealgegend, aber auch an andern Stellen, des weiteren intertriginöse und seborrhoide Dermatitiden. Die ernsteste Störung dieser Art ist die Erythrodermia desquamativa (s. S. 152), deren schwerste Formen man gerade bei Brustkindern antrifft.

Bei derartigen Störungen e constitutione besteht die Indikation zur Zufütterung künstlicher Nahrung, und zwar nicht nur als Ergänzung, sondern auch als (teilweiser) Ersatz der Brustmilch. Dyspeptische Erscheinungen, besonders Gärungsdiarrhöen (Dyspepsia acida lactatorum), werden oft schon durch Verabreichung eines Eiweißpräparates, wie Larosan, Nutrose, Plasmon u. dgl. (3—5mal täglich 5—10 g in Tee oder abgespritzter Milch), gebessert. Auch mit Lab (Pegnin) frisch ausgefälltes Kuhmilchkasein (etwa aus $^1/_2$ l [Mager-] Milch, in Tee aufgeschwemmt, auf den Tag verteilt) kann verwendet werden. Oft erweist es sich als einfacher und besser, 1—2 Mahlzeiten ganz durch Kuhmilch zu ersetzen. Es genügen meist gewöhnliche Milch-Wassermischungen, am besten nicht unter $^2/_3$ Konzentration, da die gute Wirkung der Kuhmilch hauptsächlich vom Eiweißgehalt auszugehen scheint. Die $^2/_3$-Milchmischung kann in gewöhnlicher Art mit Zucker versetzt werden ($6^0/_0$); will man besonders vorsichtig sein, verwendet man Nährzucker od. dgl. oder läßt den Zuckerzusatz einige Tage ganz weg. Auch Vollmilch (mit 5—$10^0/_0$ Zucker oder zusatzfrei) kann gegeben werden; sonst je nach dem Verhalten des Kindes Eiweißmilch, Sauermilch (Milchsäurevoll- oder -magermilch), Buttermilch, Larosanmilch, Calciamilch. Wieviel

Brustmahlzeiten ersetzt werden, richtet sich nach der Lage des Falles. Je weniger künstliche Nahrung man braucht, desto besser ist es; niemals verzichte man auf die Frauenmilch gänzlich. Schlimmstenfalls verabreiche man sie einige Zeit hindurch im abgezogenen Zustand mit der künstlichen Heilnahrung gemischt (1 : 1 oder 1 : 2) aus der Flasche.

Bei den (selteneren) dystrophischen Zuständen ohne dyspeptische Störungen erzielt man mitunter durch Zufütterung eines kohlehydratreichen Kuhmilchgemisches (Liebigsuppe, Malzsuppe, holländischer Milch, eventuell auch nur mit Grieß oder anderem Mehl und Zucker angereicherter Mischungen) gute Erfolge.

B. Die Ernährungsstörungen künstlich ernährter Kinder.

1. Dys- und Atrophien ohne Darmstörung.

Auch bei künstlich ernährten Kindern ist es recht häufig lediglich die unzureichende Nahrungsmenge, welche zur Anwuchsstörung führt. Die häufigste Ursache solcher Hungerdystrophien ist das allzu starke Verdünnen der Milch, das manchenorts nicht nur in Laienkreisen gebräuchlich ist, sondern auch von Hebammen und selbst von Ärzten empfohlen wird. Es kommt gar nicht selten vor, daß Kindern in den ersten Lebenswochen eine mit drei Teilen Wasser verdünnte Milch gegeben wird, wobei der Zuckerzusatz kein so reichlicher ist und auch gar nicht sein kann, um das Nahrungsdefizit auszugleichen. Auch die — in manchen Lehrbüchern auch heute noch als Anfangsnahrung empfohlene — Eindrittelmich führt leicht zu Unterernährung, wenn sie, wie es gewöhnlich der Fall ist, nur mit 5%igem Zuckerzusatz verabreicht wird. Eine solche Mischung hat einen Nährwert von nur etwa 400 Kalorien im Liter, so daß z. B. ein $3\frac{1}{2}$ kg schweres Kind mindestens 900 g im Tag zu sich nehmen müßte, um seinen Bedarf zu decken, eine Menge, die ein Säugling im ersten Lebensmonat wohl nur selten trinken dürfte und auch gar nicht trinken soll, weil dies zu einer unerwünschten Wasseranreicherung des Körpers führen könnte.

Solange eine solche Hungerdystrophie nicht durch Verdauungsstörungen kompliziert ist, läßt sie sich ebenso wie die des natürlich ernährten Säuglings durch bloße Deckung des Nahrungsbedarfs mit gewöhnlicher $\frac{1}{2}$- oder $\frac{2}{3}$-Milch in der dem Alter und Sollgewicht entsprechenden Menge unschwer korrigieren. Schwierigkeiten ergeben sich, wenn Appetitstörungen bestehen, welche die Verabreichung konzentrierter Nährgemische erfordern, wenn die Widerstandskraft des Kindes bereits herabgesetzt ist und Nahrungszulage das Auftreten dyspeptischer Erscheinungen zur Folge hat, oder wenn solche bereits in Form der Hungerdyspepsie bestehen. In solchen Fällen ist nur mit Heilnahrungen ein Erfolg zu erzielen.

Geradeso wie beim Brustkind kann auch beim Flaschenkind Saug- und Trinkschwäche oder -faulheit zur Inanitionsdystrophie führen, allerdings nur bei unachtsamer Pflege, da einer aufmerksamen Mutter die ungenügende Entleerung der Flasche sofort auffallen muß. Man muß in solchen Fällen die Gleichnahrung für einige Zeit durch konzentrierte (Eineinhalbfach- oder Doppelnahrung) ersetzen.

Recht häufig trifft man Säuglinge, welche, von Anfang an ausschließlich oder vorwiegend künstlich ernährt, trotz völliger Deckung des Nahrungsbedarfs wenig oder gar nicht an Gewicht zunehmen, dabei oft blaß aussehen, zuweilen an Verstopfung, manchmal an Meteorismus leiden, Kinder, denen man es sozusagen ansieht, daß sie keine Brustkinder sind. Beim Zustandekommen solcher Zustände spielen oft auch Pflegeschäden (Luft- und Lichtmangel, Unreinlichkeit) mit herein. Die Nahrung kann dabei nicht nur bezüglich Menge, sondern auch in ihrer Zusammensetzung ganz entsprechend sein. Häufiger treten solche Störungen allerdings dann ein, wenn Nährgemische verabreicht werden, welche im Verhältnis zur Milch zu wenig Zucker enthalten, besonders leicht bei reiner Vollmilch, aber auch dort, wo sich der Kohlehydratzusatz allzulange lediglich auf Zucker beschränkt. Es machen sich hier vielfach auch konstitutionelle Momente geltend, insofern als die Störung des Gedeihens auch bei einer Nahrung auftreten kann, die sich bei andern Kindern als erfolgreich erweist, z. B. bei gezuckerter $^2/_3$-Milch. Man findet bei solchen Dystrophien oft die Erscheinungen des sogenannten „Milchnährschadens“, welcher dadurch charakterisiert ist, daß die Stühle das Aussehen des Seifenstuhles haben, d. h. trocken, nicht an der Windel haftend, hart, knollig, meist grau- oder gelblichweiß, im allgemeinen sehr wenig gefärbt sind. Es besteht mitunter ausgesprochene Stuhlverhaltung, welche manchmal dadurch gefördert wird, daß die Stuhlentleerung Schmerzen verursacht.

Die Ernährungsbehandlung richtet sich nach der Nahrung, welche das Kind bisher erhalten hat. War der Kohlehydratzusatz unzureichend, so genügt oft dessen Richtigstellung, um den Schaden zu beheben. Wurde ein verhältnismäßig milchreiches Gemisch gegeben, so verringert man den Milchgehalt unter entsprechender Steigerung des Zuckerzusatzes, verordnet z. B. statt $^{2}/_{3}$-Mich mit $6^{0}/_{0}$ Zucker $^{1}/_{2}$-Milch mit 8—$9^{0}/_{0}$ Zucker. Bei einem ausschließlich mit Milch-Zuckerwasser ernährten Kind kann man das Wasser durch Schleim oder Mehlabkochung ersetzen. Die Zulage von Mehl in Form von Grieß, Mondamin, Hafermehl, dessen gärungsfördernde Wirkung bei obstipierten Kindern sehr erwünscht ist, von dextrinisierten (milchfreien) Kindermehlen genügt nicht selten, um Gewichtszunahme zu erzielen. Wir empfehlen ja aus diesem Grunde schon beim gesunden Säugling, gegen Ende des zweiten Monats der Nahrung statt ausschließlich Zucker Mehl + Zucker zuzusetzen. Auch die einfach herzustellende Buttermehlnahrung nach Czerny-Kleinschmidt bewährt sich bei solchen Störungen.

Der typische Milchnährschaden, welcher sich auch bei einer bezüglich Art und Menge des Kohlehydratzusatzes durchaus richtigen Nahrung entwickeln kann, wird am besten durch malzzuckerhaltige Nährmischungen behoben, wie Liebigsuppe, Kellersche Malzsuppe, Milch mit Zusatz von Malzextrakt ($^{2}/_{3}$- oder Vollmalzmilch). Bei ausgesprochener Fettseifenstuhlbildung kann auch eine Verringerung des Fettgehaltes der Nahrung von Nutzen sein; besonders in solchen Fällen ist die mit Kohlehydraten angereicherte Buttermilch (holländische Milch) oder sauere (oder auch süße) Magermilch angezeigt. Die Wirkung der genannten Heilnahrungen äußert sich nicht nur im Eintreten einer Gewichtszunahme, sondern auch in einer Veränderung des Aussehens der Stühle: an Stelle des knolligen Seifenstuhls treten weichere, pastige oder salbige Entleerungen. Werden die Stühle schleimig und zahlreich, ist allerdings Vorsicht am Platz.

Man wird deshalb besonders dort, wo die Verstopfung keine ausgesprochene ist oder überhaupt fehlt, wo sich die gärungsfördernde Wirkung obiger Mischungen im Auftreten dyspeptischer Erscheinungen geltend machen könnte, wenigstens fürs erste besser nur einen Teil der Mahlzeiten durch die kohlehydratreichen (besonders die malzzuckerhaltigen) Gemische ersetzen und im übrigen die Normalnahrung belassen. Man vergesse nie, daß die Mehrzahl der genannten Heilnahrungen, so ausgezeichnet sie in geeigneten Fällen wirken, ein gewisses Maß von Widerstandskraft des Verdauungstrakts zur Voraussetzung haben. Man muß mit der Möglichkeit unliebsamer Zwischenfälle rechnen. Es ist hier besonders wichtig, die Vorgeschichte des Falles zu kennen, welche Schlüsse auf den Grad der Toleranz gestattet. Auch halte man derartige Kinder unter

Beobachtung und mache die Mutter auf die Anzeichen einer drohenden Störung (Stuhlbeschaffenheit) aufmerksam.

Ein gewisses Gegenspiel zum Milchnährschaden, wie er sich bei Vorwiegen der Milch in der Nahrung einstellen kann, bildet der „Mehlnährschaden“, welcher sich dort entwickelt, wo die Nahrung vorwiegend aus Mehlabkochungen oder Schleim mit geringem Milchzusatz besteht. Auch Abkochungen von Kindermehlen verursachen, wofern diese nicht zu einem guten Teil aus Kondensmilch bestehen, derartige Schäden.

Da in solchen Fällen die dem Kind gereichte Nahrung kaum genügt, um seinen Nahrungsbedarf voll zu decken, stellt der Mehlnährschaden meist auch eine Art von Hungerdystrophie dar. Seine Behebung gelingt oft recht schwer, da mitunter eine ausgesprochene Neigung zur Gärungsdyspepsie besteht, welche die Zuführung ausreichender Nahrungsmengen verbietet. Man versucht es vorerst mit der dem Alter entsprechenden Normalnahrung, muß aber oft zu antidyspeptisch wirkenden Nährgemischen greifen. Auch mit Fett angereicherte Nährmischungen (Rahmverdünnungen, Buttermehlvollmilch, Buttermehlnahrung) können hier, wenn sie nicht dyspeptische Erscheinungen auslösen, erfolgreich sein.

Es kann keinem Zweifel unterliegen, daß die reinen „Nährschäden“ nur einen verhältnismäßig kleinen Teil der Dystrophien künstlich ernährter Säuglinge ausmachen. Schon früher wurde darauf hingewiesen, daß beim Zustandekommen solcher Anwuchsstörungen eine ganze Reihe ätiologischer Umstände zusammenwirken kann: konstitutionelle Momente, unter denen auch hier der neuropathischen Veranlagung eine besondere Bedeutung zukommt, Pflegeschäden aller Art, parenterale und enterale Infekte, unzureichende Vitaminzufuhr, alimentäre Schäden, unter ihnen nicht zuletzt der durch Ausfall der natürlichen Nahrung verursachte Mangelschaden. Wenn wir bedenken, daß ein dystrophischer Zustand das Produkt so vieler schädigender Einflüsse sein kann, unter denen die von der Nahrung als solcher ausgehenden zwar eine sehr wichtige, aber doch selten die alleinige Rolle spielen, so muß es uns ganz verständlich erscheinen, daß der Erfolg der bloßen Ernährungsbehandlung nicht immer ein prompter ist und man kaum erwarten darf, daß die Darreichung einer Heilnahrung immer einen sofortigen Umschwung herbeizuführen imstande ist. Es vermag dies nicht einmal die Ernährung mit Frauenmilch oder an der Ammenbrust, wie man sie bei nichtgedeihenden Flaschenkindern, welche noch im ersten Lebensvierteljahr stehen, wenigstens neben der künstlichen Nahrung in irgendeiner Form zu ermöglichen trachten soll.

Ist dies nicht zu erreichen oder handelt es sich um einen älteren Säugling, so verordne man die seinem Alter und Sollgewicht entsprechende Nahrung, wobei man gegenüber der bisher verabreichten gewisse Änderungen (besonders bezüglich Kohlehydratzusatz) vornehmen kann, lasse, falls noch nicht gemischte Nahrung am Platze ist, kleine Mengen von Obst- oder Gemüsesäften sowie gegebenenfalls anderer Vitaminträger (Lebertran, Eidotter, Vogan, Malzsuppenextrakt) verabreichen (sehr wichtig!), sorge für gute Pflegebedingungen (Reinlichkeit, Licht, Luft; auch auf die Bedeutung psychischer Beeinflußbarkeit des Säuglings sei nicht vergessen!), für Fernhaltung von Infekten und — warte ab! Man muß sich, besonders bei schon längerem Bestehen des dystrophischen Zustandes, auf ein mitunter wochenlanges Reparationsstadium gefaßt machen. Sowohl bei in diesem Stadium befindlichen wie bei konstitutionell minderwertigen Säuglingen muß man sich oft zufrieden geben, wenn es nur gelingt, sie vor Gewichtsabnahme zu bewahren. Gar nicht selten erlebt man, daß bei solchen Kindern (beider Kategorien) nach wochenlangem Nicht- oder Mangelhaftgedeihen eines Tages ohne irgendwelche Nahrungsänderung der tote Punkt überwunden ist und mit einem Male Zunahme und Gedeihen einsetzen. Man muß zufrieden sein, wenn die Reparationsperiode nicht durch unliebsame Zwischenfälle, wie Infekte und insbesondere dyspeptische Störungen, unterbrochen wird, welche zeitweises Aussetzen oder Verringerung der Nahrungszufuhr oder länger dauernde Verabreichung von antidyspeptischen Heilnahrungen notwendig machen.

Recht oft wird die Aufzucht dystrophischer Säuglinge dadurch erschwert, daß sie an Appetitmangel leiden, welcher die Deckung des Nahrungsbedarfs mit Normalnahrung unmöglich macht und zur Verordnung konzentrierter Nahrung zwingt. Als solche kommen einige der oben genannten kohlehydratreichen Nährgemische in Betracht, wie die Liebigsuppe oder Vollmalzmilch, auch die Buttermehlnahrung. Auch die mit dextrinisiertem Mehl und Zucker angereicherte Vollmilch (von uns als Dubofa bezeichnet), welche wir der bloß gezuckerten Vollmilch (Dubo) vorziehen, bewährt sich in solchen Fällen oft sehr gut. Jüngeren Säuglingen geben wir dieses Dubofa gerne mit Frauenmilch im Verhältnis 1 : 1 oder 2 : 1 gemischt. Wo die bloße Kohlehydratanreicherung nicht befriedigt, erweisen sich mitunter fettreichere Gemische von Nutzen, wie Rahmverdünnungen oder besonders die Buttermehlvollmilch und der Buttermehlbrei. Breinahrung, auch in Form des gewöhnlichen Grieß- oder Mehlbreis, ist besonders dann angezeigt, wenn das Kind häufig erbricht.

Die Bemessung der Nahrungsmenge geschieht nicht nach dem bestehenden, sondern nach dem Sollgewicht, bzw. nach dem Alter des Kindes. Wenn man den Nährwert der zu verabreichenden Nahrung kennt (s. Tabelle S. 51), so ist dies sehr leicht. Ein 4 Monate alter Dystrophiker mit einem Gewicht von 4 kg, der bei einem Geburtsgewicht von 3300 g etwa $5^1/_2$ kg wiegen sollte, müßte seinem Alter und Sollgewicht entsprechend täglich rund 800 g Gleichnahrung bekommen. Will man ihm z. B. Buttermehlvollmilch geben, die ungefähr den Wert einer Doppelnahrung hat, so braucht er von dieser nur 400 g täglich, d. h. 6mal 60—70 g oder bei noch schlechterem Appetit 8mal 50 g (daneben hat man natürlich für Wasserzufuhr zu sorgen, soweit als möglich per os, eventuell per klysma, nötigenfalls auch per infusionem). Man vergesse nicht, daß eine solche Nahrungsmenge trotz ihres geringen Volumens für den atrophischen Säugling eine nicht geringe Belastung bedeutet — der Energiequotient, nach dem tatsächlichen Gewicht berechnet, liegt über 150! —, so daß man mit der Möglichkeit unliebsamer Zwischenfälle rechnen muß. Schwerere dystrophische Störungen gehen meist mit einer Toleranzherabsetzung des Verdauungskanals einher, so daß zumindest vorübergehende dyspeptische Erscheinungen auch bei sonst ohne Darmstörung verlaufenden Pädatrophien nichts Seltenes sind. Über die hierbei anzuwendenden prophylaktischen und therapeutischen Maßnahmen s. u.

2. Dyspeptische Störungen bei sonst gesunden oder leicht dystrophischen Säuglingen. (Dyspepsie a und b.)

Wie schon erwähnt, kann eine Durchfallerkrankung sehr verschiedene Bedeutung haben. Die Störung kann in den untersten Darmabschnitten lokalisiert sein, sie kann auch die oberen Teile des Dickdarms oder den Dünndarm betreffen; sie kann sich vorwiegend im Darminhalt abspielen oder mit katarrhalischen und auch stärkeren entzündlichen Erscheinungen der Darmschleimhaut verbunden sein; es kann sich je nach der hauptsächlich durch die Nahrung gegebenen Beschaffenheit des Darminhalts und nach der Darmflora mehr um Gärungs- oder Fäulnisvorgänge handeln usw. — kurz, dies sei nochmals ausdrücklich betont: die „Dyspepsie“ stellt nichts weniger als eine einheitliche Krankheit dar. Das Aussehen des Stuhles, insbesondere Farbe, Reaktion, Geruch, geben uns zwar gewisse Anhaltspunkte für die Wahl der Heilnahrung, aber kaum eindeutige Indikationen. Am wesentlichsten für die Art der Behandlung ist es, in welchem Allgemeinzustand sich der Säugling befindet, sobald er von der Darmstörung befallen wird. Auch für die Prognose ist dies das maßgebendste, wobei natürlich auch das Lebensalter zu berücksichtigen ist: je jünger das Kind ist, um so ernster ist der Fall zu beurteilen.

Bei halbwegs gutem Allgemeinzustand kann man die für die Beruhigung des Verdauungstrakts ohne Zweifel wirksamste Maßnahme treffen, nämlich die Nahrungszufuhr für 24 Stunden ganz unterbrechen und lediglich lichten Tee (russischen oder Kamillentee) oder abgekochtes Wasser verabreichen lassen, womöglich in einer dem normalen Nahrungsvolumen entsprechenden Menge. Will man besonders vorsichtig sein, so kann man den Tee mit Saccharin süßen, doch schadet auch ein geringer Zusatz von Zucker nicht. Um stärkeren Gewichtsverlust zu vermeiden, kann man auch eine Mischung von Tee und Ringerscher oder physiologischer Kochsalzlösung (zu gleichen Teilen oder 2 : 1) geben oder den Tee einfach mit ungefähr $^1/_4$ bis $^1/_2$% Salz versetzen, wodurch die Wasserretention in den Geweben gefördert wird. Die Kinder trinken den Tee trotz des salzigen Geschmacks meist ohne Anstand.

Die 24stündige Teediät genügt meist vollkommen, um den Darm von Nahrungsresten zu befreien, was sich am Auftreten von Hungerstühlen zu erkennen gibt. Die Verabreichung eines Abführmittels erübrigt sich in der Regel. Gegen die beliebte Darreichung von Calomel (in 3 Dosen zu 0,01 g) soll kein Einwand erhoben werden, doch ist die abführende Wirkung dieser kleinen Dosen meist eine sehr geringe und die „desinfizierende“ äußerst problematisch. Hält man ein Abführmittel für angezeigt, so ist Rizinusöl das wirksamste und beste. Man gibt einem Säugling 5—10 g, von dem Gemisch Ol. ricini, Syrup. Mannae āā 1—2 Kinderlöffel, eventuell in 2—3 Portionen. Es ist dies besonders bei stark sauer oder faulig riechenden Stühlen angezeigt. In diesem Fall kann man auch Adsorbentien verordnen: Carbo animalis Merck, Adsorgan, Eucarbon in Mengen von etwa 3 Kaffeelöffeln täglich, doch tue man dies nur bei besonderer Indikation. In der Mehrzahl der Fälle kommt man mit der Nahrungskarenz und Wasserdiät allein aus.

Nur bei ganz leichten Störungen wird man nach dem Teetag gleich wieder die gewohnte Nahrung verabreichen lassen. In der Regel läßt man der Hungerdiät eine Schonungsdiät folgen. Die Wege, die man zu diesem Zweck einschlägt, sind verschieden:

Man kann gewöhnliche Halb- oder Zweidrittelmich geben, aber in anfangs kleinen, allmählich ansteigenden Mengen, vorerst mit gänzlicher Hinweglassung oder Verringerung des Zuckerzusatzes, dann eventuell Ersatz des bis dahin verwendeten Kochzuckers durch den (relativ stopfenden) Nährzucker. Man schleicht also z. B. mit 6mal 30 oder 50 g $^1/_2$- oder $^2/_3$-Milch ohne Zuckerzusatz ein — der Flüssigkeitsbedarf wird durch Nachfüttern von Tee gedeckt — und steigert nun täglich auf 80, 100, 120 g, bis die Bedarfsmenge erreicht ist. Man kann mit dem Zucker- und Mehlzusatz bis dahin warten oder schon früher damit beginnen: Vorsicht mit dem Kohlehydrat-, insbesondere dem Zuckerzusatz ist hauptsächlich bei ausgesprochener Gärungsdyspepsie am Platz.

Man kann an die Teediät eine Schleim- oder Mehldiät anschließen. Der dünne, ca. $3^0/_0$ige Reis- oder Gerstenschleim, das auf das ursprüngliche Volumen wieder aufgefüllte Seiwasser der $^3/_4$—2 Stunden gekochten Getreidekörner (Reis-, bzw. Rollgerstenwasser), hat einen sehr geringen Nährwert. Seine Verabreichung bedeutet nicht viel anderes als eine Fortsetzung der Hungerdiät. Die Mehlabkochung — durch etwa $^1/_4$stündiges Kochen von Weizen- oder Maismehl (Mondamin, Maizena) in $3^0/_0$iger Konzentration hergestellt — hat immerhin schon einen, wenn auch geringen Nährwert. Als Schondiät sind auch Abkochungen von milchfreien (oder milcharmen) Kindermehlen, wie Kufeke, Infantina milchfrei, Keksmehl, Milo (Nestlé), Omamehl usw., angeröstetem Kindergrieß, wie Omagrieß, Molico (Nestlé) gut verwendbar; man kann sie leicht in $5^0/_0$iger oder höherer Konzentration herstellen. Der konzentrierte $10^0/_0$ige Reisschleim, durch mehrstündiges Kochen des vorher eingeweichten Reises und anschließend wiederholtes Passieren des Reises zubereitet (oder aus „Trocken-Reisschleim in Pulverform" hergestellt), hat bereits den Nährwert einer Halbnahrung, enthält neben der Stärke auch etwas Eiweiß, kann also sogar einige Tage hindurch gegeben werden. Für längere Darreichung ist besonders das verhältnismäßig eiweißreiche Sojamehl geeignet. Die genannten kohlehydrathaltigen Schonnahrungen sind dort angezeigt, wo ein längeres Aussetzen der Milch angezeigt erscheint. Man gibt sie mit kleinen Mengen (3—$5^0/_0$) Zucker (am besten Nährzucker,

Kinderzucker od. dgl.) und beginnt erst nach einigen Tagen mit der Milchzufuhr in der oben genannten einschleichenden Art.

Die bei diarrhöischen Störungen älterer Kinder jetzt viel angewendete Apfeldiät hat sich auch bei Säuglingen bestens bewährt und kann ohne Bedenken schon für das erste Halbjahr empfohlen werden. Man gibt nach der 24stündigen Teediät eine Apfelsuppe, welche in der Weise hergestellt wird, daß 200 g roher, geschälter, geriebener und zuletzt durch ein feines Haarsieb passierter Äpfel in etwa $^3/_4$ l Tee oder Tee-Ringerlösung (s. o.) aufgeschwemmt werden. Diese Menge wird — auf 6 Mahlzeiten verteilt — 1 bis 2 Tage hindurch verabreicht, sodann allmählich eine Flasche nach der andern durch das entsprechende Milchgemisch ersetzt. Besonders bei älteren Säuglingen kann man vor der Wiederverabreichung von Milchnahrung eine 1—2tägige Übergangsdiät einschalten und vorerst Schleimsuppen, Mehlabkochungen, Kartoffelpürees u. dgl. zufüttern. Statt frischer Äpfel kann man auch die Präparate Aplona oder Pomfarin verwenden (4—8$^0/_0$ige Aufschwemmung in warmem Wasser.)

Der Übergang zur gewöhnlichen, dem Alter entsprechenden Milchmischung, sei es gleich nach der Wasserdiät, sei es nach Zwischenschaltung einer Schleim-, Mehl- oder Apfeldiät, ist nur dort anzuraten, wo es sich um eine leichte oder akut aufgetretene, allem Anschein nach vorübergehende dyspeptische Störung gehandelt hat. Bei allen schwereren Störungen, bei bereits längere Zeit bestehenden dyspeptischen Erscheinungen oder ausgesprochener Neigung zu solchen empfiehlt es sich, antidyspeptisch wirkende Nährgemische zu verabreichen, von denen viele nicht nur als vorübergehende Heilnahrung in Betracht kommen, sondern auch durch längere Zeit als Dauernahrung Verwendung finden können.

Man gibt solche Nahrungen vielfach aus rein vorbeugenden Gründen, bei Kindern, welche schon öfters an Darmstörungen gelitten haben, was auf eine gewisse Empfindlichkeit des Darmkanals schließen läßt, bei Säuglingen mit parenteralen Störungen, die ebenfalls eine solche vermuten lassen, bei Dystrophikern, welche nach den früher erörterten Grundsätzen verhältnismäßig hohlehydratreich ernährt werden sollten, dabei aber dyspeptisch werden. Der Hauptwert der meisten im folgenden angeführten Heilnahrungen liegt ja darin, daß sie die Zufuhr der für den Anwuchs so notwendigen Kohlehydrate in größerer Menge erlauben.

„Antidyspeptisch" wirkt in manchen Fällen schon der Ersatz des gewöhnlichen Zuckers — der gärungsfördernde Milchzucker sollte im allgemeinen nicht mehr verwendet werden — durch Soxhlets Nährzucker oder ähnliche relativ dextrinreiche Maltose-Dextrinpräparate (Hordenzym, Nährmaltose usw.). Da letztere auch eine anwuchsfördernde Wirkung haben können, ist ihre Anwendung gewiß gerechtfertigt; nur soll man sie schon ihres höheren Preises wegen nicht wahllos für jeden gesunden Säugling verordnen — eine solche Prophylaxe geht zu weit.

Insbesondere in jenen Fällen, wo abnorme Gärungsvorgänge die Veranlassung der Störung sind, erweisen sich verhältnismäßig eiweißreiche Milchmischungen als antidyspeptisch wirksam. Das Wesentliche ist das Verhältnis Eiweiß zu Zucker: ist Eiweiß in reichlicher Menge vorhanden, so kann auch der Zuckergehalt des Gemisches ein entsprechend höherer sein. Einerseits die gärungsdämpfende Eigenschaft des Nahrungseiweißes, andererseits die Möglichkeit relativ reichlicher Kohlehydratzufuhr im eiweißreichen Milieu macht die Heilwirkung der sogenannten Eiweißmilch aus.

Sie kommt für den Praktiker wegen ihrer komplizierten Herstellungsart — Verteilung des aus einem Liter Milch durch Lab ausgefällten Kaseins in $^1/_2$ l Buttermilch + Wasser ad 1 Liter — wohl nur in Form des fabriksmäßig hergestellten Dauerpräparates (Töpfers Trockenmilchwerke Böhlen b. Rötha in Sachsen) in Betracht. Da sich die Verwendung von Eiweißmilch wohl nur bei schweren Störungen (s. S. 40) als notwendig erweist, deren Behandlung der Anstalt vorbehalten bleiben soll, kommt der Arzt wohl nur selten in die Lage, dieses (besonders außerhalb des Deutschen Reiches) recht teuere Präparat zu verordnen. Eine Dyspepsie a oder b mit Eiweißmilch behandeln zu wollen, wäre ein höchst überflüssiges Beginnen.

Eine Eiweißanreicherung der Nahrung kann man einfach in der Weise vornehmen, daß man die Milchmischung mit einem Eiweißpräparat (Plasmon, Nutrose, Larosan) versetzt. Als Paradigma kann die Larosanmilch gelten. Wenn wir mitunter sehen, daß milchreiche Gemische, wie $^2/_3$-Milch oder gar Vollmilch mit Zusätzen, besser vom Darm vertragen werden als stärker verdünnte Milch, besonders solche mit reichlichem Zuckerzusatz, so ist dies wohl ihrem höheren Eiweißgehalt zuzuschreiben, wobei vielleicht auch dem im Kasein enthaltenen Kalk eine Bedeutung zukommen dürfte. Ausdrücklich sei jedoch betont, daß nicht alle Dyspepsien auf eiweißreiche Nahrung gut reagieren; gibt es doch selbst bei der Original-Eiweißmilch so manche Versager. Es sind dies eben Fälle, bei denen die Milch als solche schlecht vertragen wird.

Ein Teil der Eiweißmilchwirkung beruht auf der saueren

Reaktion der bei ihrer Herstellung verwendeten Buttermilch. Wurde Buttermilch schon vor Jahrzehnten viel verwendet, so haben sich die Sauermilchen heute bei der Behandlung der dyspeptischen Störungen des Säuglings einen ersten Platz erobert.

Die Buttermilch als solche ist in den Milchwirtschaften in einwandfreier Form selten erhältlich, so daß man sie, wenn sie als Säuglingsnahrung verwendet werden soll, meist selbst herstellen muß, es sei denn, daß man eine der gewiß empfehlenswerten, aber doch recht kostspieligen Konserven, wie Vilbeler H. A. (holländische Anfangsnahrung), Bucco, Eledonbuttermilchkonserve u. dgl., verwenden will.

Da die Herstellung der Buttermilch aus Sauermilch oder sauerem Rahm insofern gewisse Schwierigkeiten macht, als es nicht leicht ist, den richtigen Säuregrad zu treffen, ersetzt man die spontane (bakterielle) Säuerung durch den Zusatz von Milchsäure zur Frischmilch. Will man eine der Buttermilch in ihrer Zusammensetzung ähnliche Sauermilch herstellen, so muß man von der Magermilch ausgehen, zu deren Bereitung eine Zentrifuge notwendig ist. Will man nicht eines der heute in guter Qualität erhältlichen Trockenmilchpräparate verwenden, so kann man sich die Magermilch in einer Buttermaschine aus frischer Milch herstellen oder abgerahmte Milch verwenden, deren Fettgehalt allerdings stets ein etwas höherer ist. Es hat sich aber gezeigt, daß die (für manche Durchfallstörungen sicherlich zweckmäßige) Eliminierung des Fettes aus der Nahrung für die Mehrzahl der dyspeptischen Störungen gar nicht notwendig ist, so daß man für gewöhnlich statt der Milchsäuremagermilch die Milchsäurevollmilch verwendet, welche sich mit dem entsprechenden Zucker- und Mehlzusatz auch als Dauernahrung in vielen Fällen trefflich bewährt. Zur guten Wirkung mag auch der hohe Eiweißgehalt der meist unverdünnt verabreichten Milch beitragen. Da die Kohlehydratzusätze eine Steigerung des Nährwertes über den einer Gleichnahrung zur Folge haben, kann man übrigens auch Verdünnungen vornehmen. In ähnlicher Weise wie die Milchsäure kann auch pulverisierte Zitronensäure oder Zitronensaft verwendet werden.

Eine gute antidyspeptische Wirkung erzielt man auch durch Zusatz von milchsaurem Kalk zum Nährgemisch. Man setzt pro Viertelliter Vollmilch 1 g Calcium lacticum zu, also z. B. 2 g für $^3/_4$ l $^2/_3$-Milch. In ähnlicher Weise wirken die aus Kalziumlaktat und Mehl hergestellten Mollschen Calcia-Tabletten, aus denen die Mollsche Eiweißmilch und die

Calciamilch hergestellt werden. Die Calciamilch wird als $^1/_2$- oder $^2/_3$-Milch zubereitet. In Anbetracht der guten Erfolge, welche man mit Sauervollmilch erzielt, dürfte man auch bei der Behandlung dyspeptischer Störungen und bei jungen Säuglingen im allgemeinen mit der Zweidrittel-Calciamilch sein Auslangen finden, die mit $4^0/_0$igem Zuckerzusatz den Wert einer Gleichnahrung hat. Im Anschluß an eine akute Störung wird man auch bei den im vorstehenden angeführten Heilnahrungen der Teediät nicht sofort die volle Nahrungsration folgen lassen, sondern — wie oben angegeben — erst im Lauf einiger Tage in allmählichem Ansteigen zu ihr gelangen. Auch kann der Kohlehydratzusatz anfänglich weggelassen oder verringert werden.

Die guten Erfahrungen mit den relativ eiweißreichen Nahrungen bei dyspeptischen Störungen lehren uns, daß die Bedenken gegen die Ernährung gesunder Säuglinge mit konzentrierteren Nährmischungen unbegründet ist. Es ist nicht einzusehen, warum z. B. die eiweißreiche Buttermilch oder Milchsäurevollmilch beim jungen Säugling, ja sogar bei Frühgeburten empfohlen wird, während man von der noch immer eiweißärmeren $^2/_3$-Milch fürchtet, sie könne „nicht vertragen“ werden. Da auch der Fettgehalt dieser Mischung beträchtlich unter dem der Frauenmilch liegt, kann man auch ihn kaum für bedenklich erklären. Der einzige Nachteil milchreicher Gemische liegt vielleicht darin, daß sie infolge der grobklumpigen Gerinnung des Kaseins leichter zum Erbrechen Veranlassung geben. Die günstige Wirkung der Breinahrung gerade beim Erbrechen spricht aber ebenfalls gegen die Annahme, daß die hohe Konzentration als solche den Brechakt auslöse. Verdünnung mit Schleim, Malzkaffee oder Mehlabkochung bewirkt feinere Gerinnselbildung; auch die Säuerung der Milch in vitro, wie sie bei den oben angeführten Sauermilchen durchgeführt wird, macht die Gerinnsel für die Verdauungssäfte leichter angreifbar. Man kann also auch diesen etwaigen Nachteil auf verhältnismäßig einfache Art ausschalten.

Die im vorigen Abschnitt beschriebenen Dystrophien „ohne Darmstörung“ bleiben dies sehr oft nicht auf die Dauer. Selbst bei der Behandlung eines ursprünglich mit Verstopfung einhergehenden Milchnährschadens muß man darauf gefaßt sein, daß die z. B. verordnete Malzmilch eines Tages dyspeptische Erscheinungen auslöst. Für solche Fälle sind die antidyspeptischen Heilnahrungen trefflich geeignet. Man kann sie bei bloßer Neigung zu häufigeren Stühlen auch neben der bisherigen Nahrung geben, etwa je drei Flaschen von dem und jenem. Kohlehydratempfindliche Dystrophiker ernährt man am besten längere Zeit hindurch mit einer eiweißreichen Sauermilch, in der — wie bei der Eiweißmilch — die gärungserregenden Kohlehydrate meist ganz gut vertragen werden.

3. Schwere Atrophie (Dekomposition) mit Darmstörung (Dyspepsie c).

So gute Erfolge sich mit der Ernährungstherapie bei den bisher genannten Störungen erzielen lassen, so schwierig ist die Behandlung jener Säuglinge, bei denen man nicht mehr von einem bloß „mangelhaften“ Gedeihen sprechen kann, sondern wo — sei es bei ausreichender Nahrung, sei es infolge Unmöglichkeit ausreichender Nahrungszufuhr — ein Körperschwund eingetreten ist, eine Atrophie oder Dekomposition. Fälle solcher Art ohne Darmstörung gibt es kaum. Hat der allgemeine Ernährungszustand bereits so schwer gelitten, so ist die Widerstandskraft des Darmes meist so sehr herabgesetzt, daß — zumindest bei einem Versuch, ausreichend Nahrung zuzuführen — mit einem Auftreten von Durchfällen, oder falls solche unter entsprechender Behandlung aufgehört haben sollten, mit einem Wiederaufflammen enteritischer Erscheinungen gerechnet werden muß.

Es handelt sich hier meist um Kinder, deren Anamnese auf ein bereits längere Zeit andauerndes Kranksein hinweist, manchmal um konstitutionell minderwertige, gar nicht selten aber auch um ursprünglich in jeder Hinsicht normale Kinder, welche aber entweder schon seit der Neugeburtsperiode oder nach frühzeitigem Absetzen von der Brust bei künstlicher Ernährung und recht oft auch unter schlechten Pflegebedingungen nicht gedeihen wollten.

Hat der Arzt Gelegenheit, einen derartigen Fall in den ersten Lebenswochen und in einem noch nicht allzu vorgeschrittenen Stadium, besonders nicht in einem bereits bedrohlichen Stadium dyspepticum in Behandlung zu bekommen, so soll er alles tun, um die natürliche Ernährung, wenn auch nicht ausschließlich und an einer Amme, so doch teilweise zu ermöglichen. Gewiß ist dies nicht leicht, vielleicht aber oft doch nicht so ganz unmöglich wie man es meist annimmt. Wenn man sich bemüht, dürfte es gar nicht so selten gelingen, von einer milchreichen stillenden Mutter eines anderen Kindes abgezogene Frauenmilch zu erhalten oder eine sogenannte „Stillfrau“ ausfindig zu machen, welche das kranke Kind neben ihrem eigenen für einige Mahlzeiten an die Brust nimmt. Kombiniert man die Frauenmilchernährung mit einer der früher genannten antidyspeptischen Heilnahrungen, z. B. Milchsäuremilch, so läßt sich, wenn die Pflegeverhältnisse halbwegs gute sind, ein befriedigender Erfolg erhoffen.

Fehlen diese Vorbedingungen, ist der Zustand vorgeschritten, bestehen Durchfälle, so ist dringendst anzuraten, nicht lange herumzuprobieren, sondern den kranken Säugling einer Kinderklinik oder einer mit gut geschultem und ausreichendem Pflegepersonal ausgestatteten Säuglingsstation eines Spitales zuzuweisen, wo die Möglichkeit gegeben ist, verschiedenartige Heilnahrungen anzuwenden, wo vor allem die für die Behandlung solcher Kinder oft geradezu unentbehrliche Frauenmilch zur Verfügung steht.

Dem praktischen Arzt fällt die bedeutungsvolle Aufgabe zu, solch schwere Erkrankungen durch zielbewußte Fürsorge zu verhüten, aber nicht, sie zu behandeln. Es soll deshalb an dieser Stelle auf die Klinik und Therapie der Dekomposition nur so weit eingegangen werden, als es für den Praktiker Interesse hat.

Das wesentlichste Symptom ist die hochgradige Abmagerung, das oft völlige Fehlen des Unterhautfettgewebes. Die an Stellen des Fettschwundes faltige Haut ist dünn und hat ihre Elastizität verloren, so daß künstlich hervorgerufene Hautfalten, z. B. am Bauch, eine Weile bestehen bleiben können, ehe sie sich wieder ausgleichen. Störungen im Wasserbindungsvermögen bewirken, daß die Haut bald ausgetrocknet, bald ödematös ist: das ist bei den einzelnen Fällen verschieden und vor allem vom Salz- und Kohlehydratgehalt der Nahrung abhängig. Die Farbe der Haut ist blaß, fahl, manchmal hat sie einen Stich ins Graue. Die Skelettmuskulatur ist dürftig, bald ausgesprochen schlaff, bald hypertonisch. Der Bauch ist bald eingesunken, bald meteoristisch aufgetrieben. Die Stimmung des Kindes ist meist ausgesprochen schlecht, es schreit mit dem Ausdruck des Unbehagens oder liegt still mit vergrämtem Gesichtsausdruck da. Bei schlecht gepflegten Kindern äußert sich die Widerstandsschwäche in allerhand Hautinfekten, Intertrigo usw. Häufig besteht eine ausgesprochene Neigung zu Untertemperaturen.

Letzterem Umstand muß der Arzt Rechnung tragen, wenn er wegen der meist durchfälligen Stühle Teediät verordnet. Schwer atrophische Säuglinge vertragen das Hungern mitunter sehr schlecht, die Temperatur sinkt dabei auf subnormale Werte, das Kind wird zusehendst welker, und es liegt durchaus im Bereich der Möglichkeit, daß unvermutet rasch der Tod eintritt. Man muß also mit der dem Darm gewiß zuträglichen Verordnung einer Nahrungspause vorsichtig sein und die Teediät in solchen Fällen notgedrungen auf einige Mahlzeiten beschränken.

Die Ätiologie der Zustände, die man Pädatrophie nennt, ist so mannigfaltig, daß sich für die Behandlung keine allgemein gültigen Regeln aufstellen lassen. Auch scheinbar schwere Atrophien sind mitunter ein sehr dankbares Objekt der Ernährungsbehandlung, andere bereiten letzterer die denkbar größten Schwierigkeiten. Auch die Frauenmilch kann in solchen Fällen versagen. Ein sofortiges Anlegen an die Brust verbietet sich meist von selbst, weil solche Kinder die Brust gar nicht oder nur in ungenügender Weise nehmen. Trinkt das Kind aber größere Mengen, so ist dies durchaus nicht ungefährlich: es kann zu toxischen Erscheinungen kommen. So wichtig die Zufuhr von Frauenmilch ist, so erweist es sich doch meist als besser, sie in Verbindung mit einer der früher genannten Heilnahrungen (Eiweißmilch, Sauermilch u. dgl.) zu geben. Der darniederliegende Appetit zwingt oft zur Verabreichung von konzentrierten Nährgemischen. Mitunter sieht man sich gezwungen, die Nahrung mit der Sonde zu verabreichen. Doch ist ausgiebige Nahrungszufuhr nur dort möglich, wo die Toleranz des Verdauungskanals (endogene Dünndarminfektion, s. S. 6) noch nicht allzusehr herabgesetzt ist. Besondere Vorsicht ist bei den malzzuckerhaltigen und ähnlichen stark gärfähigen Heilnahrungen, die beim darmgesunden Dystrophiker oft so ausgezeichnet wirken, am Platz. Werden sie auch anfänglich gut vertragen, so muß man auf manchmal recht plötzlich eintretende Katastrophen gefaßt sein. Es muß dringendst davor gewarnt werden, bei Kindern dieser Art solche Nährgemische zu verordnen, wenn man nicht die Möglichkeit täglicher genauer Kontrolle hat!

Die Ernährungstherapie solcher Zustände läuft vielfach auf ein Lavieren zwischen anwuchsfördernden und durchfallbekämpfenden Maßnahmen hinaus. Man muß sich oft damit zufrieden geben, wenn es gelingt, Gewichtsverluste hintanzuhalten. Mitunter gelingt es erst nach einem wochenlangen Reparationsstadium einen Fortschritt zu erzielen, welcher dann manchmal ohne Änderung der Nahrung ganz unvermittelt einsetzt. So wichtig es ist, erste Zeichen einer drohenden Verschlechterung zu berücksichtigen, so ist andererseits Überängstlichkeit, welche bei jedem schlechteren Stuhl ein Aussetzen der Nahrung oder eine Änderung der Nahrung veranlaßt, ebensowenig angezeigt. Das ist eben Sache der Erfahrung, die für jeden unerläßlich ist, der solche Fälle behandeln will.

Neben der Ernährung im engeren Sinn erwachsen der Behandlung verschiedene weitere Aufgaben, so die Überwachung des Kreislaufs, dessen Darniederliegen die Anwendung der auf Seite 126 aufgezählten Maßnahmen notwendig macht; die Sorge für Regelung der Wasserzufuhr (wenn nicht per os möglich, durch Infusionen), die Prophylaxe grippaler Infekte, die Hautpflege. Die gute Pflege ist überhaupt ein äußerst wichtiger Faktor bei der Behandlung ernährungskranker Säuglinge: man vergesse nicht, daß der kranke Säugling geradeso wie der gesunde, ja noch mehr als dieser, guter Luft bedarf, daß der Aufenthalt in einem schlecht gelüfteten, dunklen Krankenzimmer das Gedeihen schwer beeinträchtigen kann! Bei einer Gruppe von Atrophien hat sicher auch der Vitaminmangel ein ätiologische Bedeutung. Die (in ausgeprägter Form durch das Auftreten einer Keratomalazie gekennzeichnete) A-Avitaminose erfordert die Zufuhr entsprechender Vitaminträger (s. S. 82). Rachitische Erscheinungen am Skelett sieht man bei schweren Atrophikern selten, so daß die Verabreichung von Vigantol meist nicht angezeigt ist; hingegen ist gegen Quarzlichtbestrahlung gewiß nichts einzuwenden. Auf Zufuhr von C-Vitamin (Obst-, Gemüsesaft) ist jedenfalls zu achten, und auch Zufuhr von B-Vitamin (Hefepräparate, Hevitan) mag manchmal berechtigt sein. Eine auch bei Atrophikern mitunter ausgesprochen erfolgreiche Maßnahme ist die Einverleibung von Erwachsenenblut, sei es als öfter wiederholte intramuskuläre Injektion, sei es als intravenöse Transfusion, welche mitunter das welke Darniederliegen schlagartig bessert.

Es ist leider eine Tatsache, daß viele Kinder schon in derart schwergeschädigtem Zustand zur Behandlung kommen, daß sie mit allen Mitteln der Ernährungskunst und Säuglingspflege nicht zu retten sind. Der Tod tritt entweder als Ausdruck des allmählichen Versagens aller Lebenskräfte ein oder wird durch eine akut einsetzende Toxikose veranlaßt. Ein fast regelmäßiger Befund bei der Obduktion sind pneumonische Herde: oft eine klinisch latente, terminale Erscheinung, nicht selten auch die Folge eines grippalen oder septisch-pyämischen Infekts, demgegenüber der widerstandsschwache Organismus keinerlei Abwehrkraft aufbringen konnte.

Dank der eifrigen Fürsorgetätigkeit der letzten Jahrzehnte sieht man heute dort, wo es eine gut organisierte Säuglingsfürsorge gibt, die schweren Atrophien viel seltener als früher, ein Beweis, daß sie durch vorbeugende Maßnahmen auf ein Mindestmaß eingeschränkt werden können. In dieser Hinsicht prophylaktisch zu wirken, ist gerade der praktische Arzt berufen.

4. Toxische Störungen (alimentäre Intoxikation oder Toxikose).

Man hat früher von akutem Brechdurchfall der Säuglinge, von „Cholera infantum" gesprochen. Aber schon der alte Ausdruck „Hydrocephaloid", mit dem man seinerzeit hierhergehörige Krankheitsbilder bezeichnete, weist darauf hin, daß nicht so sehr die stürmischen Magen-Darmerscheinungen, sondern Allgemeinsymptome, und zwar in erster Linie solche zerebraler Art es sind, die ihnen das besondere Gepräge geben.

Folgende Hauptsymptome kennzeichnen das Bild der Toxikose:

1. Die Bewußtseinstrübung. Anfänglich nur geringe Schläfrigkeit und Apathie; das Kind ist aus seinem Dämmerzustand noch leicht zu erwecken, so daß er bei der Untersuchung übersehen werden kann. Später ausgesprochene Somnolenz, ja Sopor; zuweilen meningitisartiges Bild mit Aufschreien, gelegentlich Krämpfe.

2. Der akute Gewichtsverlust. Er beträgt manchmal mehrere hundert Gramm innerhalb 24 Stunden. Die ihm zugrunde liegende Austrocknung äußert sich im Turgorverlust der Haut (Stehenbleiben der Hautfalten), Einsinken der großen Fontanelle, Halonierung der Augen. Ein sehr ominöses Symptom ist das Teigigwerden der Haut und des Unterhautfettgewebes, eine besondere Art von Ödem, das sich aber durch die gleichzeitig bestehenden kolloidalen Veränderungen im Hautbinde- und Fettgewebe sowie dadurch, daß es zugleich mit dem allgemeinen Wasserverlust auftritt, vom gewöhnlichen Ödem, wie es bei chronischen Ernährungsstörungen (Atrophie, s. S. 41) auftritt, wesentlich unterscheidet. Verhärtung ohne Ödem kennzeichnet das Fettsklerem, ebenfalls ein präagonales Symptom, das nur bei letal endigenden Fällen vorkommt.

3. Fieber, manchmal sehr hoch, aber nicht unbedingt zum toxischen Bild gehörig. Das rein „alimentäre" Fieber (s. S. 18) schwindet nach dem Aussetzen der Nahrung und Entleerung des Darmes. Bei nicht wenigen Toxikosen bleibt es jedoch bestehen, sei es als Folge bakterieller Vorgänge, sei es durch physikalische Ursachen (Exsikkation) bedingt. Fieber kann auch fehlen. Untertemperaturen findet man bei toxischen Störungen atrophischer oder frühgeborner Säuglinge oder als Kollapssymptom.

4. Kreislaufstörungen, bei fieberhaften und fieber-

freien Formen: beschleunigte Herzaktion, peripheres Auskühlen (Hände, Füße, Nase), blaßlivide Verfärbung.

5. Atemstörungen. Sie sind ein häufiges, mitunter schon recht früh auftretendes, diagnostisch wichtiges Symptom. Die Atmung ist vertieft, auffallend thorakal, manchmal verlangsamt („Säureatmung“ wie im diabetischen Koma), manchmal beschleunigt, mitunter sogar sehr hochgradig („gehetztes Wild“). Eine schwere Behinderung der Atmung kann ein starker Meteorismus (s. u.) mit sich bringen, der das Zwerchfell hochdrängt.

6. Erbrechen und Durchfall. Das Erbrechen kann mitunter so hochgradig sein, daß nicht nur jede Darreichung von Nahrung, sondern oft auch die von Wasser oder Tee geradezu unmöglich wird. Doch gehört das Erbrechen nicht unbedingt zum Bild der Toxikose. Dasselbe gilt von den Durchfällen, die (nicht nur im Hinblick auf die Beschaffenheit, sondern auch auf die Zahl der Entleerungen) choleriform sein können, in andern Fällen sich auf verhältnismäßig wenige, aber durch ihre flüssige Beschaffenheit und den üblen Geruch als krankhaft zu erkennende Stühle beschränken. Die Magen-Darmsymptome können auch recht geringfügiger Art sein oder sich nicht wesentlich von denen unterscheiden, die man bei nichttoxischen Durchfallstörungen antrifft. Ein sehr ominöses Symptom ist der „große Bauch“, ein toxisch bedingter Meteorismus (paralytischer Ileus), der von einer Peritonitis oft kaum zu unterscheiden ist.

7. Harnveränderungen. Der meist sehr spärliche, hochgestellte Harn enthält deutlich Eiweiß, wenn auch meist nicht in größeren, quantitativ bestimmbaren Mengen, und häufig auch Zucker. Es handelt sich um eine alimentäre Zuckerausscheidung (hauptsächlich Milchzucker, manchmal Galaktose; Rohrzucker ist durch die gewöhnlichen Zuckerreaktionen ohne vorherige Spaltung nicht nachweisbar); ist das Kind bereits auf absolute Hungerdiät (Tee ohne Zucker) gesetzt, so enthält der Harn selbstverständlich keinen Zucker. Tritt er nach Milchdarreichung wieder auf, so ist dies ein Zeichen einer schweren Schädigung des Darmes, vielleicht auch der Leberfunktion; die Anstellung der Zuckerprobe hat also praktischen Wert für die Beurteilung des Zustandes und die Prognose. Das Sediment des eiweißhaltigen Harnes enthält meist Zylinder.

Die aufgezählten Symptome sind nicht immer vollzählig vertreten und weisen auch bezüglich ihrer Intensität die verschiedensten Grade auf: Wir finden alle Übergänge vom „leicht toxischen Zustand“ bis zum schwersten komatösen Brechdurchfall. Wie bei den Dyspepsien ist auch bei der toxischen Störung der Allgemeinzustand des Kindes für Prognose und Verlauf von großer Bedeutung. Es ist natürlich sehr verschieden zu bewerten, ob die Intoxikation ein bis dahin gesundes oder ein bereits geschädigtes Kind befällt, und im letzteren Fall, ob es sich um eine geringgradige Dystrophie oder um eine schwere, vielleicht mit schon längere Zeit andauernden dyspeptischen Störungen komplizierte Atrophie handelt. Auch das Lebensalter beeinflußt die Prognose ganz wesentlich: ein Kind im zweiten Halbjahr ist unter sonst gleichen Umständen von vornherein besser daran als eines im ersten Vierteljahr. Selbstverständlich ist aber auch die uns meist nur in unvollkommener Weise klarzulegende Ätiologie der Toxikose von sehr wesentlichem Belang. Unter unseren Augen auftretende leicht toxische Störungen — z. B. bei Dystrophikern — sind oft (wenn auch nicht immer!) rasch zu beheben, während wir es manchmal erleben, daß selbst ein kräftiger Säugling durch eine schwere akute Toxikose trotz aller Bemühungen hinweggerafft wird.

Noch mehr als bei den Dyspepsien ist bei jeder toxischen Ernährungsstörung das sofortige Aussetzen der Nahrung erstes und wichtigstes Gebot. In irgendeiner Weise hängt die „Vergiftung“ stets mit dem im Verdauungskanal befindlichen Chymus zusammen: er muß also schleunigst aus dem Körper herauskommen. Meist ist es nicht nötig, mit Abführmitteln nachzuhelfen. Solche sind bei dem Irritationszustand, in dem sich der Darm befindet, mitunter vielleicht sogar nicht ganz unbedenklich. Gewöhnlich werden die vorhandenen Nahrungsreste durch den bestehenden Brechdurchfall von selbst aus dem Körper entfernt. Sieht man sich veranlaßt, stagnierende, zersetzte Nahrungsreste künstlich zu entfernen, so geschieht dies besser durch Magen- und Darmspülungen. Der Darmspülflüssigkeit (Wasser, Kamillentee, Kamillosanlösung u. dgl.) kann man ein Absorbens (Bolus, Tierkohle), eventuell auch ein Darmantiseptikum, z. B. Rivanol (s. S. 57) zusetzen. Sobald der Darm gründlich entleert ist, können Tanninpräparate gegeben werden (Tannalbin, Eldoform u. dgl.), da ihnen möglicherweise eine „abdichtende“ Wirkung gegenüber toxischen Chymusbestandteilen zukommt. Nach neueren Untersuchungen wirkt auch das Pyramidon in diesem Sinn.

Die zweite wichtige Aufgabe ist die in Anbetracht des oft stürmisch eingetretenen Wasserverlustes dringend notwendige

Wasserzufuhr. Sie erfolgt, wenn irgend möglich, vor allem per os; denn bei keiner anderen Art der Einverleibung ist die Wasseraufnahme eine so vollkommene. Will das Kind nicht trinken, versuche man es mit der Schlundsonde. Auch hier kann man statt Wasser oder Tee eine schwache (hypotonische) Salzlösung (s. S. 34) benützen, welche die Wasserretention fördert, freilich auch zur Ödembildung Veranlassung geben kann. Tritt eine solche ein, so ist der Salzzusatz zu reduzieren oder wegzulassen. Sie ist das Zeichen einer Störung im Wasserstoffwechsel, aber noch immer weniger ominös als das Versagen des Wasserbindungsvermögens, das sich in weiteren, trotz genügender Wasseraufnahme eintretenden starken Gewichtsverlusten und sonstigen Austrocknungserscheinungen kundgibt. Zuckerzusatz zur oral verabreichten Flüssigkeit ist, wenigstens solange der Darm nicht vollkommen entleert ist, zu vermeiden und durch Zusatz von Sacharin zu ersetzen.

Leider scheitert die orale Flüssigkeitszufuhr oft am Erbrechen. Noch seltener gelingt die rektale Zufuhr in Form von Wasser- oder Ringer- (u. dgl.) Klysmen von je 50, 100 oder mehr Kubikzentimeter. Sie werden selten behalten. Man kann an ihrer Statt eine sogenannte Dauertropfinstillation versuchen: Ein in den Mastdarm möglichst hoch eingeführtes Darmrohr, mit Pflasterstreifen an den Gesäßbacken fixiert, wird durch ein Glaszwischenstück (Tropfvorrichtung) mit dem Schlauch eines Irrigators verbunden, der durch einen Quetschhahn so weit komprimiert wird, daß in der Minute etwa 30—40 Tropfen abfließen. Wenn es gelingt, läßt man mehrmals täglich 1—2 Stunden instillieren. Bei starker Durchfallneigung wird das Darmrohr leicht herausgepreßt. Jedenfalls lasse man der Prozedur stets ein Reinigungsklysma vorausgehen.

Gewöhnlich sind subkutane Infusionen nicht zu umgehen. Man soll die dazu nötigen Lösungen immer nur mit frisch destilliertem Wasser herstellen lassen und auch die sterilisierte Salzlösung nicht längere Zeit aufbewahren. Man verschreibt z. B. Ringersche Lösung nach folgendem Rezept:

Rp. Natr. chlorat. 7,0
Kal. chlorat. 0,1
Calc. chlorat. 0,2
Aqu. recenter dest. ad 1000,0
Recenter paretur et sterilisetur!

Statt der Ringer- oder gewöhnlichen physiologischen (0,9%igen) Kochsalzlösung kann man auch 5—7%ige Traubenzuckerlösung oder eine Mischung von beiden (bzw. Zufügung von 50 g Traubenzucker zu obiger Ringerlösung) verwenden. Man kann die betreffende Lösung mittels einer entsprechend weiten Nadel aus einem mit Schlauch armierten Trichter (steril!) einfließen lassen (infundieren) oder auch mittels (möglichst viel fassender) Spritzen injizieren. Muß die Flüssigkeit öfters aufgezogen werden, so ist darauf zu achten, daß peinlich steril vorgegangen wird. Die Menge der einverleibten Flüssigkeit beträgt in der Regel 100 ccm: man bringt soviel Flüssigkeit ein, als es ohne allzustarke Spannung der Haut möglich ist; dies ist individuell verschieden. Manchmal muß man an zwei oder mehreren Stellen infundieren oder die Infusionen mehrmals täglich vornehmen. Wird die Flüssigkeit nicht rasch resorbiert, bleibt an der Infusionsstelle ein mehrere Stunden oder bis zum folgenden Tag sichtbares Ödem bemerkbar, so sei man mit weiteren Infusionen zurückhaltend. Die geeignetsten Injektionsstellen sind der Bauch und die Gegend zwischen den Schulterblättern.

Die intraperitoneale Infusion der genannten Lösungen ist, wenn steril vorgegangen wird, ungefährlich, hat aber keine wesentlichen Vorteile.

In nicht wenigen Fällen, besonders solchen leichter Art, mitunter aber auch bei fürs erste bedrohlich aussehenden Zuständen tritt nach dem Aussetzen der Nahrung und unter genügender Wasserzufuhr Entgiftung ein: das toxische Aussehen verschwindet, das Sensorium wird frei, der Gewichtssturz macht keine weiteren Fortschritte. Solche Fälle können ohne weiteres vom praktischen Arzt weiterbehandelt werden, natürlich vorausgesetzt, daß er die Gewißheit hat, man werde und könne seine weiteren Vorschriften pünktlichst und genauest ausführen.

Tritt *keine* Entgiftung ein, läßt sich überhaupt keine sichtliche Besserung erkennen, so ist die *Abgabe in eine Anstalt* dringendst anzuraten, weil die nunmehr erforderlichen, zur Rettung des Kindes in Betracht kommenden Maßnahmen im Privathaus kaum durchführbar sind.

Schon eine Verlängerung der Nahrungskarenz und ausschließlichen Wasser- (oder Salzwasser-) Diät auf mehr als 24 oder gar 48 Stunden ist als riskant zu bezeichnen. Es muß zugegeben werden, daß von bisher relativ gesunden, besonders älteren Säuglingen eine selbst *mehrtägige* Wasserdiät zuweilen anstandslos vertragen wird und die Weiterbehandlung dann sehr erleichtern kann; doch muß ein auf prolongierte Hungerdiät gesetzter Säugling sorgfältigst überwacht werden.

Bei manchen schweren Toxikosen genügt das bloße Aussetzen der Nahrung zur Ruhigstellung des Darmes nicht; man muß auch die orale Wasserzufuhr vollkommen einstellen. Die Wasserspeisung des Organismus erfolgt dann nur durch subkutane oder besser intravenöse Infusionen von Salz- oder Zuckerlösung. Man infundiert 1—2mal täglich (z. B. in eine Kopfvene) langsam (etwa im Lauf von 10 Minuten) 100—150 bis 200 ccm 8%ige Traubenzuckerlösung. Sollten Zeichen einer Kreislaufüberfüllung auftreten, so injiziert man Cardiazol oder Coramin und bricht, wenn nötig, die Infusion ab. Solche intravenöse Infusionen regen u. a. die Diurese an und fördern so die Ausschwemmung toxischer Stoffwechselprodukte. Neuestens macht man bei toxischen Fällen mit gutem Erfolg intravenöse Dauer-Tropfinfusionen (mit 5—7%iger Traubenzuckerlösung in Ringer): Man läßt durch eine in die freigelegte Kubitalvene des in Streckstellung fixierten Armes eingebundene Kanüle mittels einer mit der Kanüle verbundenen Tropfvorrichtung — wenn notwendig durch 48 bis 72 Stunden — 10 bis 15 Tropfen pro Minute einfließen. (Im Privathaus kaum durchführbar.)

Ausgezeichnete Wirkungen sieht man mitunter von der intravenösen Bluttransfusion (womöglich 80—100 ccm), welche auch mehrmals vorgenommen werden kann. Gegen die azidotische Stoffwechselstörung erweisen sich intravenöse Injektionen einer 4%igen Natr. bicarbon.-Lösung (20—30 ccm) von günstiger Wirkung. Natr. bicarb. kann auch per os verabreicht werden (3mal täglich 1 g).

Gegen die Kollapsneigung wirken mitunter schon die gewöhnlichen subkutanen Salz- oder Zuckerinfusionen. Zucker kann man in einer Menge von 5—10 ccm einer 20—30%igen Lösung auch intravenös (Sinus sagittalis) einverleiben. Natürlich sind auch alle anderen Mittel gegen die Kreislaufstörung zu versuchen (s. S. 126). Große Schwierigkeiten bereitet die Behandlung des Meteorismus. Man versucht es mit Einläufen, mit Einlegen eines Darmrohres, um den Gasen Austritt zu verschaffen —, meist umsonst. Manchmal gelingt es, die darniederliegende Peristaltik durch Peristaltin anzuregen. Auch intravenöse Einspritzung von Hypophysin (0,1 ccm) wird gerühmt. Alles, was den Kollaps zu beheben imstande ist, kann auch den Meteorismus günstig beeinflussen, doch lassen oft alle Maßnahmen im Stich.

Dort, wo hohe Außentemperaturen als ätiologischer Faktor eine Rolle spielen (s. S. 11), ist auf die Verhütung jeglicher Behinderung der Wärmeabgabe zu achten, für Aufenthalt in kühlem Raum, für gute Lüftung des Zimmers zu sorgen. Eine die schädigende Wirkung der Überhitzung berücksichtigende Pflege ist bei den sommerlichen Toxikosen von großer Bedeutung; sie erleichtert die Behandlung und beugt Rückfällen vor. Bei hochfebriler Körpertemperatur soll man abkühlende Bäder und kühle Packungen anwenden, wobei man nicht außer acht lassen darf, daß die Packungen zuweilen schon nach 10 Minuten gewechselt werden müssen, da man durch längeres Liegenlassen das Gegenteil von dem erreicht, was der Wickel bezweckt.

Wenn man — meist nach 24—48 Stunden — wieder mit der Zufuhr von Nahrung beginnt, so muß dies in vorsichtigster Weise geschehen. Wichtiger als die Qualität ist die Berücksichtigung der Quantität: man beginnt, was immer man gibt, mit Einzeltrinkmengen von 5—10 ccm in 1—2stündigen Intervallen, mit einer Tagesmenge von höchstens 100 ccm. Daß daneben weiter für Wasserzufuhr (in irgendeiner Form) gesorgt werden muß, ist selbstverständlich. Die Steigerung der Mengen erfolge in vorsichtigster Weise unter genauester Beobachtung des Kindes. Mißerfolge, Rückfälle rühren oft nur von zu raschem Vorgehen her: eine tägliche Vermehrung der Nahrungsmenge um 100 g bedeutet schon viel! Mitunter zwingt schon das Andauern des Erbrechens zum Verbleiben bei kleinen Einzelmengen. Erst wenn es gelungen ist, im Verlauf mehrerer Tage eine Gesamttagesmenge von 400—500 ccm zu erreichen, ohne daß irgendwelche Zeichen eines Rückfalls aufgetreten sind, kann man zur gewöhnlichen Einteilung zurückzukehren versuchen und den Fall nach Art einer Dyspepsie weiterbehandeln.

Hat man Frauenmilch zur Verfügung, so ist diese in der Mehrzahl der Fälle wohl die beste Heilnahrung, aber auch sie nur bei vorsichtigster Dosierung; denn auch die Frauenmilch kann intoxizierend wirken. Um ihre gärungsfördernde Wirkung abzuschwächen, kann man sie mit einer eiweißreichen oder saueren antidyspeptischen Kuhmilchmischung zusammen verabreichen, so mit Eiweißmilch, Buttermilch, Milchsäuremager- oder -vollmilch, Calciamilch zu gleichen Teilen. Fettärmere Nahrungsgemische sind für den Anfang vorzuziehen; man kann auch die Frauenmilch in abgerahmtem Zustand geben. Ist Frauenmilch nicht verfügbar, so verwendet man eine der eben genannten Kuhmilchnahrungen. Wenn man, mit kleinsten Mengen beginnend, vorsichtig steigert, erweisen sich mitunter ganz gewöhnliche Milchmischungen ($^2/_3$) als erfolgreich.

Bei manchen Kindern scheint es, als ob nach Überstehen

einer Toxikose die Milch als solche, in welcher Form immer, schlecht vertragen würde. In solchen Fällen kann sich eine längere Einschaltung milchfreier Nahrung als zweckmäßig erweisen. Dies ist natürlich nur bei entsprechendem Eiweißgehalt der Nahrung möglich. Eine solche an Pflanzeneiweiß relativ reiche Nahrung ist die Mandelmilch, welche anfangs ausschließlich, dann mit Kuhmilchmolke oder Frauenmilch (oder beiden) gemischt gegeben wird. Eine milchfreie Nahrung von entsprechendem Eiweißgehalt stellt auch die Sojamehlabkochung dar, welche mit Zucker (Nährzucker, Kinderzucker nach Stoeltzner) angereichert werden kann; zur Herstellung der Sojanahrung kann auch das Präparat Lactopriv verwendet werden.

Sache des praktischen Arztes ist es, die alimentäre Intoxikation in ihren Anfängen zu erkennen und die Behandlung einzuleiten. Sieht er, daß die Entgiftung auf die früher geschilderte Art nicht sofort zu erreichen ist, so dürfte er überall dort, wo eine Säuglingskrankenabteilung in erreichbarer Nähe ist, am besten tun, wenn er ihr den Fall zuweist.

Die wichtigsten Heilnahrungen

Bezeichnung	Bestandteile	Kalorien	Nährkonzentration*)
Finkelsteinsche Eiweißmilch	Kasein aus 1000 g Milch (Labfällung) 500 g Buttermilch Wasser ad 1000 g	650	1
	mit 30 g Zucker	770	über 1
	„ 50 g „	850	$1^1/_4$
	„ 100 g „	1000	$1^1/_2$
Mollsche Eiweißmilch	Kasein von 540 g Milch 260 g Wasser 4 g Calc. lact. Dazu: 270 g Molke 130 g Milch 400 g Wasser 16 g Mehl	540	$^3/_4$
	mit 40 g Zucker	700	1
	„ 100 g „	1000	$1^1/_2$

*) Nährkonzentration 1, $^1/_2$, 2 usw. bedeutet soviel als: Nährwert von 1 l der betreffenden Heilnahrung = Nährwert von 1, $^1/_2$, 2 usw. Liter Frauen- oder Kuhmilch.

Bezeichnung	Bestandteile	Kalorien	Nährkonzentration*)
Milchsäurevollmilch	1000 g Milch 20 g Maismehl 60 g Zucker (Nährzucker) 6 g Milchsäurelösung (offizinell)	1000	$1^1/_2$
Zitronensäuremilch	ebenso statt Milchsäure 1 Teelöffel Acid. citr. puveris. oder 1 Eßlöffel $30^0/_0$ige Zitronens.-Lösung oder zirka 40 ccm frischer Zitronensaft ($1^1/_2$—2 Zitronen)	1000	$1^1/_2$
Milchsäuremagermilch	1000 g Magermilch 20 g Maismehl 60 g Zucker 6 g Milchsäure	700	1
$^2/_3$-Calciamilch	666 g Milch 333 g Wasser 10 Calciatabl. Nr. I 40 g Zucker	700	1
Larosanmilch	500 g Milch 500 g Wasser 20 g Larosan 60 g Zucker	700	1
Liebigsuppe	1000 g Milch, 100 g Mehl 100 g Malzschrot (Maltum hordei) 200 g Wasser $10^0/_0$ Kal. carb. (1 g) NB. Zur Vermalzung des Mehls	1000 bis 1200	$1^1/_2$—$1^3/_4$
Kellersche Malzsuppe	333 g Milch 666 g Wasser 100 g Loefflunds Malzsuppenextrakt 30 g Mehl	700	1

*) Nährkonzentration 1, $^1/_2$, 2 usw. bedeutet soviel als: Nährwert von 1 l der betreffenden Heilnahrung = Nährwert von 1, $^1/_2$, 2 usw. Liter Frauen- oder Kuhmilch.

Bezeichnung	Bestandteile	Kalorien	Nährkonzentration*)
Vollmalzmilch	1000 g Milch 100 g Malzextrakt 20 g Mehl 30 g Zucker (10 g Calc. carbon.)	1200	$1^3/_4$
$^2/_3$-Malzmilch	666 g Milch 333 g Wasser 100 g Malzextrakt (10 g Calc. carbon.) 20 g Mehl 30 g Zucker	1000	$1^1/_2$
Buttermehlvollmilch	1000 g Milch 50 g Butter 30 g Mehl 70 g Zucker	1400	2
Buttermehlnahrung (Czerny-Kleinschmidt)	1000 g Wasser 70 g Zucker 70 g Butter 50 g Mehl } Einbrenn mit gleicher Menge Milch mit halber Menge Milch	 850 900	 $1^1/_4$ $1^1/_2$
Buttermehlbrei	1000 g Milch 70 g Mehl 50 g Butter 50 g Zucker	1600	$2^1/_2$
Holländische Buttermilch	1000 g Buttermilch 5—15 g Mehl 40—60 g Zucker	500—600	$^3/_4$—1
Dubo	1000 g Milch 170 g Zucker	1300	2
Dubofa	1000 g Milch 120 g Zucker 50 g Kindermehl (oder 10 g Butter + 40 g Mehl)	1300	2

*) Nährkonzentration 1, $^1/_2$, 2 usw. bedeutet soviel als: Nährwert von 1 l der betreffenden Heilnahrung = Nährwert von 1, $^1/_2$, 2 usw. Liter Frauen- oder Kuhmilch.

Bezeichnung	Bestandteile	Kalorien	Nährkonzentration*)
Mandelmilch-Molke	500 g Mandelmilch (150 g Mandeln auf 1 l Wasser) 500 g saure Molke 30 g Mais- oder Reismehl 50 g Zucker	650	1
Sojawasser	1000 g Wasser 70 g Sojamehl 5 g Öl $1^1/_2$ g Salz	300	$^1/_2$
	mit 50 g Zucker	500	$^3/_4$
Sojabrei	1000 g Wasser 200 g Sojamehl 50 g Zucker	1000	$1^1/_2$
$10^0/_0$iger Reisschleim	1000 g Wasser 100 g Reis	340	$^1/_2$
	mit 50 g Zucker	540	$^3/_4$

Die kontagiösen Erkrankungen des Verdauungstrakts.

Unter dem Heer der Durchfallerkrankungen des Säuglings, deren Erscheinungen trotz der Mannigfaltigkeit der ätiologischen Faktoren verhältnismäßig gleichförmiger Art sind, nimmt eine Gruppe durch ein äußerst auffallendes klinisches Symptom eine Sonderstellung ein: die Stühle enthalten Blut. Erscheint das Blut neben Schleim und Eiter mit den Darmentleerungen, so ist dies ein Zeichen, das mit allergrößter Wahrscheinlichkeit auf das Bestehen einer ruhrartigen (dysenterischen) Erkrankung hinweist.

Sichtbare Blutabgänge kommen sonst beim Säugling nur selten vor. Bei den jenseits der Neugeburtsperiode überhaupt nur ganz vereinzelt vorkommenden Melaenaerkrankungen werden große Mengen mehr oder minder geronnenen Blutes entleert, welche keine Schleim- oder gar Eiterbeimengung enthalten. Die bei gewöhnlichen Dyspepsien mitunter anzutreffenden Blutbeimengungen beschränken sich auf zarte Blutstreifen oder rötliche Verfärbung des entleerten Schleims; auch bei der enteralen hämorrhagischen Sepsis sind die Blutbeimengungen, wenn es sich nicht um melaenaartige Zustände handelt, meist gering.

*) Nährkonzentration 1, $^1/_2$, 2 usw. bedeutet soviel als: Nährwert von 1 l der betreffenden Heilnahrung = Nährwert von 1, $^1/_2$, 2 usw. Liter Frauen- oder Kuhmilch.

Die Annahme einer Dysenterie seitens des Arztes würde übrigens in einem solchen Fall dem Kind nichts schaden. Anders bei einer Erkrankung, die trotz recht charakteristischer Zeichen leider immer wieder als Ruhr aufgefaßt und „behandelt“ wird, bei der Invagination: Man achte darauf, daß hier neben dem Blut und Schleim keinerlei Stuhlmasse abgeht, daß ausgesprochene Stuhlverhaltung besteht! (s. S. 219).

Die Erreger der hämorrhagisch-eitrigen Kolitis (Ruhr) sind meist Angehörige der Dysenteriegruppe — Typus Shiga-Kruse, Flexner, Y, Kruse-Sonne oder E usw. —, manchmal Paratyphusbazillen, vielleicht auch Paracoliarten. Es wird behauptet, daß auch die sogenannte gastrointestinale Grippe unter dem Bild einer Ruhr verlaufen könne, doch kann es sich hier auch um Sekundärinfektionen mit den genannten Darmbakterien handeln.

Der praktische Arzt tut gut daran, wenn er jeden Fall, der klinisch als Dysenterie imponiert, ohne Rücksicht auf den jeweiligen Erreger als solche (d. h. als kontagiöse) Erkrankung auffaßt und dementsprechend seine Maßnahmen trifft. Der bakteriologische Befund ist für ihn schon deshalb nicht von wesentlichem Wert, weil wir wissen, daß den oben genannten verschiedenen Typen der Dysenterieerreger keineswegs bestimmte Verlaufsformen mit besonderer Prognose entsprechen. Dazu kommt, daß der Nachweis des Erregers sehr häufig mißglückt, wenn die bakteriologische Untersuchung nicht an ganz frischem Stuhlmaterial vorgenommen wird, und auch die Agglutinationsreaktion, welche nach einigen Tagen mit dem Serum des Patienten angestellt werden könnte, schon deshalb keine Schlußfolgerungen gestattet, weil die Antikörperbildung beim Säugling oft noch eine mangelhafte ist.

Das klinische Verhalten ist in der Mehrzahl der Fälle so charakteristisch, daß sich keine diagnostischen Schwierigkeiten ergeben; es stimmt im wesentlichen mit dem bekannten Bild der Ruhr des späteren Lebens überein. Je nach der Lokalisation des Krankheitsprozesses in den untersten oder auch in den oberen Abschnitten des Dickdarms erscheint das dysenterische, blutig-eitrige Exsudat bald neben dem Stuhl oder ohne solchen, bald mit dem Darminhalt vermengt. Der Tenesmus kann auch beim Säugling sehr hochgradig sein und starke Unruhe des Kindes zur Folge haben. Die Körpertemperatur ist meist erhöht, manchmal hochfebril, zuweilen aber auch niedrig. Der Verlauf ist je nach dem Gesundheitszustand des Säuglings, seinem Alter, der Dauer der Erkrankung zur Zeit des Behandlungsbeginnes, vor allem auch je nach dem Genius epidemicus sehr verschieden.

Es gibt — auch bei voll ausgebildeter Erkrankung — verhältnismäßig leichte, rasch abheilende Formen neben schweren, tödlichen. Im allgemeinen ist der Säugling durch die dysenterischen Erkrankungen weit mehr gefährdet als das ältere Kind und der Erwachsene, schon deshalb, weil sich bei ihm nur allzuleicht eine andere Ernährungsstörung auf die spezifische Kolitis aufpfropft, der Dünndarm in irgendeiner Form in Mitleidenschaft gezogen wird, gar nicht selten auch toxische Komplikationen hinzutreten. An die akute Dysenterie kann sich, besonders wenn sie nicht rechtzeitig erkannt und behandelt wurde, eine chronische Durchfallerkrankung und Anwuchsstörung anschließen, wobei es dann oft schwer zu entscheiden ist, ob eine chronische Ruhr oder eine den „parenteralen" Störungen analoge Folgeerkrankung vorliegt.

So leicht eine typische Dysenterie zu erkennen ist, gibt es doch — und zwar vielleicht häufiger als man gewöhnlich annimmt — auch atypische Verlaufsformen, bei denen die dysenterische Natur der Erkrankung unerkannt bleiben kann. Abgesehen davon, daß zuweilen die Stühle nur vereinzelt oder vorübergehend das typisch dysenterische Aussehen darbieten, kann die Erkrankung von Anfang an unter dem Bild einer gewöhnlichen Dyspepsie oder einer Toxikose mit völlig uncharakteristischen Stühlen verlaufen. Auch sepsisartige Verlaufsformen kommen vor. Treten solche Fälle gehäuft auf — besonders zur Ruhrsaison (Spätsommer, Herbst!) —, so soll man immer an die Möglichkeit dysenterischer Infekte denken.

Die Erkennung der dysenterischen Ätiologie einer Darmstörung ist hauptsächlich deshalb wichtig, weil sie den Arzt zu entsprechenden Vorkehrungsmaßnahmen veranlaßt, die zwecks Hintanhaltung einer Weiterverbreitung notwendig sind. Die Kontagiosität der Dysenterie ist großen Schwankungen unterworfen. Sie ist zuweilen auffallend gering, mitunter aber äußerst hochgradig, so daß auch bei peinlicher Einhaltung der Desinfektions- und Isoliervorschriften Hausinfektionen vorkommen. Man achte bei der Behandlung und Wartung eines ruhrkranken Säuglings vor allem auf gründliche Desinfektion der Leib- und Bettwäsche, insbesondere der beschmutzten Windeln, welche vor dem Waschen und Auskochen unbedingt erst in eine desinfizierende Lösung (Lysol u. dgl., Chlorina, Trichloran usw.), gebracht werden müssen, vergesse auch nicht den Pflegepersonen einzuschärfen, daß sie sich immer wieder die Hände zu reinigen haben.

Außer durch direkten Kontakt gelangen die Ruhrkeime

wohl meist mit der Nahrung in den Darm des Kindes, wobei weniger die ja fast stets abgekochte Milch als das Wasser eine Rolle spielt, das zum Reinigen der Gefäße, Saugflaschen, Sauger usw. verwendet wird. Natürlich liegt auch eine nachträgliche Infektion der Nahrung (z. B. durch Fliegen!) im Bereich der Möglichkeit.

Die spezifische Behandlung der Dysenterie mit Heilserum (polyvalentem Dysenterieserum, mindestens 20 ccm) oder Vakzinen hat sich auch beim Säugling als wenig wirksam erwiesen. Man beginnt die Behandlung einer akuten Dysenterie wie die jeder andern Darmstörung mit Aussetzen der Nahrung, Wasser- oder Teediät und Entleerung des Darmes durch Abführmittel (am besten Rizinusöl), einer Maßnahme, die hier besonders notwendig erscheint und zuweilen durch Darmspülungen mit Aufschwemmung von Bolus alba oder Rivanollösung (1 : 5000) wirksam unterstützt wird. Intern kann man nach Verabreichung des Abführmittels auch Adsorbentia geben, z. B. Carbo medicinalis Merck, 3—6mal täglich, je einen gehäuften Kaffeelöffel, oder Adsorgan, Eucarbon u. dgl. in ähnlicher Dosierung, in Tee oder Schleim aufgeschwemmt. Rivanol kann intern in Form der Rivanoletten (a 0,008), 5—6 Stück täglich, verabreicht werden.

Im Sinne eines Adsorbens wirkt wohl auch die sich gerade bei dysenterischen Erkrankungen mitunter ausgezeichnet bewährende Apfeldiät, welche in der S. 36 beschriebenen Art an den Teetag angeschlossen wird. Als Übergangsnahrung kann auch 10%iger Reisschleim oder Kindermehlabkochung gegeben werden; auch Molke, eventuell mit gleichen Teilen Schleim, bewährt sich manchmal sehr gut.

Die Ernährungsbehandlung muß natürlich etwa bestehenden komplizierenden Störungen in den oberen Darmabschnitten Rechnung tragen und ist dann im wesentlichen dieselbe wie bei den gewöhnlichen Durchfallerkrankungen. Bei der vorwiegend im untern Dickdarm lokalisierten, unkomplizierten Ruhr hat eine allzu lange Zeit fortgesetzte Hunger- oder Schonungsdiät keine Berechtigung. Man soll nur dafür sorgen, daß die Nahrungsschlacken geringe sind, was dadurch erzielt wird, daß man verhältnismäßig fettarme und auch nicht besonders eiweißreiche Nährgemische wählt und diese in öfteren kleineren Mahlzeiten verabreicht. Da die Ruhrerreger gegen Säure sehr wenig widerstandsfest sind, empfiehlt es sich, eine Nahrung zu geben, welche die Säurebildung im Darm fördert. Eine solche ist vor allem die Frauenmilch, welche insbesondere bei jungen ruhrkranken Säuglingen am Platze ist und bei den toxischen

Dysenteriefällen als geradezu unentbehrlich bezeichnet werden muß. Sie wird hier selbstverständlich in abgezogenem Zustand, vorsichtigst dosiert, eventuell entrahmt, verfüttert. Unter den künstlichen Nährmischungen sind als säurebildend vor allem maltosehaltige Heilnahrungen angezeigt, z. B. die Kellersche Malzsuppe. Bei stärkerem Durchfall ist diesbezüglich freilich Vorsicht geboten. In solchen Fällen geht man von der Schleim- oder Apfeldiät besser zu einer antidyspeptischen Heilnahrung über, z. B. sauerer Magermilch oder Buttermilch. Die Größe der verabreichten Nahrungsmengen und das Tempo, in dem man diese steigert, hängt von der Lage des Falles ab. Jedenfalls vergesse man nicht, für Deckung des Wasserbedarfs zu sorgen. Im ersten Krankheitsbeginn in Behandlung gekommene Fälle erlauben meist ein rasches Zurückkehren zu normalen Trinkmengen, während verschleppte Fälle der Ernährungsbehandlung größte Schwierigkeiten bereiten können.

Die oben angeführten Adsorbentien soll man nur während der ersten Krankheitstage geben; eine längere Zeit fortgesetzte Darreichung ist höchstens beim Adsorgan (Kohle — Silber — Kieselsäure) berechtigt. Stößt die Verabreichung dieser Mittel auf Schwierigkeiten, so begeht man kaum einen Fehler, wenn man ganz auf sie verzichtet. Eine medikamentöse Beeinflussung erfordern jedoch die mitunter sehr beträchtlichen Schmerzen, insbesondere der Tenesmus. Als krampfstillende Mittel kommen in Betracht: Atropin hydrochlor., 0,1—0,5 mg mehrmals täglich, Papaverin hydrochlor. in Einzeldosen von 0,01—0,02 g; Suppositorien mit Extract. Belladonnae 0,002—0,003 g, Papavydrinzäpfchen „pro infantibus“; Eupaco und ähnliche antispasmodisch wirkende Mittel (s. bei Pylorospasmus S. 64). Mit Opiaten sei man sehr zurückhaltend. Nur wenn andere schmerzstillende und sedative Mittel völlig versagen, wende man das bei Dysenteriefällen des späteren Kindesalters bestbewährte Pantopon an (intern 1—2 Tropfen der 2%igen Lösung oder einen Teilstrich der Ampullenlösung subkutan). Vorzuziehen ist die Anwendung von Pyramidon (0,05—0,1, eventuell auch mehr) intern oder als Suppositorium. Besonders günstig wirkt das Kombinationspräparat Cibalgin, das sowohl intern (5—10 Tropfen und mehr) oder in Form der (gebrauchsfertigen) Suppositorien (schwache Dosierung!), ½—1 Stück, gegeben werden kann. Ähnlich das Dormalgin. Auch alle anderen Sedativa und Hypnotica, die beim Säugling verwendbar sind (s. S. 122), können von Nutzen sein. Warme Umschläge (Leinsamen, geröstete Kamillen, Thermophor) sind stets zu verordnen.

Über den Wert von Klysmen sind die Ansichten geteilt. Man empfiehlt u. a. Bismut. subgallic. (Dermatol) 1,0 : Mucilag. 50,0, in späteren Stadien der Erkrankung auch Spülungen mit 2 promill. Alumin. acetic.-Lösung, $^1/_4$—$^1/_2$%iger Acid. tannic.-, 1 promill. Albarginlösung usw.

Adstringentien (Tannalbin, Tannismut, Eldoform u. dgl., 1—2 g täglich in mehreren Einzeldosen) soll man bald nach Abklingen der akuten Erscheinungen verordnen, falls noch häufige, schleimige Stühle entleert werden. Bei postdysenterischen Diarrhöen wird neuerdings auch Allisatin (1—2 Pastillen pro die) empfohlen.

Bei schweren Dysenterien ist der Behandlung der Kreislaufstörungen besondere Beachtung zu schenken (s. S. 124).

Typhus- und Paratyphuserkrankungen werden beim Säugling häufig verkannt, da sie oft ohne jede „typhöse" Symptome einhergehen, ja manchmal sogar auffallend gutartige Verlaufsformen zeigen. So kommt es vor, daß z. B. erst eine posttyphöse Eiterung, etwa eine eitrige Arthritis, nachträglich die typhöse Natur eines „Darmkatarrhs" aufdeckt. Freilich kommen auch beim Säugling schon typische Krankheitsbilder mit typhösem Fieber, Meningismus, Milztumor, Roseolen (besonders reichlich, mitunter exanthemartig beim Paratyphus!) usw. vor; doch scheint immerhin die Mehrzahl der infektiösen Darmerkrankungen als gewöhnliche Gastroenteritis oder „alimentäre" Intoxikation zu verlaufen. Als infektiös, bzw. infektionsverdächtig gelten Darmstörungen, welche nach Aussetzen der Nahrung nicht entfiebern, doch gelingt es auch in vielen solchen Fällen nicht, aus dem Stuhl oder Blut eines der bekannten pathogenen Darmbakterien zu züchten. Wahrscheinlich können auch die gewöhnlichen Coliarten unter Umständen pathogene und vor allem auch kontagiöse Eigenschaften annehmen (s. S. 6), was uns dazu veranlassen soll, auch bei — bezüglich Typhus, Paratyphus, Dysenterie — negativem bakteriologischen Befund eine Übertragungsmöglichkeit anzunehmen. Dies ist die nicht zu unterschätzende praktische Seite der Frage! Die Behandlung erfolgt nach den allgemeinen Grundsätzen der Ernährungstherapie.

Die verschiedenen Formen des Erbrechens.

Erbrechen ist ein Symptom, welches — mehr oder weniger im Vordergrund des Krankheitsbildes stehend — sehr viele Ernährungsstörungen begleitet und oft auch als solches eine besondere Behandlung erfordert. Recht häufig sehen wir es beim Säugling aber auch scheinbar selbständig auftreten, und zwar bald in ganz harmloser Form, bald das Gedeihen in lästiger Weise beeinträchtigend, bald in Gestalt schwerer, bedrohlicher Erkrankungen. So verschieden auch die Bilder des Säuglingserbrechens sind, so ist es doch kaum möglich, zwischen den einzelnen Typen scharfe Grenzen zu ziehen und für sie bestimmte Behandlungsmethoden zu empfehlen. Man spricht von habituellem, unstillbarem, von spastischem und atonischem Erbrechen, muß sich aber darüber im klaren sein, daß es sich dabei nicht um besondere „Krankheiten“ handelt. Am leichtesten abgrenzbar ist jene im frühen Säuglingsalter vorkommende, klinisch als etwas Selbständiges imponierende Brechkrankheit, die man als spastische Pylorusstenose oder Pylorospasmus bezeichnet.

Wie man sich bei der Operation oder Obduktion überzeugen kann, findet sich bei Fällen dieser Art eine meist sehr ausgesprochene, stenosierende Hypertrophie der Pylorusmuskulatur, welche, da sie schon in frühen Stadien der Erkrankung zu finden ist, kaum lediglich als eine Folge andauernd wiederkehrender spastischer Kontraktionen aufgefaßt werden kann, sondern wahrscheinlich die angeborene anatomische Grundlage für die allem Anschein nach unter nervösem Einfluß zustande kommenden Spasmen bildet, die natürlich ihrerseits eine Zunahme der Hypertrophie bewirken können. Mag es auch einen Pylorospasmus ohne Hypertrophie der Pylorusmuskulatur geben, so ist dies, wenigstens soweit es sich um das vollentwickelte Krankheitsbild handelt, jedenfalls ein seltenes Vorkommnis.

Das, was das pylorospastische Erbrechen von anderen Formen des Erbrechens unterscheidet, ist, daß der Mageninhalt gußweise, im Schwall, ausgeschleudert wird. Das Erbrechen kann schon während der Mahlzeit oder kurz nach derselben erfolgen, meist tritt es erst eine Weile später auf, gar nicht selten erst nach einem mehrstündigen Intervall, besonders wenn die Nahrung in mehreren kleinen Portionen verabreicht wurde — eine Folge einerseits der Stagnation des Mageninhalts, andererseits einer gesteigerten Absonderung von Magensaft. Das Erbrechen ist oft von sichtlichen Schmerzäußerungen begleitet, welche durch die krampfhaften Zusammenziehungen des Pylorusmuskels und die als Folge des Abflußhindernisses eintretende Magensteifung veranlaßt werden. Die peristaltischen oder antiperistaltischen Wellen in dem gegenüber dem eingesunkenen Unterbauch geblähten Epigastrium sind eines der eindrucksvollsten Symptome des vollentwickelten Krankheitsbildes. Die Tastbarkeit des verdickten Pylorus gehört nicht zu den häufig anzutreffenden Symptomen. Der Pförtnerkrampf kann zu einem völligen Verschluß oder wenigstens zu einer so hochgradigen Verengerung der Lichtung führen, daß kein oder fast kein Mageninhalt in den Dünndarm übertritt. Die Folge davon ist die Entleerung seltener Hungerstühle und das rasche Eintreten hochgradiger Austrocknung und Abmagerung.

Diesem Krankheitsbild geht meist ein mehrere Tage oder auch länger währendes Stadium anfangs wenig charakteristischen, allmählich spastischen Charakter annehmenden Erbrechens voraus; seltener erfolgt das Einsetzen der bedrohlichen Symptome ganz unvermutet. Die Erkrankung beginnt in der Regel schon im ersten Lebensmonat — sie kann sich schon in den ersten Tagen durch auffallend hartnäckiges Erbrechen ankündigen —, kann aber auch noch im 2. oder 3. Monat auftreten; ein Krankheitsbeginn im zweiten Vierteljahr kommt nur mehr ausnahmsweise vor. Knaben werden von der Erkrankung auffallend häufiger befallen als Mädchen; gewöhnlich handelt es sich um sensible Brustkinder von dyspeptischem, neuropathischem Typus. Die Krankheit kommt nicht überall in gleicher Häufigkeit vor; in manchen Gegenden Österreichs muß sie als seltenes Vorkommnis bezeichnet werden.

Der Verlauf des Pylorospasmus ist recht verschiedenartig, weitgehend abhängig von der Behandlung, aber auch durch diese, soweit es sich um nicht chirurgische Maßnahmen handelt, in sehr verschiedenem Grade beeinflußbar. Die Erkrankung kann sich über Wochen hinziehen, ohne daß man durch die Behandlung mehr als Gewichtsstillstand erzielen kann, bis — mitunter ganz plötzlich — eine Wendung zum Besseren eintritt und rasche Heilung erfolgt. In anderen Fällen versagen alle internen Behandlungsmaßnahmen, der mit unheimlicher Raschheit eintretende Verfall ist nicht aufzuhalten; terminal entwickelt sich das Bild einer Toxikose.

Das Bild des vollentwickelten Pylorospasmus ist so charakteristisch, daß sich kaum diagnostische Schwierigkeiten ergeben, doch kommen Abweichungen vor, welche Zweifel veranlassen können. So fehlt mitunter die Magensteifung, sei es, daß es sich um eine Erkrankung leichteren Grades handelt, sei es, daß gleichzeitig ein atonischer Zustand der Magenwand besteht, wie das bei atrophischen Kindern vorkommen kann. Ferner müssen die Stühle nicht immer wie Hungerstühle aussehen. Solange der Pylorus noch durchgängig ist, können sie auch bei recht schweren Fällen Nahrungsreste enthalten und dadurch substanzreicher werden, daß sich bei komplizierender Enteritis der Stuhlmasse Schleim und sonstige Exsudate beimengen. Auch gibt es rudimentäre Formen, wo das Erbrechen zwar spastischen Charakter zeigt, alle übrigen Symptome einer Pylorusstenose aber fehlen: Fälle von reinem Pylorospasmus ohne oder mit nur geringer Pylorushypertrophie, bei denen zur Zeit des Nachlassens der spastischen Kontraktionen der Mageninhalt unbehindert ins Duodenum übertreten kann.

Beim typischen Krankheitsbild hat man zwischen diätetisch-medikamentösen Maßnahmen und dem operativen Eingriff zu wählen. Daß man es fürs erste mit internen Methoden versucht, ist selbstverständlich; es handelt sich aber darum, wie lange man dies tun soll und darf. Die Weber-Ramstedtsche extramuköse Myotomie (Pylorusdurchtrennung bis zur Schleimhaut) ist ein — von einem diesbezüglich erfahrenen Operateur ausgeführt — so einfacher Eingriff und gibt so vorzügliche Resultate, daß die Zahl der sich für die operative Behandlung aussprechenden Pädiater immer größer wird. Keinesfalls darf man in der Operation das Ultimum refugium sehen, sondern soll sie zu einer Zeit ausführen lassen, wo der Kräftezustand des Säuglings noch ein verhältnismäßig guter ist. Erreicht man mit interner Behandlung, daß Gewichtsstillstand eintritt und das Kind wenigstens so viel Nahrung erhält, daß der Erhaltungsbedarf gedeckt erscheint, so kann man zuwarten. Ist dies nicht der Fall, so zögere man ja nicht zu lange und lasse, auch wenn die Erkrankung erst kurze Zeit besteht, operieren. Wenn die typischen Erscheinungen durch interne Maßnahmen nicht bald zu beheben sind, so soll man wohl auch bei nicht ausgesprochen bedrohlicher Situation zur Operation raten, da sie die Behandlungsdauer abkürzt und ein sonst vielleicht Monate dauerndes Kranksein binnen einigen Tagen zu beheben vermag. Der praktische Arzt tut gut daran, wenn er jeden ernster aussehenden Fall, mag es sich um ein Brust- oder Flaschenkind handeln, sobald die diätetisch-medikamentöse Behandlung nicht bald von Erfolg ist, einem Kinderspital zuweist und die Entscheidung bezüglich Operieren oder Nichtoperieren dem Fachpädiater überläßt; einer chirurgischen Station sollen solche Säuglinge nicht direkt zugewiesen werden, da auch die Nachbehandlung (Ernährung) der Operierten fachkundiger Ärzte und Pflegerinnen bedarf.

Die diätetische Behandlung besteht vor allem darin, daß man die gewohnte Trinkordnung gänzlich abstellt und die

Nahrung in kurzen Intervallen (1—2 Stunden) und kleinen Mengen verabreichen läßt (20—10—5 ccm). Handelt es sich um ein Brustkind, so muß es von der Brust abgesetzt und die abgezogene Brustmilch in der angegebenen Art portionenweise gegeben werden. Das bedeutet natürlich eine erhebliche Unterernährung, doch kommt es fürs erste nicht auf die Deckung des Nahrungsbedarfes, sondern auf die Behebung des Erbrechens an. Abrahmung der Milch mag vielleicht manchmal auf das Erbrechen günstig wirken, vermindert aber den kalorischen Wert der Nahrung so sehr, daß man sich nicht leicht dazu entschließt. Verabreichung der Frauenmilch in gekühltem (eventuell eiskaltem) Zustand kann versucht werden. Sobald eine Steigerung der Trinkmengen nicht möglich ist, muß man den Nährwert dadurch erhöhen, daß man in die Frauenmilch Nährzucker, eventuell auch ein Eiweißpräparat, z. B. Larosan, einkocht (etwa 2°/₀ Eiweiß, 10—15°/₀ Zucker) oder sie mit einer konzentrierten künstlichen Nahrung mischt. Solche Nährgemische sind besonders dort am Platz, wo es sich um a priori künstlich ernährte Kinder handelt. Man kann dann Dubo, Dubofa, auch mit Kohlehydrat angereicherte fettarme Mischungen verwenden. Besonders wirksam sind bei Brechkrankheiten Nahrungen von breiiger Konsistenz. Man kann auch von Frauenmilch einen Grieß- oder Mondaminbrei herstellen. Auch milchfreie Breie scheinen manchmal von guter Wirkung zu sein (Keksmehlbrei, Kindermehlbrei u. dgl.). Die Steigerung der Nahrungsmengen muß mit großer Vorsicht ganz allmählich erfolgen, z. B. von 10 auf 15 g.

Sehr wichtig ist es, daß trotz der kleinen Nahrungsmengen der Wasserbedarf durch Klysmen und eventuell auch subkutane Infusionen halbwegs gedeckt wird. Rektal gibt man physiologische Salz- und Traubenzuckerlösung; hat man Frauenmilch zur Verfügung, kann man auch sie zu Nährklysmen verwenden.

Von ausgesprochen günstiger Wirkung sind oft Magenspülungen, durch welche Rückstände aus dem Magen entfernt werden, deren Verbleib das Erbrechen fördert. Man sieht nicht selten, daß die einer Magenspülung folgenden Mahlzeiten besser behalten werden. Als Spülflüssigkeit empfiehlt sich besonders Karlsbader Wasser (Mühlbrunn), das auch der oft gleichzeitig bestehenden Hyperchlorhydrie entgegenwirkt. Die Magenspülungen sollen aber nur dann fortgesetzt werden, wenn sie tatsächlich Rückstände zutage fördern und deren Entfernung eine sichtlich günstige Wirkung hat; es ist dies nicht immer der Fall.

Warme, bzw. heiße Umschläge (Breiumschläge, Thermophor) auf die Magengegend — mehrmals täglich für etwa zwei Stunden — sind zumindest als Mittel gegen die Kolikschmerzen zu versuchen.

Von Medikamenten ist es in erster Linie das Atropin, dessen antispasmodische Wirkung oft eine evidente ist; es soll bei jedem Fall von spastischem Erbrechen versucht werden. Man gibt von der 1 promilligen Lösung (Atropin. sulfur. 0,01 : Aqu. dest. oder foeniculi 10,0) vorerst 3mal täglich 3—4 Tropfen und steigert dann die Dosis, solange sich keine Vergiftungserscheinungen zeigen (Rötung des Gesichts, Pupillenerweiterung, Pulsbeschleunigung, Fieber), bis zur Wirksamkeit. Die Atropintoleranz des Säuglings ist im allgemeinen eine erhebliche — man kann mitunter bis auf 10mal 4 Tropfen (= 2 mg!) und mehr hinaufgehen! —, doch sind die individuellen Unterschiede der Empfindlichkeit sehr beträchtlich, so daß stets Vorsicht geboten ist. Man verabreicht die Tropfen entweder vor oder zum Teil mit der Nahrung. Auch Injektionen (1 Teilstrich einer 1 promilligen Lösung = 0,1 mg) sind mitunter angebracht. Statt Atropin kann auch das „entgiftete“ Atropinmethylnitrat: Eumydrin gegeben werden (etwa in 10facher Dosis, d. i. in 1%iger statt $^1/_{00}$iger Lösung).

Papaverin (Pap. hydrochloric.), in Tagesmengen von mindestens 0,01—0,03 g innerlich oder subkutan, auf einmal oder in mehreren Einzeldosen, vermag das Atropin nicht zu ersetzen, kann aber neben diesem als Adjuvans von Nutzen sein. Noch besser scheint die Kombination Papaverin + Eumydrin zu wirken, wie sie in dem Präparat Papavydrin (pro infantibus) gegeben ist (3—4mal täglich, am besten in Form der Originalsuppositorien, aber auch oral oder subkutan). Ein dem Papaverin ähnliches, in etwas kleineren Dosen wirksames Mittel ist das Eupaverin (Tabletten und Ampullen à 0,03); ein Kombinationspräparat „Eupaverin cum Atropino“ wird in Mengen von $^1/_4$ bis $^1/_2$ ccm intramuskulär injiziert. Eupaco (Eupaverin-Atropin mit Luminal) kann intern oder in Suppositorien verabreicht werden. Ephetonin (am besten mit Papaverin. hydrochl. $\overline{aa}$ 0,2 : 10,0) wird in Mengen von 5—10 Tropfen mehrmals täglich vor oder mit der Mahlzeit gegeben. Die Reihe der heute zu Gebote stehenden Antispasmodica ist damit noch nicht erschöpft. Auch dem Pyramidon, in Einzeldosen von 0,05—0,1, per os oder in Suppositorien, kommt eine krampflösende Wirkung zu.

Nautisan- oder Vasanosuppositorien, 2—3mal täglich $^1/_3$ oder $^1/_2$ Zäpfchen, bewähren sich manchmal auch beim pylorospastischen Erbrechen. Beruhigungsmittel — Adalin, Bromural, Luminal oder Prominal (Luminaletten, Prominaletten), Noctal, Cibalgin, Dormalgin, Sedormid — sind insbesondere bei erregten Kindern und solchen, welche vor dem Erbrechen Schmerz äußern, angezeigt. Kleine Mengen ($^1/_2$ Teelöffel) von Magnesium-Perhydrol (15%), mehrmals täglich verabreicht, können bei Gärungsvorgängen im stagnierenden Mageninhalt von Nutzen sein.

Man lasse sich im Privathaus nur dann auf eine Behandlung der spastischen Pylorusstenose ein, wenn eine sorgfältige pflegerische Überwachung des Kindes möglich ist. Eine geschulte Pflegerin kann hier viel leisten. Die besorgte Mutter ist gerade bei dieser Erkrankung meist nicht die richtige Pflegeperson; die nervöse Komponente spielt beim Pylorospasmus eine so wichtige Rolle, daß ein ruhiges Milieu geradezu als Bedingung für einen Behandlungserfolg bezeichnet werden muß.

Die rechtzeitige Erkennung der Krankheit und die richtige Beurteilung der Situation kann für das Leben des Kindes entscheidend sein. Denn die bei noch halbwegs gutem Kräftezustand des Säuglings eingeleitete Behandlung führt bei der Mehrzahl der Fälle zur Heilung, welche, sei sie durch konservative oder operative Methoden erzielt, stets eine Dauerheilung ist.

Spastischer Charakter des Erbrechens, ruckweises Ausstoßen des Mageninhalts kommt recht häufig vor, auch wenn keinerlei Hindernis am Pylorus vorhanden ist. Die Differentialdiagnose gegenüber der hypertrophischen Pylorusstenose ist nicht immer ganz leicht und kann mit absoluter Sicherheit oft nur aus dem Röntgenbild gestellt werden. Diese Formen des spastischen Erbrechens gehören zu jener großen Gruppe der Brechkrankheiten, die man unter der Bezeichnung „habituelles Erbrechen" zusammenfaßt. Das Erbrechen hat hier aber zuweilen auch den Charakter des atonischen Erbrechens, bei dem der Mageninhalt fast ohne Druck aus dem Munde herausfließt. Dies sind die Extreme, zwischen denen es allerhand Übergangsformen gibt.

Die harmlose Form des Speiens, wie wir es bei vielen ausgezeichnet aussehenden Brustkindern antreffen, ist dadurch gekennzeichnet, daß bald ohne sichtliche Brechbewegung, bald unter leichtem Aufstoßen flüssiger oder bereits geronnener Mageninhalt in wechselnder Menge ohne jedes Zeichen des Unbehagens herausbefördert wird. Es mag zuweilen tatsächlich nur eine Entfernung des Überschusses bedeuten, so daß das alte Sprichwort „Speikinder — Gedeihkinder“ seine Berechtigung hat. Es ist wohl so, daß das Kind nicht infolge des Speiens, sondern trotz des Speiens gedeiht. Eine Behandlung ist nicht notwendig. Auch wenn es sich nicht bloß um Entfernung eines Überschusses handelt, ist der Verlust so unbedeutend, daß er keine weiteren Folgen hat. Es mag richtig sein, daß manchmal das Mitschlucken von Luft beim Saugen das Erbrechen, bzw. Aufstoßen veranlaßt oder fördert. Das Aufrichten des Kindes, um die bei der Mahlzeit mitgeschluckte Luft wieder entweichen zu lassen, hat sicher seine Berechtigung; doch hilft es nur dann, wenn es sich tatsächlich um Luftschlucker handelt, die sich durch Aufgeblähtheit der Magengegend erkennen lassen. Die Hauptmenge der Speikinder gehört aber nicht in diese Kategorie. Auch das harmlose Speien dauert mitunter in wechselnder Stärke Wochen und Monate an; im zweiten Vierteljahr verschwindet es oft ganz von selbst.

Das Erbrechen hört auf, eine wenn auch lästige, so doch bedeutungslose Erscheinung zu sein, sobald es das Gedeihen beeinträchtigt. Dies ist z. B. der Fall, wenn es sich um ein knapp ernährtes Brustkind handelt; Unterernährung schließt Erbrechen keineswegs aus, ja fördert es zuweilen sogar. Das Erbrechen der Säuglinge beruht auf einer den ersten Lebensmonaten eigentümlichen Altersdisposition, zu der sich dann eine besondere konstitutionelle Brechneigung gesellt: sicherlich überwiegen unter den Brechern die sensiblen, neuropathischen (mitunter ausgesprochen exsudativ-diathetischen) Kinder. Brechneigung und Neigung zur Dyspepsie sind eine häufige Kombination. Von einer einheitlichen Ätiologie des Erbrechens ist keine Rede. Die Ursachen der Brechneigung sind ebenso mannigfaltig wie die das Erbrechen jeweils auslösenden Ursachen, und es darf uns nicht wundernehmen, wenn therapeutische Maßnahmen sich in einem Fall bestens bewähren und im andern versagen.

Fürs erste wird man nach Fehlern in der Technik und bei künstlich ernährten Kindern auch in der Art der Ernährung fahnden. Hat man sie abgestellt, so wird man vorerst einfache Maßnahmen versuchen. Eine solche ist z. B., das Kind morgens 50—100 g Karlsbader Mühlbrunn (eventuell gezuckert) trinken zu lassen, was meist wirksamer ist als die Verabreichung eines Eßlöffels davon (oder Aqua calcis) vor jeder Mahlzeit oder als Zusatz zur Mahlzeit. Wird auch das alkalische Wasser erbrochen, so schadet dies nicht; es ersetzt eine Magenspülung. Recht gut wirkt in vielen Fällen die Verabreichung einer kleinen Menge (2—3 Kaffeelöffel) eines dicklichen Mehlbreies (auf Milch oder Wasser) unmittelbar oder eine Viertelstunde vor der Mahlzeit; besonders bei brechenden Brustkindern bewährt sich diese Breivorfütterung oft ganz ausgezeichnet, doch gibt es auch Versager.

In der Beschaffenheit der Brustmilch liegt die Ursache des Erbrechens kaum, so daß dieses niemals die Veranlassung zum Abstillen geben darf. Auch von dem schwer durchführbaren Ammenwechsel darf man sich nicht viel versprechen. Nur in besonders schweren Fällen wird man sich dazu entschließen, die Muttermilch abgezogen und dosiert zu geben (in häufigen kleinen Mengen wie beim Pylorospasmus). Zuweilen kommt man mit dem entgegengesetzten Verfahren, der Verlängerung der Trinkpausen und Vergrößerung der Einzelmahlzeiten, eher zum Ziel. Besonders bei den mehr atonischen Mägen empfiehlt sich zuweilen die Einführung vierstündiger Intervalle zwischen den Mahlzeiten, um dem Magen Zeit zur Entleerung zu geben. Die Entfernung von Rückständen durch Magenspülungen ist auch hier von guter Wirkung.

Bei künstlich ernährten Säuglingen kann man es mit fettarmen Nährmischungen versuchen, z. B. mit Milchsäuremagermilch oder Buttermilch. Die feinflockige Gerinnung der Milch scheint manchmal günstig zu wirken. Eine solche im Magen herbeizuführen, bezweckt die Zumischung von Schleim oder Malzkaffee zur Milch, wobei man zugleich die Milchmenge herabsetzen kann (statt Zweidrittel- Halbmilch und ähnliches). Gute Erfolge erzielt man aber manchmal auch durch konzentrierte Nährgemische, welche eine Verringerung des Nahrungsvolumens gestatten, so mit Dubo, Dubofa, ja selbst mit der fettreichen Buttermehlvollmilch, besonders aber mit Breinahrung, welche es unter Umständen sogar erlaubt, das fehlende Wasser nachträglich in Form von Tee zu verabreichen.

Von Medikamenten kommen folgende in Betracht: Nautisan- und Vasanozäpfchen (s. oben), um auf das Brechzentrum einzuwirken; Novocain 0,05—0,1 : 100,0 Aqu., 1 Kaffeelöffel vor der Mahlzeit, um die Übererregbarkeit des Magens abzudämpfen (selten erfolgreich!); Atropin, Papaverin u. dgl. (wie beim Pylorospasmus), sobald das Erbrechen spastischen Charakter hat.

Versagen alle genannten Maßnahmen, handelt es sich um „unstillbares Erbrechen“, so zögere man nicht, das Kind in Anstaltsbehandlung zu bringen. Diese schweren Formen kommen — soweit es sich nicht um Pylorospasmus handelt — nur bei Flaschenkindern vor. Übergang zur Brusternährung ist manchmal das einzige Mittel, das Hilfe zu bringen vermag.

Die Behandlung des Erbrechens der Säuglinge gehört oft zu den undankbarsten Aufgaben des Kinderarztes, da er mitunter tatsächlich im Dunklen tappt und auf das Probieren angewiesen ist.

Die Rachitis.

Die Rachitis manifestiert sich klinisch vor allem am Skelett. Die ersten Zeichen erscheinen am Schädel, wo die Randpartien der die Lambdanaht bildenden, bis dahin harten platten Knochen, der Scheitelbeine und der Hinterhauptschuppe, infolge mangelhafter Kalkablagerung in der sich neu bildenden Knochenanlage weich werden, bzw. bleiben. Man prüft auf das Vorhandensein dieser sogenannten Kraniotabes in der Weise, daß man das Köpfchen des vor einem liegenden Säuglings in der Weise mit den Händen umfaßt, daß die Daumenballen etwa auf die Jochbögen zu liegen kommen, während die übrigen Finger die Okzipital- und Supraokzipitalgegend, also die um die kleine Fontanelle und die Lambdanaht liegenden Schädelteile abtasten und im positiven Fall auf eindrückbare, in schwereren Fällen pergamentartig dünne Knochenpartien von verschieden großer Ausdehnung stoßen.

Diese stets postnatal am vorher vollkommen harten Knochen auftretende Kraniotabes rachitica ist mit einer angeborenen, an der Schädelkuppe lokalisierten, der rachitischen Knochenerweichung klinisch gleichenden, manchmal eng umschriebenen, manchmal aber auch bis gegen die Tubera parietalia reichenden Weichheit der Scheitelbeine nicht zu verwechseln. Dieser angeborene „Kuppenweichschädel“ (Wielandsche Weichschädel) beruht auf einem Zurückbleiben der intrauterinen Verknöcherung des in den letzten Schwangerschaftswochen besonders rasch wachsenden Schädels, vielleicht auch auf Druckwirkung seitens der Uteruswand, und hat mit Rachitis nichts zu tun; er bildet sich spontan zurück (spätestens nach 6—8 Wochen).

Man versäume es nie, Säuglinge im 3. und 4. Lebensmonat auf das Vorhandensein einer Kraniotabes zu untersuchen, da die Feststellung dieses frühesten Rachitiszeichens die rechtzeitige Einleitung der Behandlung veranlaßt, welche die Krankheit im Keim zu ersticken vermag.

Manche sind der Ansicht, daß es auch eine Kraniotabes nichtrachitischer Ätiologie gebe. Für den Praktiker sind diese theoretischen Bedenken ohne Belang, da die in allen solchen Fällen einzuleitende antirachitische Behandlung keinesfalls schadet.

Weitere Symptome der Schädelrachitis sind die Auftreibungen der Stirn- und Scheitelbeinhöcker, das Größerwerden der großen Fontanelle, die Erweichung ihrer Ränder, sowie der Knochenrandpartien an den Schädelnähten, welche ebenfalls eine Erweiterung erfahren. (Auch hier sei man sich bewußt, daß das Klaffen der Schädelnähte, das man beim neugeborenen Kind findet, ebensowenig rachitischer Natur ist wie die Kuppenweichheit.)

Die Auftreibung der Tubera frontalia und parietalia ist eine Folge der Apposition von nicht oder mangelhaft verkalktem osteoiden Gewebe, dessen Wucherung für die floride Rachitis charakteristisch ist. Starkes Vortreten der hyperplastischen Knochenhöcker veranlaßt Furchenbildung zwischen diesen und führt — meist erst im 2. Halbjahr und besonders, wenn sich die Höcker im Heilungsstadium der Rachitis konsolidieren — zu der als caput quadratum bezeichneten Deformierung des Schädels.

Bei der Beurteilung der Fontanellengröße vergesse man nicht, welch beträchtliche individuelle Größenunterschiede die große Fontanelle unter ganz normalen Verhältnissen zeigt. Eine Vergrößerung soll nur bei gleichzeitiger Knochenerweichung (federnden Knochenrändern) auf Rachitis bezogen werden; sie ist dann gleichsam auf ein Fortschreiten der Kraniotabes von der Lambdanaht über die Pfeilnaht nach vorne zu beziehen, auf ein Zurückbleiben des Schädelwachstums gegenüber dem sich in normaler Weise oder, wie auch angenommen wird, bei Rachitis abnorm rasch vergrößernden Gehirns. War die Vergrößerung der Fontanelle eine starke und dauert die Rachitis lange an, so erfährt der normaliter auf das Ende des ersten Jahres oder in das dritte Halbjahr fallende Fontanellenschluß eine Verzögerung; doch sind auch hier individuelle Unterschiede zu berücksichtigen.

Von den Gesichtsknochen sind es besonders die Kiefer, deren durch die rachitische Erweichung verursachte Deformierungen — Knickungen in der Eckzahngegend, Vortreibung des Ober-, Abflachung des Unterkiefers, Verbiegungen der Alveolarfortsätze usw. — für das spätere Leben von Bedeutung sein können.

Ein besonders in Laienkreisen als Zeichen der englischen

Krankheit geltendes Symptom ist der verspätete Zahndurchbruch. Wenn es auch richtig ist, daß bei Rachitikern die Zähne oft sehr spät und unregelmäßig durchbrechen, so darf verspäteter Zahndurchbruch allein doch nicht als für Rachitis pathognomonisch gelten. Es gibt ganz gesunde Säuglinge, bei denen der erste Zahn erst im 10. Monat oder noch später erscheint. Krankhafte Veränderungen an den Zähnen selbst betreffen weniger das Milchgebiß, welches im Rachitisalter schon fast fertig vorgebildet ist, als vielmehr die in Anlage befindlichen bleibenden Zähne; Störungen der Milchzahnentwicklung sind wohl meist fötalen Ursprungs.

An den Extremitäten des Säuglings ist das sinnfälligste und auch bei leichten Graden von Rachitis anzutreffende Symptom die Anschwellung der distalen Unterarmepiphysen oberhalb der Handgelenke. Analoge Auftreibungen sieht man auch über den Fußknöcheln. Man spricht von „doppelten Gliedern" oder von „Zwiewuchs". Die Auftreibungen rühren von einer Wucherung des osteoiden Gewebes her, welches sich in den Knochenwachstumszonen, mangelhaft verkalkend, in überreichlicher Menge entwickelt. Die Phalangen der Finger zeigen häufig — und zwar auch wieder bei leichten Formen — spindelige Auftreibungen, was den Eindruck von den Interphalangealgelenken entsprechenden Einschnürungen hervorruft; man nennt das „Perlschnurfinger".

Verbiegungen der langen Röhrenknochen kommen nur bei höheren Graden der Rachitis vor, sobald auch die Corticalis infolge mangelhafter Verkalkung erweicht und biegsam wird. Bei vorgeschrittenem Krankheitsprozeß genügt der Muskelzug, um Verkrümmungen, ja sogar Knickungen zu veranlassen. Gewöhnlich kommen aber solche Veränderungen durch Belastung zustande; man findet sie dementsprechend meist erst jenseits des ersten Lebensjahres, bei Kindern, welche sich aufrichten, sitzen, stehen, gehen. Die Belastungsdeformitäten sind natürlich an den unteren Extremitäten häufiger anzutreffen als an den oberen, woselbst sie nur bei besonders schweren, osteomalazischen Formen der Rachitis vorkommen; da findet man wohl auch starke Verkrümmungen des Humerus, der Vorderarmknochen, des Schlüsselbeins. Auf die zahlreichen rachitischen Deformationen der unteren Extremität, welche nach Ausheilung der floriden Erkrankung den Orthopäden beschäftigen, sei hier nicht näher eingegangen und nur noch darauf hingewiesen, daß die mehr oder minder deutliche Schweifung (Einwärtskrümmung) der Schienbeine, die man bei sehr vielen, wenn nicht den meisten Säuglingen antrifft, mit Rachitis nichts zu tun hat, sondern ein Überbleibsel aus der Intrauterinzeit darstellt: das Kind liegt im Uterus eiförmig zusammengeduckt mit an seinen Leib gepreßten Beinen und überkreuzten Füßen. Diese Krümmungen der Tibien, wegen derer der Arzt sehr häufig befragt wird, gleichen sich im Lauf des Wachstums, gewöhnlich erst im 2. Lebensjahr, spontan aus.

Am Rumpfskelett entwickeln sich analog den Epiphysenschwellungen der Extremitäten aus osteoidem Gewebe bestehende Schwellungen der Rippen in der Gegend der Knochenknorpelgrenzen. Diese knopfartigen Auftreibungen, welche in ausgeprägten Fällen den Eindruck einer beiderseits vom Manubrium sterni nach außen unten ziehenden Kette hervorrufen, sind unter dem Namen „rachitischer Rosenkranz“ bekannt. Er gehört nach der Kraniotabes zu den frühesten Rachitiszeichen. Um ihn nicht allzuoft zu diagnostizieren, sei man sich bewußt, daß eine geringe Verdickung der Rippen an der Knochenknorpelgrenze auch unter normalen Verhältnissen nachzuweisen ist.

Werden die an sich noch zarten, elastischen Rippenspangen des Säuglings von der Krankheit ergriffen und biegsam, so stellt dies die für Gesundheit und Leben des Kindes bedeutungsvollste rachitische Skelettveränderung dar. Während die beim jungen Säugling noch wenig in Anspruch genommenen Extremitäten auch bei ausgesprochener Störung des Verkalkungsprozesses fürs erste noch keine Formveränderung erfahren, halten die bei jedem Atemzug in Anspruch genommenen erweichten Rippen natürlich nicht stand, und werden durch den inspiratorischen Zug der Lungen nach innen gebogen. Es erfolgt in den vorderen seitlichen Teilen des Thorax eine grubige Einziehung, welche sich ohne rechtzeitige antirachitische Behandlung im Lauf der Zeit konsolidiert. Unterhalb dieser Grube biegt sich der Rippenbogen selbst in der Regel nach vorn und außen vor, ist „aufgekrempelt“. Bei schwerer Rachitis kann es zu Einknickungen (Infraktionen) der Rippen kommen, welche gewöhnlich unmittelbar hinter dem Rosenkranz sitzen; infolge davon springt manchmal das Sternum kielartig vor (rachitische Hühnerbrust). Der seitlich oft tief eingedellte, infolge Vorspringens der vordersten Teile und kyphotischer Ausbuchtung der Wirbelsäule im Tiefendurchmesser erweiterte, gegen den Zwerchfellansatz wieder nach außen gebogene Brustkorb kann sowohl im floriden Stadium der Rachitis, als auch noch im konsolidierten Zustand die Entfaltung der Lunge in höchstem Maße behindern. Der rachitische Thorax fördert so im Säuglingsalter und über dieses hinaus das Zustandekommen katarrhalischer und entzündlicher Erkrankungen der Lungen und Bronchien und erschwert ihre Heilung.

So leicht der rachitische Thorax im allgemeinen zu erkennen ist, so darf man doch nicht alle inspiratorischen Einziehungen und Eindellungen der Thoraxflanken für rachitisch halten. Frühgeborene zeigen solche seitliche Thoraxgruben gar nicht selten schon in den ersten Lebenswochen, ohne schon rachitisch zu sein, und auch bei anderen schwächlichen Säuglingen sieht man gelegentlich ähnliche, nicht durch Rachitis bedingte Deformierungen, besonders im Anschluß von Lungenerkrankungen oder Tracheal- und Bronchostenosen, welche ein forciertes Atmen veranlaßten.

Verkrümmungen der Wirbelsäule (Kyphosen, Skoliosen, Kyphoskoliosen) kommen gleich den Deformationen der Extremitäten meist erst gegen Ende oder jenseits des Säuglingsalters vor, sobald sich das Kind aufsetzt. Kyphosen können jedoch schon recht früh zustande kommen, besonders wenn der Säugling auf eine nachgiebige Unterlage gebettet wird (Federbett). Diesen skoliotischen Krümmungen liegen nicht immer Skelettveränderungen zugrunde; sie können auch bloß durch Muskelschlaffheit veranlaßt sein, was bei rechtzeitig vorgenommener Korrektur die Prognose natürlich wesentlich besser erscheinen läßt.

Die rachitischen Beckenveränderungen, meist erst durch Belastung zustandekommend, sind für das Kind ohne Bedeutung, dafür um so bedeutungsvoller für den weiblichen Erwachsenen. Der Kinderarzt vergesse nicht, daß ihm die Prophylaxe zufällt!

Die Diagnose der rachitischen Skelettveränderungen macht in der Regel keinerlei Schwierigkeiten. Nicht so einfach ist aber mitunter die Feststellung, ob bereits Heilungsvorgänge eingesetzt haben oder schon völlige Heilung eingetreten ist. Die Auftreibungen am Schädel, den Extremitätenepiphysen und Rippen bleiben oft längere Zeit nach erfolgter Verknöcherung unverändert sicht- und tastbar; ebenso die ja oft während des ganzen Lebens bestehen bleibenden Decurvationes rachiticae der Extremitäten und der Wirbelsäule, sowie auch der rachitische Thorax. Will man sich ein klares Bild über den Stand des Heilungsprozesses verschaffen, so kann dies heute durch eine Röntgenaufnahme — es genügt die Untersuchung einer z. B. der unteren Vorderarmepiphyse — in eindeutiger Weise geschehen. Es kann dies unter Umständen auch für den praktischen Arzt von Wichtigkeit sein, da die heute mit Recht als besonders wirksam geltende Behandlungsmethode der Rachitis mit bestrahltem Ergosterin (s. u.) nach Abheilung der floriden Erkrankung nicht nur zwecklos, sondern vielleicht sogar nicht ganz unschädlich ist.

Die Rachitis tritt in verschiedensten Formen und Graden auf. Sie kann eine belanglose, vorübergehende Erscheinung sein, die durch entsprechende Maßnahmen leicht zu beheben ist; sie ist in anderen Fällen ein schweres Leiden, welches zu dauerndem Krüppeltum führen, ja — wenn auch nicht direkt, so doch durch sich hinzugesellende andere Krankheiten — den Tod veranlassen kann. Leichte Grade von Rachitis findet man ungemein häufig, in unseren Gegenden wohl bei den meisten, wenigstens den meisten künstlich ernährten Säuglingen. Auch die natürlich ernährten sind nicht gefeit; Kraniotabes findet man zuweilen bei den bestaussehenden Brustkindern. Freilich gelangen diese Formen gewöhnlich spontan, d. h. ohne medikamentöse Behandlung, zur Heilung. Schwerere Rachitisformen kommen bei Brustkindern nur ganz ausnahmsweise vor.

Daß gutes Gedeihen das Auftreten ausgesprochener Rachitiserscheinungen nicht ausschließt, davon kann man sich immer wieder überzeugen. Da die Überfütterung zweifellos eine krankheitsfördernde Wirkung hat, ist die Rachtitis bei fettreichen, saftigen Säuglingen durchaus nichts Seltenes. Allerdings finden sich bei diesem Typus häufiger die durch Osteoidwucherung hervorgerufenen Krankheitssymptome als die allgemeine Knochenweichheit. Den entgegengesetzten Rachitistypus repräsentiert der magere, in seinem Wachstum zurückbleibende, „elende" Säugling; er pflegt die schwersten Skelettveränderungen, insbesondere Thoraxdeformitäten, aufzuweisen (Rachitis gravis, osteomalazische Form der Rachitis).

Man darf die Rachitis nicht als eine ausschließlich das Skelett betreffende Krankheit ansehen. Dagegen sprechen nicht nur die Veränderungen im Stoffwechsel (Hypophosphatämie, Azidose), sondern auch die längst bekannten klinischen Begleiterscheinungen der Knochenrachitis. Wieviel von ihnen tatsächlich „rachitisch", wieviel nur „Begleitsymptom", ist praktisch ohne Belang: an der Zusammengehörigkeit ist jedenfalls nicht zu zweifeln.

Zu diesen nicht das Skelett betreffenden Rachitiszeichen gehören einmal die rachitischen Schweiße, welche den ganzen Körper befallen können, besonders intensiv aber am Kopf zu sein pflegen: der Mutter fällt oft auf, daß das Kissen unter dem Kopf des Kindes ganz durchnäßt ist. Die Kenntnis dieses Symptoms als eines rachitischen ist praktisch wichtig, weil es ein Frühzeichen darstellt, das nicht so selten der manifesten Knochenerkrankung vorausgeht. Eine sofort eingeleitete antirachitische Behandlung kann diese verhindern oder doch auf ein Mindestmaß einschränken.

Ein sehr häufiges Symptom ist die Blässe. Es handelt sich bald um Schein-, bald um echte Anämie, meist vom chlorotischen Typus der alimentären Säuglingsanämie. Ob die bei Rachitikern meist deutlich palpable Milz ihre Vergrößerung der rachitischen Störung als solcher verdankt oder dem sie begleitenden anämischen Zustand, vielleicht auch dem mitunter anzutreffenden „lymphatischen" Habitus, bleibe dahingestellt.

Die Muskulatur stark rachitischer Säuglinge ist oft hypotonisch (rachitische Myopathie), was beim Zustandekommen von Haltungsanomalien, dem „Zusammenklappen" des Körpers beim Aufsetzen und der dadurch bedingten kyphotischen Haltung, eine Rolle spielen dürfte. Die Muskelschlaffheit der Bauchdecken mag bei der meteoristischen Auftreibung des Bauches mitwirken, die insbesondere den Kindern mit der früher erwähnten Verbildung des Brustkorbes (oben verengt, nach unten zu sich erweiternd) ein sehr charakteristisches Aussehen verleiht (Froschbauch).

Säuglinge mit erheblicheren Graden von Rachitis unterscheiden sich auch in ihrem Wesen von gesunden: sie sind oft auffallend mißlaunig, raunzig, was auch durch Schmerzen verursacht sein kann, die die Knochenkrankheit veranlassen dürfte. Andere Kinder sind wieder still und teilnahmslos. Sie verhalten sich dann ganz ähnlich wie viele Säuglinge mit chronischen Ernährungsstörungen, welche nicht gedeihen und dabei oft nicht nur in der körperlichen, sondern auch in der geistigen Entwicklung zurückbleiben. Der sogenannte rachitische Zwergwuchs bei Kindern mit oder nach schwerer (osteomalazischer) Rachitis und die dystrophischen Zustände der Kleinkinder, die sich an langdauerndes Nichtgedeihen im Säuglingsalter (Pädatrophien) anschließen, sind wesensverwandt. Allbekannt ist das für Rachitikeranamnesen bezeichnende verspätete Eintreten der statischen Funktionen, das verspätete Sitzen, Stehen, Laufen; — bei Kindern mit schweren chronischen Ernährungsstörungen ist das nicht anders.

Bezüglich der Beziehungen der Tetanie zur Rachitis s. S. 85.

Die Forschungen der letzten Jahre haben erwiesen, daß die Rachitis, vor allem die sie charakterisierende Knochenerkrankung, eine „Lichtmangelkrankheit" ist, also durch exogene Einflüsse hervorgerufen wird. Trotzdem dürfen wir, ob wir nun an der früheren Auffassung der Rachitis als Diathese festhalten oder nicht, die Bedeutung endogener Faktoren bei der Rachitisentstehung nicht unterschätzen. Es gibt doch höchstwahrscheinlich eine ererbte Rachitisdisposition, die vielleicht auch bei verschiedenen Rassen nicht dieselbe ist. Unter gleichen äußeren Verhältnissen erkranken verschiedene Kinder nicht an den gleichen Graden und Formen der Rachitis. Insbesondere bei der osteomalazischen Form, beim rachitischen Kleinwuchs, dürfte eine angeborene Disposition oft eine Rolle spielen. Wahrscheinlich sind auch intrauterin auf den Fötus einwirkende Schäden nicht ohne Einfluß auf die Krankheitsbereitschaft. Wie im Säuglingsalter so oft, müssen wir auch bei der Rachitis den bedeutsamen Einfluß der Konstitution anerkennen. Die Bedeutung endogener Faktoren kommt auch bei der besonderen Neigung der Frühgeborenen zur rachitischen Störung zum Ausdruck. Die Dünnheit und Kalkarmut der Knochen läßt hier die rachitischen Symptome frühzeitig zutage treten.

Die Disposition zur Rachitis wird ferner auch durch mancherlei postnatal auf das Kind einwirkende Schädigungen beeinflußt, so durch alimentäre Schäden — Fehlernährung, Überfütterung, bis zu einem gewissen Grade aber auch Unterernährung, bei der allerdings die Osteoidwucherung zu fehlen pflegt („Rachitis sine Rachitide“) —, durch allerhand Infekte, besonders solche chronischer Art (Grippe, Pyurie u. dgl.), durch Pflegeschäden aller Art. Die Rachitis ist eine ausgesprochene Proletarierkrankheit; in sozial gut situierten Schichten der Bevölkerung sind schwere Rachitisformen eine Seltenheit.

Es ist grundsätzlich wichtig, daß sich der Arzt bei der Behandlung der Rachitis, für die er ja jetzt klare Wege vorgezeichnet findet, der vielen den Krankheitsverlauf mitbestimmenden Faktoren bewußt bleibt und auch gegen diese die erforderlichen Maßnahmen trifft.

Die durch die Jahreszeit bedingten Dispositionsschwankungen — das im Spätsommer und Herbst geborene Kind, dessen 2. und 3. Lebensvierteljahr in die sonnenärmste Zeit des Jahres fällt, ist in unseren Gegenden besonders gefährdet — sind sicherlich in erster Reihe Folgen des die Rachitis auslösenden Lichtmangels der kurztägigen Herbst- und Winterszeit. Das relativ seltene Vorkommen der Rachitis in südlichen Ländern ist eine Folge ihres Sonnenreichtums.

Für die Rachitiserkrankung besteht eine ausgesprochene

Altersdisposition. Sie tritt meist um die Wende des 1. und 2. Lebensvierteljahres auf. Ihre Dauer wird durch die antirachitischen Maßnahmen in weitestgehendem Ausmaße beeinflußt. Unter schlechten Ernährungs- und Pflegeverhältnissen kann sie sich bis über das zweite Lebensjahr und länger hinziehen, doch sind solche perennierende Formen nicht häufig. In der Regel heilt die Rachitis noch im Lauf des ersten Lebensjahres, spätestens im zweiten Jahr aus, — zielbewußte Behandlung bringt sie meist in wenigen Wochen zur Heilung. Was wir später an rachitischen Veränderungen sehen, sind meist Folgezustände einer abgelaufenen Rachitis; wie schon erwähnt, bringt im Zweifelfall die Röntgenuntersuchung sofortige Klärung. (Rachitis tarda nennt man die im Vergleich zur Säuglingsrachitis äußerst seltene floride Rachitis, die erst im Präpubertäts- und Pubertätsalter auftritt.)

Wie wir heute wissen, ist das die Rachitis verursachende wesentliche Moment der Mangel des sogenannten „antirachitischen Faktors", den man auch als Vitamin D bezeichnet. Die Muttersubstanz dieses Vitamins ist das Ergosterin oder Ergosterol, das dem in der menschlichen Haut, im Blut, Muskel, Fettgewebe, in inneren Organen, aber auch in vielen tierischen und pflanzlichen Substanzen vorkommenden Cholesterin regelmäßig beigemengt ist. Es erfährt unter der Einwirkung des Lichtes, und zwar insbesondere der ultravioletten Strahlen, eine chemische (photochemische) Veränderung uns noch unbekannter Art, und dieses durch Sonnenlicht „aktivierte" Ergosterin ist eben der antirachitische Faktor. Es bildet sich einerseits im Körper des Kindes selbst, wenn dessen Haut dem Licht ausgesetzt wird; es wird ihm andererseits auch mit der Nahrung zugeführt, wenn diese aktiviertes Ergosterin enthält. Auf dem Gehalt an solchem beruht auch die Heilwirkung des alten, bewährten Rachitismittels Lebertran. Der aus der Leber von Stock- und Schellfischarten stammende Tran enthält aktiviertes Ergosterin, welches von kleineren, ihnen zur Nahrung dienenden Seetieren aus dem sonnenbestrahlten Plankton des Nordmeeres aufgenommen wird.

Bei den ärztlichen Maßnahmen gegen die Rachitis empfiehlt es sich, die therapeutischen von den prophylaktischen zu trennen. Was die Therapie der floriden Rachitis betrifft, so stehen uns nach dem eben Gesagten zweierlei Wege zur Verfügung: die Aktivierung des Ergosterins im Körper des Kindes durch Ultraviolettbestrahlung und die orale Verabreichung von aktiviertem Ergosterin. Wenn wir sagen, daß eine leichte Rachitis bei guter Pflege und Ernährung „spontan" ausheilen kann, so geschieht dies wohl auch einerseits durch Belichtung, andererseits durch Aufnahme des Antirachitisfaktors mit der Nahrung, z. B. der Brustmilch. In der Praxis wird man sich im allgemeinen besser nicht allzusehr auf die Heilkraft der Natur verlassen, es sei denn, daß man in der schönen Jahreszeit von der natürlichen Sonnenbestrahlung ausgiebigen Gebrauch macht. Doch vergesse man nicht, daß in unseren Breitegraden das Sonnenlicht in den Niederungen nur im Sommer und während der Mittagsstunden genügende Mengen ultravioletter Strahlen enthält, um eine Heilwirkung zu erzielen, und daß dann eine ausgiebige Besonnung auch die (besonders für den Säugling nicht zu unterschätzende) Gefahr des Sonnenbrands, des Sonnenstichs und der Überhitzung in sich birgt.

Bei aller Anerkennung des Nutzens von Sonnen- und besonders Luftbädern als prophylaktische Maßnahme ist als Behandlungsverfahren die Bestrahlung mit künstlicher Höhensonne der natürlichen Sonnenbestrahlung vorzuziehen. Wo eine Quecksilber-Quarzlampe zur Verfügung steht, ist die systematische Bestrahlung damit ein unübertreffliches Mittel, um die rachitische Knochenerkrankung einer raschen Heilung zuzuführen. Man kann mit sehr verschiedener Bestrahlungtechnik Erfolg haben. Meist wird dreimal in der Woche bestrahlt: Distanz anfangs 1 bis (höchstens) 1,20 m, später 75—60 cm; Bestrahlungsdauer anfangs 3 bis 5 Minuten, auf 15—30 Minuten ansteigend, etwa um 3 Minuten bei jeder Bestrahlung mehr, die Hälfte der Zeit für die Vorder-, die andere Hälfte für die Rückseite des Körpers; dunkle Schutzbrille. Es genügt meist, durch 4—6, höchstens 8 Wochen zu bestrahlen, doch muß man gegebenenfalls, besonders im Winter, den Bestrahlungszyklus in 2—3monatigen Intervallen wiederholen.

Man hat auch mit weit geringeren Strahlendosen als den genannten gute Erfolge erzielt, schon mit wöchentlichen Bestrahlungen von je 4—5 Minuten auf Brust und Rücken in 80 cm Abstand. Allzustreng darf man sich nicht an ein Schema halten, schon deshalb, weil man auf individuelle Unterschiede der Hautempfindlichkeit Rücksicht nehmen muß. Tritt stärkeres Erythem auf, so lasse man es abklingen, ehe man weiterbestrahlt; bei rasch eintretender stärkerer Pigmentierung kann man auch mit der Bestrahlung rascher steigern. Schließlich vergesse man bei der Benützung der Quarzlampe nie, daß diese mit zunehmender

Brenndauer an Wirksamkeit verliert! Wirkungsschwache Brenner müssen ersetzt oder zwecks Regenerierung der Fabrik eingeschickt werden (nach 1000 Brennstunden unbedingt notwendig, deshalb über die Brennzeit Buch führen!). Die von der Quarzlampengesellschaft Hanau hergestellte, gegenüber den früheren Modellen wesentlich billigere Alpina-Heimsonne ermöglicht auch eine Strahlenbehandlung im Privathaus.

Die orale Behandlung (indirekte Lichttherapie) geschieht heute am besten mit bestrahlten Ergosterinpräparaten, von denen bei uns das Vigantol das gebräuchlichste ist. Es kommt — im Tierversuch standardisiert — in öliger Lösung und in Form von Dragées in den Handel. Wir haben hier ein äußerst wirksames, nur bei unvorsichtiger Dosierung nicht ganz harmloses Medikament vor uns, das jedenfalls nicht nach dem Grundsatz „je mehr, desto besser" gegeben werden darf. Man gibt einem rachitischen Säugling vom Vigantolöl im Lauf des Tages im allgemeinen nicht mehr als 5—10 Tropfen (in Milch), oder 1—2 Dragées. Meist genügt eine Kur von 4—6 Wochen; sollte sich eine weitere Behandlung als notwendig erweisen, so schalte man nach dieser Zeit jedenfalls eine Pause von mindestens einer Woche ein. Bei schweren Formen florider Rachitis kann und soll die tägliche Vigantoldosis selbst bis auf 20 Tropfen erhöht werden, doch soll man so energisch behandelte Kinder unter dauernder Beobachtung behalten. Auch bei (akuten oder chronischen) Infekten erweisen sich höhere Dosen als notwendig.

Nach Verabreichung größerer Vigantolmengen hat man — ob als Zeichen einer „Hypervitaminose" oder als Wirkung bei der Bestrahlung entstehender toxischer Nebenprodukte, ist noch nicht sichergestellt — in allerdings vereinzelten Fällen Schädigungen auftreten gesehen, wie man solche selbst nach sehr intensiver Höhensonnenbestrahlung niemals beobachtet hat: Gewichtsstillstand, Appetitverlust, schlechtes Aussehen, schlechte Stimmung, manchmal auch Erbrechen und Durchfall, sowie Nierenreizung. Die Vigantolvergiftung führt im Tierexperiment zu Kalkablagerungen in den Organparenchymen und Arterienwandungen. Man gebe das Mittel also nur dort, wo man das Vorhandensein von abnorm kalkarmem Gewebe, wie es das osteoide des Rachitikers ist, anzunehmen berechtigt ist. Damit soll nur vor einer kritiklosen Anwendung des Mittels gewarnt werden, das bei der oben angegebenen Dosierung sicher keine Gefahren in sich birgt und dessen Verabreichung als zuverlässiges und dabei bequemstes Behandlungsverfahren der Rachitis bezeichnet werden darf.

Der Lebertran, dessen Gehalt an Antirachitisfaktor begreiflicherweise kein konstanter ist, ist durch die beiden genannten Verfahren in den Hintergrund gedrängt. Immerhin ist seine Verwendung besonders in Form des standardisierten

Vigantollebertrans und ähnlicher Präparate von konstantem Vitamingehalt zu empfehlen. Der Vorteil solcher Präparate liegt darin, daß der Lebertran außer dem D-Vitamin auch Vitamin A enthält. Auch der Vigantollebertran muß genau dosiert verabreicht werden: 1—2 (max. 3) Teelöffel pro die, nach 4 bis 6 Wochen eine Pause einschalten. Der durch viele Jahre allgemein gebräuchliche Phosphorzusatz zum Lebertran hat sich als überflüssig herausgestellt.

Die heilende Wirkung des bestrahlten Ergosterins beruht auf seiner den Kalkansatz fördernden Wirkung. Meist enthält die Nahrung des Säuglings genügend Kalksalze, so daß sich eine Verabreichung von Kalkpräparaten erübrigt. Eine solche kommt im allgemeinen nur bei besonders schweren, osteomalazischen Formen oder bei sehr milch- und damit kalkarmer Nahrung, auch bei mit Brustmilch ernährten Frühgeburten in Betracht. Man gibt dann irgendein lösliches Kalksalz, Calcium lacticum oder chloratum, glukon- oder malonsaueres Kalzium (s. S. 86). Es braucht kaum betont zu werden, daß die alleinige Verabreichung von Kalk vollkommen zwecklos ist.

Ergosterin ist in einer großen Anzahl von Nahrungsmitteln enthalten und kann durch Behandlung mit ultravioletten Strahlen aktiviert werden. Die Verwendung solcher zu antirachitischer Wirkung gebrachter bestrahlter Nahrungsmittel, insbesondere der eine Zeitlang viel verwendeten bestrahlten Milch, ist — wenigstens zu therapeutischen Zwecken — durch die aktivierten Ergosterinpräparate überflüssig geworden.

Ausdrücklich sei betont, daß die, von seltenen Ausnahmen abgesehen, meist prompt wirkenden Behandlungsverfahren, über die wir jetzt verfügen, gute Pflege und Ernährung nicht entbehrlich machen! Die Knochenrachitis kann völlig geheilt sein, ohne daß die sie begleitende Atrophie oder Anämie behoben ist. Da kommt man mit Quarzlampe und Vigantol nicht weiter! Man soll unter allen Umständen dafür Sorge tragen, daß das Kind unter die bestmöglichen hygienischen Verhältnisse gebracht und richtig ernährt wird, insbesondere ist auf Vermeidung einseitiger Kuhmilchernährung, frühzeitige Beifütterung von Gemüse und Obst zu achten. Wie schon erwähnt, ist es nicht immer ganz leicht zu bestimmen, wann der floride rachitische Prozeß abgelaufen ist. Sicher wird sehr oft der Fehler begangen, daß Residuen einer Rachitis mit antirachitischen Mitteln behandelt werden, daß ein Feind bekämpft wird, der längst nicht mehr da ist, statt daß man sich wieder gutzumachen bemüht, was er zerstört hat.

Die Tatsache, daß bei richtig ernährten und gepflegten Säuglingen, insbesondere bei Brustkindern, erheblichere rachitische Erscheinungen nicht zu befürchten sind, läßt es berechtigt erscheinen, daß man von einer prophylaktischen Behandlung gesunder Säuglinge im allgemeinen absieht. Sobald die Möglichkeit einer Kontrolle besteht, begeht man keinen Fehler, wenn man sich abwartend verhält, um bei den ersten Zeichen einer rachitischen Störung eines der wirksamen Behandlungsverfahren einzuleiten. Eine aktive Prophylaxe ist nur dann ratsam, wenn das kritische Rachitisalter eines Säuglings just in den Spätherbst oder Winter fällt, wenn er unter ungünstigen Pflege- und Ernährungsbedingungen lebt, wenn er ausschließlich künstlich ernährt wird, endlich bei den zur Rachitis besonders disponierten Frühgeborenen.

Man kann prophylaktisch mit künstlicher Höhensonne bestrahlen; wöchentlich einmalige Bestrahlung in der oben angegebenen Minimaldosis dürfte im allgemeinen vollkommen genügen. Recht zweckmäßig sind Bestrahlungen mit der Osram-Vitaluxlampe, welche zwar vor allem Wärme-, aber auch Ultraviolettstrahlen liefert. Man bringt das Kind täglich ein- bis zweimal für $^1/_2$—1 Stunde auf 1—1$^1/_2$ m Distanz in den Strahlenbereich einer solchen Lampe: sie ist besonders für Frühgeborene geeignet, welche man im warmen künstlichen Sonnenschein ohne Bedenken längere Zeit entblößt liegen lassen kann.

Will man prophylaktisch Vigantol geben, so verwende man höchstens die Hälfte der therapeutischen Dosen (2—5 Tropfen täglich, durch je 4 Wochen) und schalte größere Pausen (2 Wochen) ein. Auch gute Lebertranpräparate sind zur Prophylaxe geeignet; $^1/_2$—1 Teelöffel Vigantollebertran täglich genügt. Als vorbeugende Mittel kommen wohl auch bestrahlte Nahrungsmittel in Betracht: bestrahlte Trockenmilchpräparate (z. B. Ultraktina), in geeigneten Apparaten bestrahlte Frischmilch, die von manchen Molkereien (Kontrolle dringend geboten!) verausgabt wird, bestrahlte Mehle (Kindermehle, Nestlé) usw. Besondere Beachtung verdient die durch Zusatz von emulgiertem D-Vitaminöl (Vipro-Verfahren) vitaminisierte Milch. Auch der Sauermilch (Milchsäure- oder Zitronensäuremilch), die als Dauernahrung künstlich ernährter Säuglinge von einigen Seiten warm empfohlen wird, soll eine prophylaktische Wirkung zukommen.

Ob eine prophylaktische Verringerung der Rachitisdisposition durch Behandlung der schwangeren Mutter möglich ist, erscheint fraglich. Man wird der Schwangeren gewiß nur nützen, wenn man ihr Luft- und Sonnenbäder empfiehlt, sie eventuell einer milden Strahlenbehandlung unterzieht oder Lebertran nehmen läßt, falls er ihr schmeckt. Auch über die Wirkung einer Bestrahlung der Stillenden ist man sich noch nicht im klaren.

Bestrahlung von Milchtieren gilt als wirksam; wenn man diese (ebenso wie die stillende Frau) viel ins Freie bringt, ist es sicherlich nur gut. Die Qualität der einem Säugling verabreichten Tiermilch ist auch im Hinblick auf die Rachitisprophylaxe von nicht zu unterschätzender Bedeutung.

Andere Vitaminmangelkrankheiten.

1. Die C-Avitaminose (Säuglingsskorbut. Möller-Barlowsche Krankheit).

Eine dank den Fortschritten auf dem Gebiet der Säuglingsernährung heute nur mehr selten vorkommende Krankheit, welche besonders in ihren Anfangsstadien leicht verkannt wird, ist der Skorbut. Es bedarf einer gewissen Zeit, bis sich die Folgen des Vitaminmangels in der Nahrung auswirken: die Erkrankung kommt deshalb nur vor dem zweiten Vierteljahr, meist erst im zweiten Halbjahr zum Ausbruch. Das Kind gedeiht gewöhnlich schon einige Wochen oder Monate vorher schlecht, ist appetitlos und blaß. Die zuweilen als Prodromalsymptom auftretende, diagnostisch bedeutungsvolle Erythrocyturia minima bleibt meistens unbemerkt, da sie nur durch die Untersuchung des Harnsediments erkennbar ist. Auch etwa auftretende spärliche petechiale Hautblutungen werden leicht übersehen. Das erste klinisch auffällige Symptom ist in der Regel eine schmerzhafte, an Osteomyelitis erinnernde Anschwellung eines oder beider Oberschenkel, besonders in den kniewärts gelegenen Abschnitten, infolge eines subperiostalen Blutergusses, (die Haut bleibt unverändert!). Denkt man dabei an die Möglichkeit eines Skorbuts, so wird man eine Röntgenuntersuchung veranlassen, welche dann die für die Krankheit charakteristischen osteoporotischen Erscheinungen an den Knochen aufdeckt. Analoge Veränderungen wie an den (meistbefallenen) Oberschenkelknochen findet man auch an andern Teilen des Skeletts, insbesondere an den Rippen, aber auch an den platten Schädelknochen. Erst im weiteren Verlauf erscheinen dann gelegentlich petechiale oder größere, tiefe Hautblutungen, auch Schleimhautblutungen. Die an das Vorhandensein von Zähnen gebundenen, für den Skorbut des späteren Lebens besonders charakteristischen Blutergüsse im Zahnfleisch werden beim Säugling meist vermißt. Auch Epistaxis, ausgesprochene (sichtbare) Hämaturie und ruhrartige blutige Durchfälle kommen vor.

Die sich während der Krankheit entwickelnde Anämie ist oft beträchtlich; die Kinder kommen stark herab und sind Infekten sehr leicht zugänglich.

Die Barlowsche Krankheit kommt bei Brustkindern nicht vor. Künstlich ernährte Kinder erkranken, wenn die ihnen ausschließlich gereichte Kuhmilch, deren Gehalt an Vitamin C je nach der Fütterung der Milchtiere und den mit ihr vorgenommenen Sterilisierungs- und Konservierungsprozeduren an sich sehr verschieden ist, durch zu langes Kochen in ihrem Vitaminwert geschädigt wird. Das C-Vitamin ist besonders gegen wiederholtes Pasteurisieren und Kochen sehr empfindlich. Wenn man dafür Sorge trägt, daß die Milch — falls sie nicht a priori qualitativ minderwertig ist — zwecks Sterilisierung nicht allzulange gekocht wird, oder daß nicht etwa ausschließlich Konservenmilch gegeben wird, ist die C-Vitaminzufuhr auch bei künstlicher Ernährung meist eine genügende. Die heute erfreulicherweise schon weit verbreitete Gepflogenheit, den Kindern bereits in den ersten Monaten täglich 1—3 Kaffeelöffel Orangen-, Zitronen-, Tomaten-, Karottensaft zu geben, sowie die frühzeitige Einfügung von Gemüsemahlzeiten in die Säuglingskost schützt das Kind mit Sicherheit vor dem Skorbut. Bei manifester Erkrankung genügen die kleinen Obstsaftmengen allerdings nicht; zu Heilungszwecken müssen davon 50—100—200 g täglich gegeben werden. Geschieht dies, so erzielt man auch ohne Verabreichung der in einwandfreier Qualität schwer erhältlichen Rohmilch meist rasche und völlige Heilung. C-Vitamin kann auch in Form des Präparates Cebion zugeführt werden. Die Anwendung blutstillender Mittel ist gewöhnlich nicht notwendig, doch kann man besonders einem bereits stark anämisch gewordenen Kind z. B. durch Blutinjektionen sicherlich nur nützen.

2. Die A-Avitaminose (Keratomalazie. Xerophthalmie).

Gleich der Barlowschen Krankheit kommt auch die A-Avitaminose nur mehr dort zur Beobachtung, wo es keine entsprechend organisierte Säuglingsfürsorge gibt. In Zeiten der Verarmung und Wirtschaftsnot kommt leider auch diese schwere Säuglingskrankheit wieder öfters zur Beobachtung. Sie äußert sich in einer fortschreitenden, schweren Atrophie, zu der sich dann die zu Infiltration, Erweichung und Durchbruch der Hornhaut führende Augenerkrankung hinzugesellt. Da das A-Vitamin hauptsächlich im Milchfett und einigen Gemüsearten (Spinat, Tomaten) vorkommt, findet sich die Mangelkrankheit dort, wo der Säugling ausschließlich mit einer minderwertigen, entrahmten Milch ernährt, und dabei meist auch unterernährt wird; schlechte Pflegeverhältnisse tragen das ihrige dazu bei. Ernährung mit guter Milch und gemischter Kost, Zufuhr von Eigelb und Lebertran als A-Vitaminspender oder auch des Vitaminpräparates Vogan neben guter Pflege vermögen selbst in verzweifelt aussehenden Fällen Besserung und Heilung herbeizuführen; der Ausgleich der Wachstumsstörung kann freilich Jahre in Anspruch nehmen.

Die Tetanie.

Die Tetanie ist ein mit der rachitischen Stoffwechselstörung in kausalem Zusammenhang stehender krankhafter Zustand des Nervensystems. Er äußert sich einerseits in einer mechanischen und elektrischen Übererregbarkeit der peripheren Nerven (latente Tetanie), andererseits im Auftreten von Muskelkrämpfen, welche auf dem Boden der durch die Stoffwechsellage gegebenen Krampfbereitschaft (Spasmophilie) durch verschiedene Ursachen ausgelöst werden (manifeste Tetanie!).

Die Anfälle sind nach dem klinischen Bild nicht immer ohne weiteres als zur Tetanie gehörig zu erkennen. Sie äußern sich in „eklamptischen", klonisch-tonischen Krämpfen, welche sich von den epileptiformen Konvulsionen anderer Ätiologie nicht unterscheiden. Erst die Feststellung von Symptomen der latenten Tetanie (s. u.) gestattet die Annahme, daß es sich um die eklamptische Form der Tetanie handelt; doch kommt es nicht selten vor, daß sich diese so charakteristischen Symptome unmittelbar nach einem eklamptischen Anfall nur undeutlich oder gar nicht nachweisen lassen, was man wissen muß, um nicht bei der Diaognosenstellung und vor allem bei den therapeutischen Verordnungen auf eine unrichtige Bahn zu gelangen.

In der Mehrzahl der Fälle hilft uns freilich ein sehr auffallendes Symptom zur richtigen Diagnose: der Stimmritzenkrampf (Laryngospasmus). Sowohl während oder zu Beginn eines eklamptischen Anfalls als auch ohne solchen kommt es, meist unter der Nachwirkung psychischer Erregung, also besonders beim Schreien, zu einer krampfhaften Verengerung der Stimmritze, welche zur Folge hat, daß bei der Inspiration die Luft unter einem lauten Tönen (Krähen) einströmt. Nur selten führt der Krampf in den Stimmbändern zu einem anhaltenden Glottisverschluß. Glücklicherweise geht die dabei eintretende totale Apnoe („Wegbleiben“) meist nach einigen bangen Augenblicken vorüber und weist ein langgezogenes Krähen daraufhin, daß der Verschluß der Stimmritze gesprengt wurde; doch kann es in seltenen Ausnahmsfällen auch zum Erstickungstod kommen.

Außer den gewöhnlichen klonischen Krampfanfällen gibt es nun auch rein oder vorwiegend tonische Krampfzustände, welche als für Tetanie typisch bezeichnet werden können: die Oberarme sind dabei an den Rumpf gepreßt, im Ellbogen- und Handgelenk gebeugt; auch die Metakarpophalangealgelenke sind in Beugestellung, die Finger aber meist gestreckt (Geburtshelferstellung, Pfötchenstellung), seltener auch zur Faust geballt. An den unteren Extremitäten findet man die Hüft- und Kniegelenke in leichter, die Sprunggelenke und Zehen aber in maximaler Beugestellung, wobei die Fußrücken zuweilen polsterartig vorspringen. Dieser hypertonische Zustand kann als kurzer, höchstens einige Minuten währender Krampfanfall auftreten, aber auch in Form von sogenannten Karpopedaldauerspasmen mehrere Stunden, mit Remissionen selbst Tage anhalten.

Manchmal wird auch die Gesichtsmuskulatur von einem solchen Dauerkrampf befallen, wodurch das Gesicht einen eigentümlich ängstlichen, verwunderten Ausdruck erhält (Tetaniegesicht). Analoge Krampfzustände der glatten Muskulatur verursachen in der Blase dysurische Beschwerden (Blasentetanie), in den Bronchien bedrohliche asthmaartige Zustände (Bronchotetanie). Wird der Herzmuskel ergriffen (Herztetanie), so kann plötzlicher Herzstillstand eintreten. Diese schweren und schwersten, lebensbedrohlichen Formen bilden nur einen sehr kleinen Bruchteil der Tetanieerkrankungen, doch soll der Arzt von ihrem Vorkommen wissen, um nicht in den Fehler zu verfallen, die Tetanie als harmlos zu bewerten.

In einem sehr erheblichen, wohl dem größeren Teil der Fälle bleibt die Tetanie überhaupt latent und ist dann eben nur durch den Nachweis der elektrischen und mechanischen Übererregbarkeit der Nerven zu erkennen. Der Nachweis der elektrischen Übererregbarkeit der Nerven, des Erbschen Phänomens, ist wohl das zuverlässigste Mittel zur Erkennung der Tetanie, erfordert jedoch einen Apparat zur galvanischen Untersuchung und die entsprechende Übung in der Untersuchungstechnik. Wer über beides verfügt, wird vor allem aus der Senkung des Wertes der Kathodenöffnungszuckung unter 5, der Anodenöffnungszuckung auf oder unter 1 Milliampère die Diagnose exakt zu stellen vermögen.

Einfach und für die Diagnose meist ausreichend ist der Nachweis der mechanischen Nervenübererregbarkeit durch die sogenannte Klopfphänomene. Leichtes Beklopfen der Fazialisäste in der Wange, insbesondere der Parotisgegend, mit Finger oder Perkussionshammer ruft Zuckungen der Gesichtsmuskulatur hervor (Oberlippe, Mundwinkel, Nase, innerer Augenwinkel, Lider, Stirn); die Zuckung ist zuweilen auf eine kleine Muskelpartie beschränkt, in anderen Fällen erstreckt sie sich auf die gesamte Gesichtshälfte (Fazialisphänomen, Chvostek-sches Phänomen). Die Prüfung ist nur dann möglich, wenn das Kind nicht schreit. Beklopfen des Nervus peronaeus hinter dem Fibulaköpfchen löst eine blitzartige Supinationsbewegung des Fußes aus (Peronaeus-, Lustsches Phänomen). Beklopfen des Radialis an der Außenseite des Oberarms im Sulcus radialis, des Ulnaris im Sulcus ulnaris kann ebenfalls Zuckungen hervorrufen. Oft ist nur das eine oder andere der genannten Klopfphänomene — und auch nicht konstant — nachweisbar; wiederholte Prüfung ist deshalb notwendig.

Kompression des Oberarms (im oberen Drittel) mit der umklammernden Hand oder leichte Umschnürung des Oberarmes mit einem Gummischlauch (nach Art der Esmarchschen Binde) ruft manchmal eine krampfartige „Geburtshelferstellung“ der Hand (s. o.) hervor, ein sehr charakteristisches, aber nicht gerade häufiges Symptom (Trousseausches Phänomen).

Wie eingangs erwähnt, steht die Tetanie in Beziehung zur Rachitis, doch sind es durchaus nicht die schweren und vorgeschrittenen Formen der Rachitis, welche zur Tetanie disponieren, sondern vorwiegend leichte Erkrankungen, die zwar noch im Anfangsstadium stehen (Kraniotabes!), aber bereits Heilungstendenz zeigen. Die Rachitis springt bei der Tetanie in der Regel nicht in die Augen; man muß erst nach ihr fahnden. Die Kinder befinden sich häufig in sehr gutem, ja manchmal in zu gutem Ernährungszustand. Viel seltener kommt die Tetanie bei atrophischen Säuglingen vor; in solchen Fällen können klinisch nachweisbare Rachitiszeichen fast ganz fehlen!

Gleich der Rachitis tritt auch die Tetanie in der Regel nicht vor Ende des ersten Vierteljahres auf und wird schon am Ende des ersten Jahres seltener. Einzelne Tetanieerkrankungen kommen auch im zweiten Lebensjahr vor; später gehören sie zu den Ausnahmen. Neben dieser Altersdisposition besteht auch eine sehr ausgesprochene Saisonbedingtheit der Tetanie: sie ist eine Erkrankung des Spätwinters und Frühlings (erste Fälle gewöhnlich Ende Januar, Maximum im März, Ausklingen im April oder Mai). Zu anderen Zeiten sind Tetanieerkrankungen etwas Seltenes. Ferner beeinflußt das Wetter (Wetterwechsel, starke Barometerschwankungen) die Krampfbereitschaft in hohem Maß.

Der auslösende Faktor der manifesten Tetanieerscheinungen liegt wohl in der Nahrung, und zwar besonders in der Kuhmilch. Brustkinder haben keine Tetanie. Damit ist auch die Grundlage für die Ernährungsbehandlung gegeben. Die beste Prophylaxe ist die natürliche Ernährung. Wo künstliche Nahrung gegeben wird, ist vor allem die Überfütterung mit Milch zu vermeiden. Erkrankt ein Säugling an manifester Tetanie, so wird bei leichten Erscheinungen die Milch stark reduziert, bei schweren ganz ausgesetzt. Man pflegt dann in der Regel Mehlabkochungen zu geben. Wo sich eine mehrtägige vollkommene Milchkarenz als angezeigt erweist, kann man der Mehlabkochung Larosan oder ein ähnliches Eiweißpräparat zusetzen oder auch das eiweißreiche Sojamehl verordnen. Auch Mandelmilch ist für solche Fälle sehr geeignet. Mit der Milchzufuhr beginne man nur langsam und vorerst mit kleinen Mengen. Bei jungen Säuglingen ist Frauenmilch die beste Heilnahrung, bei älteren wird man nach Abklingen der Erscheinungen möglichst viel Gemüse, Obst, Suppe verabreichen lassen und mit einem Mindestmaß von Milch auszukommen versuchen. Auch bei latenter Tetanie soll man im Hinblick auf die tetanigene Eigenschaft der Kuhmilch diese tunlichst einschränken. Um den Stoffwechsel in azidotischem Sinn umzustimmen, wird die Darreichung von Salzsäuremilch empfohlen (auf 600 g Milch 400 g Zehntelnormalsalzsäure, $5^0/_0$iger Zuckerzusatz).

Die Behandlung der Rachitis ist auch die beste (vorbeugende und heilungfördernde) Maßnahme bei der Tetanie. Im akuten Anfallsstadium bedarf es aber einer besonderen Therapie. Der den Übererregbarkeitszustand veranlassenden Kalkverarmung des Blutes begegnet man am besten durch Verabreichung möglichst großer Dosen von Kalziumsalzen. Man kann einfach Kalziumchlorid verordnen:

Calc. chlorat. sicc.		30,0
Liquor. ammon. anis.		3,0
Mucil. gummi arab.		3,0
Aqu. dest.		250,0
Syrup.	ad	300,0

Von dieser Lösung gibt man am ersten Tag 8—9 Kinderlöffel (= 8—9 g $CaCl_2$), am folgenden 6, dann 5, 4, 3 Löffel und bleibt bei der letzten Dosis einige Zeit. Das sehr unangenehm schmeckende Medikament wird am besten in Schleim oder Brei verabreicht.

Vom Calcium lacticum gibt man täglich soviel Kaffeelöffel Pulver als von obiger Medizin Kinderlöffel. Besser einzunehmen, weil fast geschmacklos und löslich, aber wesentlich teuerer ist das Kalziumglukonat (Calzium Sandoz); es wird ebenso wie das zwar nicht lösliche, aber ebenfalls nicht schlecht schmeckende, billigere Calzium Egger gleich dem Laktat kaffeelöffelweise gegeben. Ein gutes, geschmackloses Präparat ist auch das malonsaure Kalzium (Calmed), das in $1^1/_2$facher Dosis wie Chlorid gegeben wird. Um eine rasche Kalziumwirkung zu erzielen, kann man die in Ampullen erhältliche Lösung von Calzium Sandoz in Mengen von $^1/_4$—$^1/_2$ Ampulle (2,5—5 cm^3) intramuskulär injizieren. Wichtig ist, daß man genügend Kalzium gibt, den Organismus sozusagen damit überschwemmt. Da dies ja nur vorübergehend geschieht, kann man gewiß keinen Schaden stiften.

Erst wenn die stürmischen Erscheinungen einer akuten Tetanie abgeklungen sind, setzt — vorerst unter gleichzeitiger Darreichung nunmehr wesentlich verringerter Kalziumgaben — die antirachitische Behandlung (Vigantol oder Quarzlampe) ein. Ausdrücklich sei betont, daß, solange Tetaniesymptome bestehen, keine Phosphate verabreicht werden dürfen. (Die Erhöhung der Blutserum-Phosphate wirkt tetanigen!)

In demselben Sinn wie die früher erwähnte Salzsäuremilch, nämlich die bei Tetanie bestehende alkalotische Stoffwechsellage in eine azidotische umstimmend, wirkt auch der Salmiak, dessen Darreichung an Stelle der Kalktherapie empfohlen wird. Man gibt von einer $10^0/_0$igen Lösung von Ammon. chlorat. im Tag 5—10 ccm (1—2 Kaffeelöffel) pro Kilogramm Körpergewicht.

Zur Bekämpfung des Krampfanfalles als solchen kommen dieselben Mittel in Betracht wie bei anderen Krämpfen (s. S. 92).

Andere Krampfkrankheiten.*)

Zu Krämpfen (Konvulsionen) besteht beim Säugling im allgemeinen eine altersbedingte Bereitschaft, welche allerdings individuell verschieden stark ausgeprägt ist. Viele Säuglinge zeigen unter Bedingungen Krampferscheinungen, unter denen andere niemals an solchen leiden.

Die auslösenden Ursachen der Krämpfe sind sehr mannigfaltige. Wir sehen solche insbesondere bei fieberhaften Er-

*) Näheres s. Zappert, Die Krämpfe im Kindesalter, Band 5 dieser Sammlung.

krankungen, wie Grippe, Pneumonie, Otitis, Pyurie u. v. a., aber auch ohne oder doch ohne wesentliches Fieber bei Ernährungsstörungen, besonders bei akuten Darmerkrankungen und Toxikosen. In ähnlicher Weise wie hier die im Blut kreisenden Toxine oder Enterotoxine krampfauslösend wirken, kann bei angeborenen Herzfehlern mit Blausucht, bei schweren Keuchhustenanfällen mit Apnoe und anderen mit Atemstörungen einhergehenden Krankheiten, so auch im Anschluß an einen isoliert auftretenden Stimmritzenkrampf eines tetaniekranken Säuglings die vermehrte Blutkohlensäure das Auftreten allgemeiner Konvulsionen veranlassen. Hier sind auch die Fraisenanfälle einzureihen, welche sich manchmal bei neuropathischen Kleinkindern, aber auch Säuglingen einstellen, wenn sie vor Wut, vielleicht auch vor Schreck so lange schreien, bis sie blau werden, weil sie gleichsam auf das Einatmen vergessen. Man spricht von „respiratorischen Affektkrämpfen". In vielen Fällen dieser Art hat es allerdings mit einem kurzen „Wegbleiben" sein Bewenden, da genau so wie beim Laryngospasmus der Tetaniker rechtzeitig ein tiefer Atemzug die Situation ändert. Auf Kohlensäureansammlung im Blut sind wohl auch die terminalen Krämpfe sterbender Säuglinge zu beziehen.

Die Krampfbereitschaft des Säuglings macht sich natürlich auch dort besonders bemerkbar, wo die Ursache der Krämpfe am klarsten zutage tritt, nämlich bei Krankheiten im Schädelinnern (Verletzungen, Enzephalitis, Meningitis). Auch hier kommen Konvulsionen beim Säugling viel häufiger vor als bei analogen Prozessen im späteren Kindesalter.

Krämpfe in den ersten Lebenstagen sind fast immer die Folge einer intrakraniellen Geburtsverletzung*). Vielleicht sind auch manche ätiologisch unklare Krampfanfälle jenseits der Neugeburtsperiode auf solche Verletzungen zurückzuführen.

Die Hirnhautentzündungen sind unter den Nervenerkrankungen, die wir beim Säugling beobachten, wohl die häufigsten; eitrige Leptomeningitiden kommen im ersten Lebensjahr entschieden öfters vor als im späteren Kindesalter. Auf die recht bunte Symptomatik der Meningitiden kann hier nicht näher eingegangen werden. Es sei nur darauf hingewiesen, daß es neben Fällen mit ausgesprochenem meningitischen Krankheitsbild auch solche gibt, welche äußerst symptomarm verlaufen, nicht nur ohne zerebrale Symptome, sondern trotz star-

*) Darüber, sowie über den Tetanus neonatorum s. bei Zarfl, Die Neugeborenen und ihre Krankheiten, Band 31 dieser Sammlung.

ker Eiterung auch ohne Fieber. Unter den Gehirnsymptomen treten beim Säugling die Krämpfe viel mehr in den Vordergrund als beim älteren Kind, wenn sie auch nicht in allen Fällen angetroffen werden müssen. Ein Zeichen, welches die sonst mitunter fast unmögliche Erkennung einer Meningitis beim Säugling erleichtert, ist die in der Mehrzahl der Fälle (wenn auch nicht immer) nachzuweisende Vorwölbung und erhöhte Spannung der großen Fontanelle. Man soll auf dieses wichtige Symptom bei jedem kranken Säugling achten (und ganz besonders wenn er Krämpfe hat!). Es veranlaßt uns zur Vornahme der beim Säugling sehr leicht auszuführenden Lumbalpunktion, welche nicht nur die Diagnose einer Meningitis überhaupt, sondern auch ihre Differenzierung gestattet. Es ist ratsam, bei jedem Kind mit Krämpfen, deren Ursache nicht ganz klar ist, die Lumbalpunktion vorzunehmen.

Ist das Lumbalpunktat milchig getrübt oder ausgesprochen eitrig, so handelt es sich um Meningitis purulenta, ist es fast klar oder nur leicht getrübt, um eine seröse Meningitis. Eine solche kann auch vorhanden sein, wenn der Liquor ganz klar aussieht und erst die nähere Untersuchung einen (chemisch oder zytologisch) krankhaften Befund ergibt. Besonders in letzterem Fall wird der Arzt, der nicht über entsprechende Untersuchungsmöglichkeiten verfügt, gut daran tun, wenn er den Liquor einer Untersuchungsstelle einsendet. Bloße Liquorvermehrung und Druckerhöhung ist als Ausdruck eines „Meningismus“ aufzufassen, wie er z. B. bei den oben genannten Krämpfen fiebernder Kinder angenommen werden kann. Die teilweise Entleerung des unter toxischen Einflüssen in vermehrter Menge gebildeten, unter hohem Druck stehenden, wenn auch normalen Liquors kann für das Kind nur von Nutzen sein.

Unter den eitrigen Meningitiden sind die Meningokokken- und Pneumokokkenmeningitis die häufigsten. Nicht allzu selten ist auch die Colimeningitis. Die durch andere Erreger hervorgerufenen Formen sind ausgesprochen selten. Der Verlauf der eitrigen Meningitis ist ein sehr wechselvoller. Relativ häufig findet man beim Säugling stürmisch verlaufende Erkrankungen, welche binnen 1—2 Tagen zum Tode führen können; doch gibt es auch sich über Wochen hinziehende Verlaufsformen, besonders bei der Meningokokkenmeningitis (die Bezeichnung M. cerebrospinalis „epidemica“ ist irreführend, da — wenigstens während der letzten zwei Jahrzehnte — das sporadische Auftreten weitaus häufiger ist als das epidemische). Die Prognose ist keine so ganz schlechte wie die der anderen eitrigen Meningitiden, doch ist sie noch immer eine sehr düstere, da der Ausgang in Hydrozephalus oder eine Heilung mit bösen Folgeerscheinungen (Taubheit, Blindheit) häufiger ist als völlige Genesung. Die Therapie der eitrigen Meningitis ist dieselbe wie im späteren Kindesalter: häufige Lumbalpunktionen, frühzeitige Injektion von Heilserum, z. T. intralumbal, Urotropin, eventuell intravenös, bei der Pneumokokkenmeningitis auch Chininpräparate.

Bei serösem, d. h. nur ganz leicht getrübtem oder zwar klar erscheinendem, sich bei der chemisch-zytologischen Untersuchung aber doch als krankhaft verändert erweisendem Liquor handelt es sich entweder um eine Meningitis tuberculosa oder eine sogenannte Meningitis serosa s. aseptica.

Die Meningitis tuberculosa ist häufig das Endstadium einer letal verlaufenden Säuglingstuberkulose. Nicht so häufig wie beim Kleinkind tritt sie als erste klinische Manifestation der Tuberkulose auf, doch kann auch dies der Fall sein. Wer es sich zur Regel macht, auch einen Säugling regelmäßig mit Tuberkulin zu prüfen, wird beim Auftreten meningitischer Erscheinungen wissen, woran er ist. Kommt das Kind mit der Meningitis zum erstenmal zum Arzt, so kann um diese Zeit bereits eine Tuberkulinanergie bestehen, doch fällt die Tuberkulinprobe auch bei der Meningitis noch recht häufig positiv aus. Die Verlaufvarianten sind sehr zahlreich, initiale sowie terminale Krämpfe, bei älteren Kindern selten, werden beim Säugling häufig beobachtet. Ein diagnostisch sehr wertvolles Zeichen ist das Spinnwebegerinnsel, das sich im Lumbalpunktat nach mehrstündigem Stehen abscheidet. Absolut beweisend für Tuberkulose ist freilich auch dieses Symptom nicht, da es auch bei der „aseptischen" Meningitis serosa vorkommen kann.

Die „aseptische" Meningitis serosa — so genannt, weil sich das Lumbalpunktat bei der bakteriologischen Untersuchung als „steril" erweist — ist sicher bakteriellen Ursprungs, was schon daraus hervorgeht, daß sie manchmal gehäuft auftritt (man spricht geradezu von einer epidemischen M. serosa); doch handelt es sich wahrscheinlich wie bei dem Erreger der Enzephalitis und Poliomyelitis um ein invisibles, filtrierbares Virus, dessen Nachweis mittels bakteriologischer Methoden nicht gelingt. Mit diesen beiden Krankheiten dürften diese Meningitisformen auch in naher Beziehung stehen. Sie verlaufen unter den verschiedenartigsten meningitischen Symptomen, oft unter dem Bild eines akuten Hydrozephalus (Schädelvergrößerung mit Dehiszenz der Nähte, hydrozephalem Blick usw.), und gehen zum Unterschied von der stets tödlich endigenden tuberkulösen Hirnhautentzündung gar nicht selten in völlige Heilung über. Die Kenntnis dieser verhältnismäßig gutartigen Hirnhautentzündungen ist — weil noch ziemlich jungen Datums — noch recht wenig verbreitet.

Die klinisch äußerst vielgestaltigen, diagnostisch oft recht schwierig zu beurteilenden Formen der Enzephalitis kommen auch im ersten Lebensjahr vor und können die Ursache ätiologisch schwer deutbarer Krämpfe sein. Der praktische Arzt bedarf hier unbedingt fachärztlicher Beratung.

Auch die Pachymeningitis haemorrhagica, eine ausgesprochene Säuglingskrankheit, kann akut unter Krämpfen einsetzen; doch sind die schleichend beginnenden, subakuten und chronischen Formen dieser an sich seltenen Erkrankung die häufigeren. Sie sei hier deshalb kurz erwähnt, weil sie meist mit dem weitaus häufiger vorkommenden Hydrocephalus chronicus (internus) verwechselt wird. Im Gegensatz zu diesem befindet sich hier die (hämorrhagische) Flüssigkeit, einem Hydrocephalus externus entsprechend, im Subduralraum. Das Lumbalpunktat ist nicht immer hämorrhagisch, sondern öfters wasserklar, da die Verbindung zwischen Schädelhöhle und Wirbelkanal durch entzündliche Verwachsungen aufgehoben sein kann; punktiert man dann im Bereich der großen Fontanelle, so erhält man blutig tingierte Flüssigkeit.

Weder bei der chronischen Pachymeningitis haemorrhagica noch beim gewöhnlichen chronischen Hydrozephalus sind Krämpfe ein besonders häufiges Symptom. Doch kommen sie, besonders neben hypertonischen Zuständen oder spastischen Lähmungen, immerhin vor. Manchmal fehlt das typische Cranium hydrocephalicum, ja überhaupt ein äußerlich wahrnehmbares Zeichen eines Wasserkopfs, auch eine erhöhte Spannung der Fontanelle. Ein solcher Hydrocephalus occultus kann nur durch die enzephalographische Röntgenuntersuchung mit Sicherheit erkannt werden. Derartige Hydrozephali sind häufig mit anderen chronischen Veränderungen des Gehirns, insbesondere der Oberfläche (Porenzephalie, diffuse Hirnsklerose) kombiniert, und in solchen Fällen sind epileptiforme Anfälle ein relativ häufiges Symptom. Meist bestehen hier auch mehr oder minder schwere geistige Defekte. Die Imbezillität und Idiotie läßt sich bei einiger Aufmerksamkeit meist schon im Säuglingsalter an dem merkwürdigen Gehaben des Kindes, seinem Gesichtsausdruck, zuweilen an seiner auffallenden Ruhe, erkennen.

Wie sich aus dem vorstehenden ergibt, kennen wir sehr zahlreiche Krampfursachen. Doch stoßen wir immer wieder auf Fälle, bei denen wir über die Ätiologie solcher eklamptischer Anfälle völlig im unklaren bleiben. Hat ein sonst normaler Säugling von Zeit zu Zeit einen Fraisenanfall, so kann es sich um beginnende Epilepsie handeln, doch sei man gegenüber den Angehörigen mit der Äußerung einer solchen Vermutung sehr zurückhaltend! Es ereignet sich recht oft, daß während des ersten Jahres vereinzelt auftretende Krämpfe sich später nie mehr wiederholen. Was hier die krampfauslösende Ursache ist, wissen wir eben nicht. Daß die vielbeschuldigte Zahnung keine ätiologische Bedeutung hat, steht wohl fest. Mag das Durchbrechen der Zähne dem Kind auch manchmal Beschwerden verursachen, so können wir doch behaupten, daß es weder ein „Zahnfieber", noch „Zahnfraisen" gibt.

So schrecklich auch ein Krampfanfall manchmal anmutet, so bringt er das Kind gewöhnlich nicht in Lebensgefahr, es sei denn, daß sich wie beim Laryngospasmus ein bedrohlicher Atemstillstand einstellt oder das Herz stark in Mitleidenschaft gezogen wird. Es ist wichtig, daß der Arzt auf die Angehörigen beruhigend einwirkt. Daneben hat er natürlich die Verpflichtung, alles zu veranlassen, um einen noch bestehenden Anfall zum Aufhören zu bringen, sowie Anordnungen zu treffen, was bei Wiederholung des Anfalls zu geschehen habe.

Man kann das Kind in ein warmes Bad bringen und mit kühlem Wasser übergießen. Einen hochfiebernden Säugling wird man besser in einen kalten Wickel legen lassen und vorbeugend Antipyretica verordnen, z. B. Pyramidon (Amidopyrin) in Einzeldosen von 0,05—0,1, am besten in Stuhlzäpfchen oder in Form einer 1⁰/₀igen Lösung (3mal täglich oder öfters 1 bis 2 Kaffeelöffel).

Das auch heute noch an erster Stelle zu nennende Mittel ist das Chloralhydrat, das (womöglich nach einem Reinigungsklysma) rektal verabreicht wird: Chloral. hydrat. 0,5; Mucilag. gummi arab. 10,0; Aqu. f. ad 50 oder 100,0. Dosis in den ersten Monaten 0,25 g, später 0,5—1,0 g. Die Wirkung pflegt nach 5—10 Minuten einzutreten. Das Chloralklysma kann auch mehrmals täglich gegeben werden. Eine ähnliche Wirkung hat Hedonal (in gleicher Dosierung). Auch Urethan kann in Mengen von 1—3 g (in Lösung) per Klysma verabreicht werden (ungiftig). Neuerdings werden Avertineinläufe empfohlen (3mal täglich 0,008 g).

Eine gute Wirkung wird auch durch Luminalinjektionen erzielt. Man gibt 0,05—0,1 g Luminalnatrium in einer frisch bereiteten 20⁰/₀igen Lösung (hergestellt durch Füllung der 0,22 g Luminalnatrium enthaltenden Original-Trockenampulle mit 1,1 ccm Wasser), davon $^1/_4$—$^1/_2$ ccm subkutan oder intramuskulär. Auch eine haltbare, sofort injizierbare „Luminallösung 20⁰/₀" ist erhältlich.

Von der Inhalationsnarkose soll man nur in schwersten

Fällen Gebrauch machen; man läßt das Kind einige Tropfen Chloroform oder Äther (auf ein Taschentuch getropft) einatmen, ein immerhin riskantes Mittel! Dasselbe gilt vom Narkophin, das beim Säugling selbst in der kleinen Dosis von 0,1 ccm (1%) nicht ungefährlich ist! Magnesiumsulfat wird hauptsächlich beim Tetanus neonatorum angewendet, kann aber auch bei anderen, besonders tonischen Krämpfen (tetanusartigen Krämpfen bei intrazerebralen Verletzungen, Tetanie) versucht werden. Man injiziert gewöhnlich mehrmals täglich subkutan oder intramuskulär je 5 ccm einer 25%igen Lösung; auch Klysmen (10 ccm einer 20%igen Lösung) werden empfohlen.

Bei Erstickungsanfällen, insbesondere beim Stimmritzenkrampf, ist die Zunge hervorzuziehen oder der Zungengrund herabzudrücken, wodurch Brechreiz ausgelöst wird. Tritt bei freien Luftwegen Atemstillstand ein, so ist Lobelin zu injizieren (1 Ampulle) und künstliche Atmung vorzunehmen. Sauerstoff und ganz besonders Sauerstoff-Kohlensäuregemisch kann sehr günstig wirken, soll also bei wiederkehrenden Krämpfen zur Verfügung gehalten werden. Bei drohenden Affektkrämpfen kann Anspritzen oder Angießen des Kindes mit kaltem Wasser den Anfall kupieren.

Ist der Krampfanfall vorüber, so soll man — besonders wo Neigung zu Wiederholung besteht — durch einige Tage Beruhigungsmittel geben. Die erregbarkeitherabsetzende Wirkung des Kalziums läßt seine Verordnung auch bei nicht zur Tetanie gehörigen Krämpfen angezeigt erscheinen. Empfehlenswert ist auch Calcium bromatum, von dem man täglich 3mal 1 Kinderlöffel (2 Kaffeelöffel) einer 10%igen Lösung gibt. Auch andere Bromsalze (Natr. oder Kal. bromat.) in Tagesmengen von anfangs 1—2 g, werden oft verordnet. Luminal gibt man am besten in Form der Luminaletten zu 0,015 Luminal, 1—3mal täglich; in ähnlicher Weise wirken die Prominaletten zu 0,03 Prominal, das neben gleicher antiepileptischer eine geringere hypnotische Wirkung hat, und die Agrypnaletten (zu 0,0015 Agrypnal). Auch die an anderer Stelle (S. 122) angeführten Sedativa können Verwendung finden.

Die Anämien des Säuglingsalters.

Die Anämien gehören zu den für den Arzt praktisch wichtigsten Säuglingskrankheiten; denn sie sind im allgemeinen sowohl der Prophylaxe als auch der Therapie gut zugänglich.

Wenn man von den verhältnismäßig seltenen sekundären Anämien im Anschluß an Blutungsübel der Neugeburtsperiode (Melaena u. dgl.) und septische Erkrankungen, sowie von den meist schon gegen Ende des ersten Vierteljahres erscheinenden Anämien der Frühgeburten und Untergewichtigen absieht, treten die Anämien in der Regel erst nach dem 5. Lebensmonat in Erscheinung, sind also Erkrankungen des späteren Säuglingsalters, die nicht selten ins zweite Lebensjahr hinübergreifen.

Aus der Fülle der Anämiefälle, die wir bei Säuglingen antreffen, kann man zwei Typen hervorheben: den oligochromen oder chloranämischen (pseudochlorotischen) Typus — niedriger Hämoglobinwert bei normaler oder nur wenig verminderter Erythrozytenzahl (Färbeindex mithin stark herabgesetzt) — und einen isochromen (seltener hyperchromen) Typus — der Oligochromämie entsprechende (oder sie übertreffende) Verminderung der Erythrozytenzahl (Färbeindex annähernd gleich oder größer als 1). Die Mehrzahl der Säuglingsanämien gehört dem oligochromen Typus an, wobei jedoch zeitliche und örtliche Einflüsse eine nicht unwesentliche Rolle zu spielen scheinen. Obzwar eine scharfe Trennung der beiden Typen weder nach dem klinischen Verhalten und Blutbefund noch nach der Ätiologie möglich ist, ist es doch empfehlenswert, festzustellen, welcher Gruppe jeweils ein Fall angehört oder zu welchem Typus er mehr hinneigt, da die Behandlung der chloranämischen Formen im allgemeinen rascher zum Ziele führt als die der isochromen, welche übrigens meist auch anderer therapeutischer Maßnahmen bedürfen als die chloraemischen Formen.

Das Wesentliche bei den Säuglingsanämien ist die Farbstoffverarmung des Blutes, zu welcher sich mitunter auch eine Verminderung der Zahl der roten Blutkörperchen hinzugesellt, manchmal auch eine Veränderung des morphologischen Blutbildes. Der Praktiker wird gut daran tun, sich durch Bestimmung des Hämoglobinwerts nach Sahli ein Bild von dem Grad der Anämie zu verschaffen. Man findet Werte von bloß 60% bis herunter unter 20%. Wer sich auf die bloße Begutachtung der Haut- und Schleimhautblässe verläßt, kann erheblichen Täuschungen unterliegen! Die in bestimmten Abständen wiederholte Bestimmung des Hämoglobinwerts gibt auch die besten Anhaltspunkte für die Wirksamkeit der eingeleiteten Behandlung. Daß auch eine Blutkörperchenzählung und eine morphologische Blutuntersuchung wünschenswert ist, versteht sich von selbst; doch kommt dies für den Praktiker, der auf solche Untersuchungen nicht immer eingerichtet ist und vor allem auch nicht immer über die entsprechende Technik und Erfahrung verfügt, erst in zweiter Reihe in Betracht, eventuell erst dann, wenn die eingeleitete Therapie keine Besserung des Hämoglobinwerts herbeizuführen vermochte. In diesem Fall möge ein Spezialist zu Rate gezogen oder der Fall einer Anstalt zugewiesen werden. Man läuft sonst Gefahr, eine schwere Bluterkrankung zu übersehen oder wirksame therapeutische Eingriffe zu versäumen.

Klinisch äußert sich die Anämie in einer mehr oder minder ausgesprochenen Blässe der Haut und der sichtbaren Schleimhäute, der Lippen- und Mundschleimhaut, sowie der Konjunktiven. Nicht selten findet man eine Vergrößerung der Milz, wobei es allerdings meist fraglich ist, ob der Milztumor durch die Anämie als solche oder durch Lymphatismus, Rachitis usw. bedingt ist. Bei manchen Anämiefällen erreicht der Milztumor eine enorme Größe; die meist sehr harte Milz kann mehr als den halben Bauchraum ausfüllen und bis zum Darmbein herabreichen, ihr harter, gekerbter Rand ist nicht nur sehr leicht tastbar, sondern mitunter durch die Bauchdecken sichtbar. Im Hinblick auf diesen prägnanten klinischen Befund hat die alte Bezeichnung „Anaemia splenica" ihre Berechtigung. Diese Fälle zeigen meist eine starke Veränderung des Blutbildes, nämlich nicht nur eine beträchtliche Verminderung des Hämoglobins und der Blutkörperchenzahl, so daß der Färbeindex bei 1 oder sogar darüber liegt, sondern auch morphologische Besonderheiten im Ausstrich: Poikilo- und Anisozytose, Polychromasie, Normoblasten, mitunter auch Megaloblasten, also ein Bild, welches an das der perniziösen Anämie erinnert. Die Zahl der weißen Blutkörperchen ist manchmal erheblich vermehrt; mitunter findet man eine ausgesprochene relative Lymphozytose und eine Ausschwemmung von jugendlichen, myeloiden Zellen; daher auch die Bezeichnung „Anaemia pseudoleukaemica infantum".

Die Abgrenzung der Anaemia splenica oder pseudoleukaemica, welche auch als Jaksch-Hayemsche Anämie bezeichnet wird, ist so lange berechtigt, als man darunter nicht eine besondere Blutkrankheit versteht, sondern einen klinischen Symptomenkomplex, bestehend in: Anämie, mächtigem Milztumor, perniziosaähnlichem Blutbild. Die Mehrzahl der Kinder zeigt außerdem ausgesprochene Zeichen einer floriden Rachitis, so daß man vielfach geneigt war, eine Abhängigkeit dieser Anämieform von der Rachitis anzunehmen. Daß dem nicht so ist, geht daraus hervor, daß die antirachitische Behandlung zwar die Rachitis, nicht aber die Anämie zu beheben imstande ist. Das typische Jaksch-Hayemsche Syndrom ist heute seltener anzutreffen als vor etwa 25 Jahren. Wir sehen jetzt häufiger Fälle, bei welchen eines oder das andere Symptom fehlt oder doch in den Hintergrund tritt: Fälle mit geringer Milzvergrößerung, solche, bei welchen das Blutbild nicht die geschilderten Veränderungen aufweist, Fälle, bei denen die Rachitis geringgradig ist oder so gut wie fehlt. Die „Anaemia splenica" ist weder eine klinisch einheitliche Form der Säuglingsanämie, noch ist sie eine ätiologische Einheit.

Fragen wir uns nach den Ursachen der Säuglingsanämien im allgemeinen, so können wir sie auf drei Faktoren zurückführen: Konstitution, Nahrung, Infektion. Daß konstitutionelle Momente eine äußerst wichtige, ja mitunter die ausschlaggebende Rolle spielen, geht daraus hervor, daß unter der Einwirkung exogener anämisierender Noxen, seien sie nun alimentärer oder infektiöser Art, nur ein Teil der Kinder anämisch wird, und vor allem der Grad der durch sie ausgelösten Anämie in den einzelnen Fällen ein sehr verschiedener ist. Endogene, konstitutionelle Faktoren dürften wohl auch dabei im Spiele sein, wenn bei klinisch sich völlig gleich verhaltenden Fällen einmal ein prompter therapeutischer Erfolg erzielt wird, ein andermal unser gesamtes therapeutisches Rüstzeug zu versagen scheint. Natürlich sind hier auch geradeso wie bei den Ernährungsstörungen Art, Menge und Dauer vorausgegangener Schädigungen als konditionsverschlechternde Momente von großer Bedeutung. Ebenso wie bei den Ernährungsstörungen ist auch bei den Anämien der Anamnese besondere Aufmerksamkeit zuzuwenden, da sie nicht nur für die einzuschlagende Therapie, sondern auch für die Prognose wichtige Aufschlüsse zu geben vermag.

Wenn man bei anämischen Kindern des zweiten Lebenshalbjahres die Ernährungsanamnese erhebt, hört man sehr häufig, daß die Nahrung ausschließlich oder doch vorwiegend aus Kuh- oder Ziegenmilch besteht, sei es, daß den betreffenden Kindern überhaupt nichts anderes angeboten oder die Beifütterung gemischter Kost von ihnen verweigert wurde. Einseitige Ernährung mit Frauenmilch, über das erste Halbjahr fortgesetzt, führt viel seltener zu Anämie; auch erreicht die Anämie bei einem Brustkind fast niemals solche Grade, wie wir sie bei künstlich ernährten Kindern antreffen. Werden Brustkinder anämisch, so sind es meist ausgesprochen lymphatische Individuen: das konstitutionelle Moment steht im Vordergrund. Im Gegensatz hierzu sind die Anämien der künstlich ernährten Säuglinge hauptsächlich durch die Nahrung bedingt und werden mit Recht als alimentäre Anämie bezeichnet. Ob das Verschontbleiben der Brustkinder auf den höheren Eisengehalt der Frauenmilch zurückzuführen ist und die Anämie der künstlich ernährten Säuglinge einfach als Eisenmangelkrankheit aufgefaßt werden darf, ist noch nicht entschieden: die anämisierende Wirkung der zu lange fortgesetzten ausschließlichen Milchernährung steht jedenfalls fest.

Die Anämie der Kuhmilchkinder ist gewöhnlich die hypochrome, pseudochlorotische Form mit niedrigen Hämoglobin- und annähernd normalen Erythrozytenwerten, doch kommen auch iso- und hyperchrome Anämien und allerhand Übergangsfälle vor. Auch das Bild der Anaemia splenica wird angetroffen.

Die Ziegenmilchanämie stellt sich relativ viel häufiger ein als die Kuhmilchanämie, auch tritt sie oft in recht schwerer Form auf. Iso- und hyperchrome Typen mit morphologischen Blutveränderungen sind hier wesentlich häufiger anzutreffen. Die Ziegenmilchanämiker sind meist ausgesprochen dystrophisch, die Blässe ist meist hochgradig, die Gesichtsfarbe mitunter wachsgelblich, es finden sich Ödeme, manchmal petechiale Hautblutungen — Erscheinungen, die wir bei der gewöhnlichen Kuhmilchanämie zwar auch, aber doch weit seltener antreffen.

Man ist heute von der naheliegenden Annahme, daß der Ziegenmilch als solcher eine toxisch-anämisierende Wirkung zukomme, im allgemeinen abgekommen, muß der Ziegenmilchanämie unter den alimentären Anämien aber doch eine gewisse Sonderstellung zuerkennen. Man hat die Ansicht ausgesprochen, daß die anämisierende Wirkung von der Vitaminarmut der Milch kärglich mit minderwertigem Futter ernährter Ziegen herrühre und durch Besserung der Futterqualität abgeschwächt oder behoben werden könne. Es ist jedenfalls anzuraten, sich bei einem mit Ziegenmilch ernährten Kind — gegen die Verwendung der Ziegenmilch zur Säuglingsernährung kann prinzipiell gewiß kein Einwand erhoben werden — um die Qualität des der Ziege gegebenen Futters zu kümmern; da es sich ja meist um die Milch einer Ziege, gewöhnlich sogar der Hausziege handelt, ist dies ja nicht schwierig. Daß die durch Nahrung und Haltung der Tiere zweifellos beeinflußte Qualität der Milch auch bei der Kuhmilchanämie von Bedeutung ist, ist recht wahrscheinlich, nur ist hier die Kontrolle meist schwer oder undurchführbar.

Eine recht wesentliche Rolle spielen beim Zustandekommen der Säuglingsanämien die Infekte, seien es sich in die Länge ziehende akute infektiöse Erkrankungen, wie die Grippe mit ihren Folgezuständen oder irgendwelche Eiterungsprozesse, seien es Tuberkulose oder Lues. Besonders hervorzuheben ist das häufige Auftreten von Anämie im Verlauf langwieriger Pyurien (man unterlasse bei einem anämischen Säugling niemals die Untersuchungen des Harnes!).

Eine zur Anämie führende Schädigung der blutbildenden Organe kann natürlich auch durch chronische Ernährungsstörungen verursacht sein. Auch kann eine solche Wirkung von Pflegeschäden der verschiedensten Art ausgehen, und es ist gar nicht verwunderlich, wenn die dadurch veranlaßte Rachitis die Anämien so oft begleitet. Wenn man der alimentären Anämie die „infektiöse Anämie“ (wie man die durch infektiöse Noxen verursachten Anämien kurz, wenn auch nicht sehr glücklich bezeichnet) gegenüberstellt, so hat dies für jene Formen, die sich im Anschluß an eine bakterielle Erkrankung entwickeln, gewiß seine Berechtigung. Doch müssen wir immer bedenken, daß die verschiedenartigsten, den Säuglingsorganismus treffenden Schädigungen, seien sie nun infektiöser oder anderer Art, die Kondition verschlechtern und dadurch zweifellos auch das Zustandekommen einer letzten Endes alimentären Anämie fördern können. So scheint es also auch kaum möglich, am Krankenbett eine scharfe Trennung zwischen alimentärer und infektiöser Anämie vorzunehmen, da auch die alimentäre sich meist auf dem Boden nicht nur einer konstitutionell, sondern auch konditionell (also auch durch bakterielle Schädigung) herbeigeführten Anämiebereitschaft entwickelt. Es ist nicht unwichtig, sich diese Auffassung zu eigen zu machen, da hier die Erklärung liegt, warum manche Anämiefälle anscheinend alimentärer Art auf die Ernährungstherapie viel weniger prompt reagieren als andere.

Für die Behandlung der Säuglingsanämien kommen folgende Maßnahmen in Betracht:

1. Die Richtigstellung der Ernährung. Vorwiegende oder ausschließliche Milchnahrung ist durch gemischte Kost zu ersetzen. Die Milch wird auf ein Minimum reduziert, eventuell auf eine Menge, welche beträchtlich unter der sonst dem Alter entsprechenden Menge liegt; in der Flaschennahrung ist dies durch Mischung der Milch mit Mehlabkochungen, Malzkaffee, Kakao u. dgl. leicht durchführbar. Gemüse und Obst, besonders Frischobst, seien möglichst reichlich vertreten. Auch kleine Mengen geschabten Fleisches oder tierischer Organe (Leber, Bries, Hirn) können in die Diät eingefügt werden. Einem $^3/_4$ Jahre alten Säugling gibt man z. B.: morgens und nachmit-

tags je eine Flasche $^1/_2$-Milch mit Malzkaffee oder Kindermehlabkochung und entsprechendem (d. h. die Mischung mindestens auf den Wert einer Gleichnahrung anreichernden) Zuckerzusatz; vormittags Frischobst oder Ei oder Butterbrot; mittags Suppe mit Einlage (auch Leberpüreesuppe), Gemüsespeise mit Zusatz von geschabtem Fleisch u. dgl., Kompott oder Frischobst, abends wieder eine Gemüsespeise oder Suppe. Die Ernährung soll im allgemeinen ziemlich reichlich sein, besonders bei dystrophischen Kindern.

Bei der Durchführung der diätetischen Behandlung ergeben sich mitunter recht erhebliche Schwierigkeiten, da ja die alimentäre Anämie häufig eben dadurch zustande kommt, daß das betreffende Kind jede andere als Milchnahrung verweigert hat. Man muß hier alle Mittel in Anwendung bringen, die beim appetitlosen Säugling in Frage kommen, vor allem wird man zu kalorisch hochkonzentrierter Nahrung greifen müssen. Dünnes Gemüse kann mit Milch gemischt aus der Saugflasche gegeben werden. Auch Gemüsepulver (z. B. Küssners Trockengemüse) als Milchzusatz bewähren sich in solchen Fällen. Als Ultimum refugium bleibt manchmal die Schlundsonde, deren wenigstens vorübergehende Anwendung mitunter sehr empfehlenswert ist.

Bei der Ziegenmilchanämie hat man die merkwürdige Erfahrung gemacht, daß mitunter der Ersatz der Ziegen- durch Kuhmilch genügt, um eine rasche Besserung des Blutbefundes herbeizuführen. Der Praktiker soll deswegen von den eben skizzierten Richtlinien für die Ernährung nicht abgehen, doch weisen solche Erfahrungen darauf hin, welch wesentliche Bedeutung der Milchqualität zukommen dürfte. Besonders dort, wo die Milchreduktion auf Schwierigkeiten stößt, soll man trachten, dem Säugling eine qualitativ bessere Milch zu verschaffen.

2. Die medikamentöse Therapie. Die eine Zeitlang als pro-forma-Behandlung betrachtete Eisentherapie ist neuerdings wieder zu Ehren gekommen, seit man höhere Dosen in Anwendung bringt. Man gibt 3mal täglich Ferrum reductum in Einzelmengen von 0,1—0,3, ja bis 0,5, oder Ferrum carbonicum sacharat., 3mal 0,5—1 g und mehr. Da das Eisen nur in Form von Ferroverbindungen zu wirken scheint, wie sie unter der Einwirkung der Magensäure entstehen, wurde vorgeschlagen, von vornherein Ferrochlorid zu geben, und zwar am besten in Form der Ferrostabil-Tabletten (à 0,1 3—5mal täglich), da das gewöhnliche Ferrochlorid nicht haltbar ist. Da bei Dystrophikern und bei schweren Anämieformen als solchen die Salzsäureproduktion des Magens stark herabgesetzt sein kann (mit-

unter bis zur Achylie), soll man diesem Umstand schon im Hinblick auf die hierdurch beeinträchtigte Eisenresorption Rechnung tragen und Pepsinsalzsäure oder Acidolpepsin verabreichen. Zufuhr von C-Vitamin im Gemüse und Obst oder in Form des Präparates Cebion (2—3 Tabl. täglich) scheint die Eisenwirkung zu unterstützen.

Über den Wert der in letzter Zeit mehrfach empfohlenen Verabreichung von Kupfer, welches ja in kleinsten Mengen in der Milch, besonders in der Frauenmilch, enthalten ist, sind die Ansichten geteilt. Von der Annahme ausgehend, daß die Eisenwirkung an die Anwesenheit von Kupfer als Katalysator gebunden ist, hat man versucht, neben Eisen täglich 10 bis 20 Tropfen einer 1%igen Lösung von Cupr. sulfur. zu geben. Ein kombiniertes Kupfer-Eisenpräparat „Artose“ wird in Mengen von 3mal täglich 1 Kaffeelöffel verabreicht.

Arsen kommt bei der Behandlung der Säuglingsanämie kaum mehr zur Verwendung, es sei denn, daß man es als anwuchsförderndes Mittel — natürlich neben und nicht statt Eisen — geben will. Man kann von einer Mischung Sol. arsenical. Fowleri 5,0 + Aqu. menth. pip. 10,0 3mal täglich 1 bis 3 Tropfen geben, oder Spirozidtabletten à 0,01, 3—5mal täglich 1 Stück.

3. Blutinjektionen und Bluttransfusionen. Die intravenöse Bluttransfusion kommt nur bei schwersten Formen in Betracht, also bei Fällen mit einem Hämoglobinwert unter 30% und bedrohlichem Allgemeinzustand. Hier ist die Wirkung oft eine ganz erstaunliche und merkwürdigerweise mitunter eine dauernde, so daß selbst eine ausgiebige Transfusion genügt, um in der Behandlung einen tüchtigen Schritt vorwärts zu kommen. Die Transfusion kann im Privathaus und ohne entsprechende Übung kaum vorgenommen werden; in einer daraufhin eingerichteten Anstalt ist sie aber ein verhältnismäßig einfacher Eingriff, dessen Unterlassung geradezu als Kunstfehler bezeichnet werden muß.

Kommt die Transfusion nur relativ selten in Frage, so sind intramuskuläre Blutinjektionen eine Behandlungsmethode, die auch bei mittelschweren Fällen ihre Berechtigung hat. Man entnimmt aus der Armvene des Vaters oder der Mutter oder irgendeiner anderen (natürlich gesunden!) erwachsenen Person 5—10 ccm Blut und injiziert dieses sofort in die Glutäalmuskulatur des Kindes. Wer nicht sehr flink zu arbeiten gewohnt ist, kann die Injektionsspritze vor der Blutentnahme mit Natriumzitratlösung befeuchten; eine Blutgruppenbestimmung ist bei der intramuskulären Injektion überflüssig. Die Injektionen können 1—2mal in der Woche vorgenommen werden. Ob sie bloß als unspezifisches Reizmittel auf die blutbildenden Organe wirken oder als Vermittler von Antikörpern oder sonstigen heilsamen Bestandteilen des gesunden Organismus, bleibe dahingestellt. Neben der diätetischen und Eisentherapie sind sie sicherlich ein wertvolles therapeutisches Mittel, insbesondere bei infektiösen Anämien und bei gleichzeitig bestehender Dystrophie.

4. Die bei der perniziösen Anämie des Erwachsenen so wirksame Lebertherapie hat sich bei den Säuglingsanämien nicht so gut bewährt. Immerhin soll sie dort, wo die bisher aufgezählten Maßnahmen versagen, versucht werden. Ihr Hauptindikationsgebiet sind wohl die iso- und hyperchromen Anämien. Man soll verhältnismäßig große Mengen geben: etwa 50—60 g Frischleber pro kg. Die Darreichung stößt manchmal auf Schwierigkeiten, gelingt aber bei entsprechendem Küchengeschick in Form von Beimengung zu Breien oder Suppen ganz gut. Auch die neueren Präparate, wie Hepatrat sicc. (0,75 bis 1,0 pro kg) s. liquid., Hepatopson, Campolon (injizierbar) oder Magenpräparate, wie Ventraemon, können versucht werden, ebenso Kombinationspräparate, wie Ferronovin (Eisen-Leber), 3 Messerspitzen täglich, Kupraemon (Eisen-Kupfer-Magen), 2 bis 3 Tabletten usw.

Man hat manchmal den Eindruck, daß Säuglingsanämien spontan zur Heilung kommen. Gewöhnlich tritt eine solche „Spontanheilung“ aber doch unter verbesserten Ernährungs- und vor allem auch Pflegebedingungen ein. Erholt sich ein Säugling von einer infektiösen Erkrankung, wird eine Ernährungsstörung behoben, kommt unter dem Einfluß der antirachitischen Therapie oder auch lediglich besserer Lebensbedingungen eine Rachitis zur Heilung, so geht gar nicht selten auch die die Krankheit begleitende oder durch sie veranlaßte Anämie zurück. Auf der anderen Seite sieht man Anämiefälle, welche allen Behandlungsmethoden gegenüber sich refraktär verhalten. In solchem Fall möge der praktische Arzt nicht allzulange zuwarten und den Fall zur genaueren Untersuchung und Behandlung einer Anstalt zuweisen. Man kann wohl sagen, daß die Mehrzahl der Säuglingsanämien eine günstige Prognose gibt, so daß man beim Ausbleiben einer Besserung daran denken muß, ob nicht eine ernstere Blutkrankheit vorliegt, z. B. eine Leukämie, wie sie unter dem Bild der Anaemia splenica mitunter auch schon im Säuglingsalter vorkommt.

Auf die seltenen Blutkrankheiten des Säuglingsalters soll hier nicht näher eingegangen werden, ebenso nicht auf die posthämorrhagischen Anämien, wie man sie bei der Melaena neonatorum, bei Nebennierenblutungen und anderen hämorrhagischen Erkrankungen, beim Duodenalulkus der Atrophiker, endlich bei der Barlowschen Krankheit (s. S. 82) zu beobachten Gelegenheit hat. Ihre Behandlung ist im wesentlichen dieselbe wie bei den oben genannten Anämieformen.

Die akuten Erkrankungen des Respirationstraktes (Säuglingsgrippe).

Es ist ein recht buntes Durcheinander von Krankheitsbildern, das wir unter dem Namen „Säuglingsgrippe" zusammenfassen, sowohl was die Erreger als auch die Krankheitserscheinungen betrifft. Wir verstehen unter grippalen Erkrankungen nicht etwa bloß die zur echten Influenza gehörigen epidemischen Erkrankungen der Luftwege, sondern auch durch mannigfache andere Erreger, insbesondere auch durch Pneumokokken hervorgerufene Krankheiten des Nasenrachenraumes, des Mittelohrs, der Luftröhre, der Bronchien und Lungen, wie sie besonders in den Winter- und ersten Frühlingsmonaten gehäuft aufzutreten pflegen, ohne daß dabei eine scharfe Trennung von den sporadisch und nicht zur eigentlichen Grippezeit auftretenden Erkrankungen möglich wäre.

Grippales Fieber ohne Befund.

Gar nicht selten sehen wir zur Grippezeit (Januar bis März) bei Säuglingen gehäuft auftretende fieberhafte Erkrankungen, bei welchen wir nichts oder so gut wie nichts nachzuweisen imstande sind; die „leichte Rötung" des Rachens, die in solchen Fällen konstatiert wird, suggeriert sich der Arzt oft selbst.

Das Fieber kann plötzlich oder mehr allmählich einsetzen, sich auf eine eintägige Zacke beschränken, aber auch mehrere Tage kontinuierlich, re- oder intermittierend andauern, kritisch oder lytisch abfallen; es kann gering sein, sich aber auch bis über 39 oder 40 Grad erheben. Die Einreihung solcher Zustände in die „Grippe" ist leicht, wenn sie neben ähnlichen, mit katarrhalischen Symptomen einhergehenden Fällen auftreten, schwierig, ja unmöglich bei sporadischen Fällen. Kurzdauernde Fieber ohne charakteristische Krankheitssymptome sind beim Säugling sicher oft auch alimentären Ursprungs (s. S. 18). Eine enterogene Ursache des Fiebers ist man um so eher anzunehmen geneigt, wenn, wie dies aber auch bei grippalen Erkrankungen vorkommt, Symptome seitens des Verdauungstraktes bestehen. Auch der genaueste und geübteste Arzt kann in einer solchen Lage über eine Wahrscheinlichkeitsdiagnose nicht hinauskommen. In anderen Fällen erregen Symptome von Meningismus, insbesondere initiale Krämpfe, den Verdacht einer zerebralen Erkrankung: nimmt man in einem solchen Fall die nicht nur diagnostisch wertvolle, sondern auch therapeutisch sehr wirksame Lumbalpunktion vor, erhält man klaren, aber meist reichlichen, unter hohem Druck ausfließenden Liquor.

Rhinopharyngitis und Otitis media.

Selbst geringfügige katarrhalische Erscheinungen bringen die Diagnose schon auf eine sicherere Basis. Auch ein an sich harmloser Schnupfen, der sich nur in leichter Behinderung der Nasenatmung ohne sichtbare Sekretion äußert, ist bei einem Säugling eine hinreichende Motivierung für hohes Fieber. Die subjektiven Beschwerden einer Rhinitis sind übrigens schon bei geringgradiger Entzündung manchmal recht beträchtliche und versetzen das Kind in lebhafte Unruhe; denn die Nasengänge des Säuglings und seine kanalartig engen Choanen können schon bei geringer Schwellung der Schleimhäute verlegt werden. Bei stärkerer Schleimhautschwellung und erheblicher (seröser, schleimiger, eitriger) Sekretion kann ein recht bedrohliches Krankheitsbild zustande kommen. Über Nasendiphtherie s. S. 209; sie wird leicht übersehen!

Sehr häufig erkrankt auch die Rachenmandel. Die Tonsillitis palatina oder Angina retronasalis beeinträchtigt in Anbetracht der Enge des Rachenraumes die Nasen- und bald auch die Mundatmung oft in hohem Maße. Das Kind hält den Mund offen, mitunter den Kopf nach rückwärts geneigt; die Atmung kann von einem schnarchenden Stridor begleitet sein, die Stimme einen anginösen Charakter annehmen. Sieht man in den Hals, so preßt das Kind reichlich Schleim hervor, was die beim Säugling ohnedies oft nicht leichte Racheninspektion fast unmöglich machen kann. Gelingt sie endlich — und man soll sich immer bemühen, ein klares Bild zu erhalten! —, so erweist sich der Rachenring als gerötet, manchmal serös durchtränkt, die hintere Rachenwand von herabfließendem glasig-schleimigem oder schleimig-eitrigem Sekret bedeckt. Die Gaumenmandeln, im späteren Kindesalter so häufig der Sitz grippaler Erkrankungen, sind fast nie in einer Weise mitbeteiligt, daß man von einer

„Angina" sprechen könnte. Eine richtige Angina lacunaris kommt vor Ende des ersten Lebensjahres kaum vor.

Stärkere Atem- und Schlingbeschwerden, knödelig-heisere Stimme, Erbrechen, müssen daran denken lassen, daß eine Erkrankung der retropharyngealen Lymphdrüsen vorliegt. Die Lymphadenitis retropharyngealis, welche im Verhältnis zur Häufigkeit der grippalen Rachenerkrankungen als selten zu bezeichnen ist und erst im zweiten Halbjahr vorzukommen pflegt, ist vom Mund aus keineswegs immer deutlich zu sehen. Man erkennt sie durch die Palpation als meist etwas seitlich von der Mittellinie gelegene polsterartige Schwellung. Es muß nicht immer zum Retropharyngealabszeß kommen, der sich durch Fluktuation des nach vorn vorspringenden, den Speiseröhreneingang verlegenden Tumors zu erkennen gibt; nicht so selten bildet sich die Schwellung zurück, ohne daß es zur Eiterung gekommen wäre. An der Entzündung sind stets auch die lateral am Hals liegenden Lymphknoten beteiligt. Der unterhalb des Kieferwinkels gelegene, meist einseitig betonte Lymphdrüsentumor, zusammen mit der Veränderung der Stimme, den Atem- und Nahrungsbeschwerden, lenkt die Diagnose in die richtige Bahn. Da die Erkrankung, die durch rechtzeitige Stichinzision des Abszesses einer raschen Heilung zugeführt werden kann, mit Erstickungsgefahr verbunden ist, ist ihre Verkennung nicht gleichgültig; sie wird nicht so selten mit Krupp verwechselt.

Bei jeder stärkeren Rhinitis posterior und Tonsillitis pharyngea erkranken die der Rachenmandel regionären Lymphdrüsen im Kieferwinkel, oft auch die benachbarten Drüsen am oberen Ansatz des Sternokleidomastoideus, am Nacken und Hals. Mitunter dominiert die Lymphdrüsenerkrankung über die des Rachens. Die Drüsenpakete am Hals springen deutlich vor. Diese Lymphadenitis colli kann die Krankheit stark in die Länge ziehen; es kann auch zur eitrigen Einschmelzung kommen.

Von Nebenhöhlenerkrankungen kommen beim Säugling nur die der Siebbeinzellen und eventuell der Kieferhöhlen in Frage. Die Sinusitis des Siebbeins veranlaßt entzündliches Ödem im Oberlid und oberhalb der Nasenwurzel und ist im allgemeinen gutartig.

Die Intensität der Erscheinungen, sowohl im Nasenrachenraum wie am Lymphdrüsenapparat, ist im hohen Maß von konstitutionellen Faktoren abhängig. Exsudativ diathetische Säuglinge zeigen nicht nur zuweilen protrahierten Krankheitsverlauf, sondern auch Neigung zu Rezidiven. Starke Reaktionen am lymphatischen Apparat veranlassen erhebliche Beschwerden. Die Behinderung der Atmung bewirkt eine Steigerung der Atemfrequenz, welche an das Bestehen einer Lungenkomplikation denken läßt und manchmal geradezu asphyktische Erscheinungen hervorruft. Atemstörungen, wie Schlingbeschwerden, können die Nahrungsaufnahme schwer beeinträchtigen. Nahrungsverweigerung oder Erbrechen können zu bedrohlichen Austrocknungserscheinungen Veranlassung geben, so daß unter Umständen ein „bloßer Schnupfen" zu einer für den Säugling verhängnisvollen Krankheit anwachsen kann.

Die Rachenerkrankung als solche und ein sich anschließender Katarrh der Luftröhre und des Kehlkopfs kann Husten und Heiserkeit veranlassen. Insbesondere ist darauf hinzuweisen, daß ein Säugling sehr stark husten kann, ohne daß eine Bronchitis vorhanden ist; das wird häufig vergessen. Der Pharynx- und Trachealhusten kann den Charakter eines an Pertussis erinnernden, heftigen Reizhustens annehmen. Stärkere Laryngitiden, insbesondere pseudokruppartige Kehlkopferscheinungen kommen zwar schon beim Säugling vor, sind aber im ganzen ersten Lebensjahr und besonders in den ersten Monaten sehr selten.

In kaum einer Lebensperiode ist das Mittelohr so häufig Sitz entzündlicher Erkrankungen als im Säuglingsalter. Über die klinische Bedeutung dieser so häufigen Säuglingsotitis gehen die Ansichten auseinander: sie wird bald der Otitis des späteren Kindesalters gleich gewertet, bald als ganz nebensächliche, keiner Behandlung bedürfende Erscheinung hingestellt. Die Wahrheit liegt in der Mitte.

Tatsache ist, daß der größte Teil der an chronischen Krankheiten, insbesondere Ernährungsstörungen leidenden Säuglinge eine Otitis hat. Diese Otitis concomitans, welche oft ohne Fieber und allem Anschein nach ohne Schmerzen, nicht selten auch ohne krankhafte Veränderungen am Trommelfell einhergeht und oft erst bei der Sektion festgestellt wird (Otitis latens), ist in der Tat eine klinisch nebensächliche Folgeerscheinung der allgemein herabgesetzten Widerstandskraft, welche es ermöglicht, daß die durch die kurze, weite Tube ins Mittelohr einwandernden Bakterien des Nasenrachenraums daselbst eine Entzündung hervorrufen. Es läßt sich freilich nicht in Abrede stellen, daß bei manchen Temperatursteigerungen, wie sie chronisch ernährungsgestörte Kinder so häufig aufweisen, auch eine solche Otitis eine Rolle spielen könnte, ebensowenig als sich rundweg leugnen läßt, daß sie dem Kind Unbehagen veranlassen kann; aber richtunggebend sind diese Begleitotitiden im gesamten Krankheitsbild sicherlich nicht.

Auch die im Rahmen der Grippe oder sporadisch auftretenden „selbständigen" Otitiden können ziemlich „latent" verlaufen; bestehendes Fieber muß ja nicht immer gerade von der Ohrerkrankung herrühren. Die subjektiven Erscheinungen können jedenfalls sehr geringe bleiben; denn es kommt recht häufig vor, daß ohne wesentliche Symptome seitens des Ohres eines Tages plötzlich eine Otorrhoe einsetzt. Abgesehen vom Trommelfellbefund, dessen Feststellung beim Säugling, besonders in den allerersten Wochen, nicht leicht ist und viel Übung und Erfahrung erfordert, ist es vor allem die Empfindlichkeit der Ohrgegend bei Berührung, insbesondere bei Druck auf den Tragus, welche das Vorhandensein einer Otitis wahrscheinlich macht. Daß man bei einem an sich unruhigen Kind Täuschungen unterliegen kann, ist selbstverständlich. Doch ist eben diese Unruhe, wenn für sie keine andere plausible Erklärung gefunden werden kann, sehr oft durch otitische Schmerzen verursacht. Eine Parazentese kann da oft rascheste Besserung herbeiführen, Nachlassen der Schmerzen und Fieberabfall. Doch kommt es im Säuglingsalter, wie schon erwähnt, ungemein häufig zum Spontandurchbruch, ehe es zu irgendwelchen Komplikationen gekommen wäre.

Das Antrum mastoideum, welches beim Säugling mit der Paukenhöhle in breiter Verbindung steht, ist bei der Säuglingsotitis wahrscheinlich in der Mehrzahl der Fälle miterkrankt. Mastoiditis ist selten, schon deshalb, weil die Knochenzellen des Warzenfortsatzes, welche im späteren Leben Sitz der Erkrankung sind, während der ersten zwei Lebensjahre noch nicht ausgebildet sind. Es fehlt dem Säugling mithin das anatomische Substrat für eine eigentliche Mastoiditis; es kommt viel eher zum Übergreifen der Antrumeiterung auf die umgebenden Weichteile, zum sogenannten periostalen Abszeß, der sich in sehr charakteristischer Weise durch eine Schwellung in der Gegend der Fossa mastoidea hinter der Ohrmuschel und zu einer Abdrängung der Ohrmuschel vom Schädel zu erkennen gibt. Das sich im Antrum ansammelnde Sekret hat also einerseits genügende Abflußmöglichkeit nach der Paukenhöhle, andererseits findet es in der Richtung nach außen nur geringen Widerstand. Aus diesem Grunde sind auch die später so gefürchteten endokraniellen Komplikationen der Otitis, wie Sinusthrombose und eitrige Meningitis, beim Säugling große Seltenheiten, und auch dann, wenn sie bei der Obduktion neben einer

Otitis gefunden werden, in Anbetracht der enormen Häufigkeit der Otitis concomitans durchaus nicht ohne weiteres als otogen anzusprechen.

Wenn trotz bestehender Otorrhoe das Fieber andauert, so muß dies noch kein Zeichen einer bedrohlichen Komplikation sein, sondern kann sowohl durch das aus der Eiterung zu erschließende Andauern des Entzündungsprozesses als auch durch das Weiterbestehen einer Rachen- oder Drüsenaffektion verursacht sein. Immerhin wird man in solchen Fällen gut tun, spezialärztlichen Rat einzuholen, was auch bei der unkomplizierten Otitis, wenn sie große Schmerzen zu veranlassen scheint, ratsam ist, um dem Kind durch eine sachgemäß ausgeführte Parazentese Erleichterung zu verschaffen.

Die Dauer der bisher besprochenen „grippalen" Erkrankungen des Nasenrachenraums und Ohres ist eine sehr verschiedene. Erkrankungen von wenigen Tagen stehen wochenlang andauernde oder mehrmals rezidivierende Formen gegenüber, Fällen mit geringem, solche mit hohem Fieber manchmal von septischem Charakter, manchmal ganz unregelmäßiger Art. Auch die Beeinträchtigung des Allgemeinzustandes, die Auswirkung auf den Ernährungszustand ist in den einzelnen Fällen höchst verschieden.

Der akuten, mitunter fast symptomlosen primären Grippe kann sich unmittelbar oder nach kurzem Intervall ein mitunter wochenlang sich hinziehendes sekundäres Grippestadium anschließen, dem die eben geschilderten Erkrankungen der oberen, aber auch solche der unteren Luftwege, insbesondere der Lungen, oder anderer Organe (z. B. Pyelitiden), aber auch parenterale Ernährungsstörungen angehören. So kann eine fürs erste harmlos aussehende Grippe, die in einer großen Anzahl von Fällen rasch vorübergeht, ein wochen- und monatelanges Kranksein ernster Art mit allen Möglichkeiten des schließlichen Ausgangs zur Folge haben. Auf die Wichtigkeit der Konstitution wurde schon hingewiesen. Sonst kann man wie bei den Ernährungsstörungen auch hier sagen: je jünger das Kind, desto mehr ist es gefährdet. Daß die vorzeitig künstlich ernährten Säuglinge weit schlechter daran sind als die Brustkinder, braucht kaum besonders betont zu werden.

Prophylaxe und Therapie. Die Hauptursache der Säuglingssterblichkeit sind in den meisten Ländern heute nicht mehr die Ernährungsstörungen, sondern die akuten Lungenerkrankungen der Grippezeit. Die Prophylaxe der grippalen Erkrankungen ist also das Problem, das derzeit die Säuglingsfürsorge am meisten beschäftigen muß. Die Infektiosität dieser Erkrankungen, die Flüchtigkeit des Kontagiums, die große Zahl leicht erkrankter oder gesunder Erwachsener, die als Keimträger fungieren, macht die Expositionsprophylaxe, besonders in dicht bewohnten Großstädten und unter ungünstigen hygienischen Verhältnissen, zu einem äußerst schwierigen Unternehmen. Fordert die Grippe doch auch in gut eingerichteten Säuglingsheimen jährlich ihre Opfer!

Im Privathaus muß man nur immer wieder den Rat geben, die Zahl der Erwachsenen, welche mit einem Säugling sich befassen, auf das Mindestmaß zu beschränken, vor allem überflüssige Besucher lieber gar nicht zuzulassen (besonders während der kritischen Jahreszeit). Man muß den Eltern und sonstigen Angehörigen einschärfen, daß auch der geringfügigste Nasenrachenkatarrh, auf den Säugling übertragen, eine schwere Erkrankung nach sich ziehen kann. Dabei ist zu betonen, daß z. B. Liebkosungen auch seitens eines vermeintlich Gesunden dem Kinde gefährlich werden können. Die stillende Mutter und Pflegeperson sollte während der Grippezeit, auch ohne daß sie selbst einen Katarrh hat, wenn sie sich mit dem Kinde befaßt, eine Gesichtsmaske tragen, welche das direkte Anatmen verhindert. Man nimmt dazu einen viereckigen Leinenfleck oder noch besser mehrfach zusammengelegte hydrophile Gaze, welche nach Art einer Schürze vom Nasenrücken über das Kinn bis zur Brust herabhängt und mit Bändchen im Nacken befestigt wird. Die mit Recht gefürchtete Tröpfcheninfektion kann auf diese einfache Weise verhütet werden.

Daß Erkältungen beim Zustandekommen grippaler Krankheiten eine Rolle spielen, wird niemand leugnen; doch kommt eine Erkältung beim halbwegs richtig gepflegten Säugling kaum in Frage. Das nach den gewöhnlichen Pflegeregeln vorgenommene Bad, der Aufenthalt im Freien, im gut gelüfteten Zimmer, bei — auch während der kalten Jahreszeit — geöffneten Fenstern, dies alles bringt dem Kind nicht nur keinen Schaden, sondern vielmehr Nutzen: solche Abhärtungsmethoden sind als prophylaktische Maßnahmen nicht zu unterschätzen.

Bei der akuten Grippe kann und soll man von den bewährten Grippemitteln Gebrauch machen. Selbst wenn diesen nur eine symptomatische Wirkung zukommt, scheint ihre Anwendung berechtigt. Abgesehen von der häufig durchaus nicht unerwünschten antipyretischen Wirkung weiß jeder von sich selbst, wie gut das körperliche Unbehagen bei einer Grippe durch Aspirin u. dgl. beeinflußt wird. Man gibt einem Säugling

z. B. mehrmals täglich Aspirin, Kalmopyrin od. dgl., Arkanol in Einzelmengen von 0,1—0,3; Treupelsche Tabletten (à 0,3 g), $^1/_2$—1 Stück; Pyramidon 0,05—0,10 (eventuell auch als Suppositorium oder in $1^0/_0$iger Lösung kaffeelöffelweise). Auch Chinin (hydrochlor.) kann man geben (ca. 0,01 g pro Lebensmonat), besser das nicht bittere Chinin. Weil, Aristochin, Euchinin (0,03 g pro Lebensmonat). Die Verabreichung von Salizylaten kann im Beginn der Erkrankung auch mit einer Schwitzpackung verbunden werden.

Über die Behandlung mit Herz- und Gefäßmitteln, wie sie sich bei schweren Fällen als notwendig erweist, s. S. 124 ff.

Auch die Verabreichung von Kalk, der als sekretionsbeschränkendes Mittel eine kupierende Wirkung auf den Schnupfen haben soll, kann man versuchen: mehrmals täglich 1 Kaffeelöffel Calc. lactic., Calzium Sandoz, Calzium Egger, Calmed u. dgl. Ein sicher ganz ausgezeichnetes Mittel ist die Göppertsche Salbe (Liqu. Burowi 3,0; Lanolin 20,0; Ol. Vaselini ad 30,0), welche öfters im Tag in ausgiebiger Menge bald rechts, bald inks ins Nasenloch eingestrichen wird. Sehr gut wirken auch Nasanal-, Stryphnon- oder Ephetoninsalbe. Schnupfensalben mit stärkerem Mentholzusatz sollen beim Säugling vermieden werden! Adrenalin kann bei starker Schleimhautschwellung beträchtliche Erleichterung bringen; man kann die $1^0/_0$ige Stammlösung von Adrenalin, Adrenosan, Suprarenin, Tonigen als solche oder mit Borwasser $\bar{aa}$ in die Nase einträufeln oder mit befeuchtetem Tampon einlegen. Die bei allen Schleimhautentzündungen bewährte Silbertherapie empfiehlt sich auch beim Säuglingsschnupfen. Wir tropfen dem Kind einige Tropfen einer bloß $^1/_4{}^0/_0$igen Lösung von Protargol ein- bis zweimal täglich in die Nase und glauben damit auch die Rachenmandelerkrankung günstig zu beeinflussen. Manchmal mag auch eine energischere Behandlung mit $^1/_2$—$1^0/_0$iger Argent. nitr.-Lösung am Platze sein, welche eingetropft oder mittels Tampons in die Nase gebracht wird.

Bei starkem Husten machen wir vom Codein. hydrochlor. Gebrauch. Man prüfe erst mit kleinen Dosen (1—3 mg) die individuell recht verschiedene Empfindlichkeit des Säuglings, steigere aber, wenn sich keine narkotische Wirkung zeigt, getrost bis auf 0,005, ja unter Umständen 0,01 g (max.); Kodein wird in der Regel zu niedrig dosiert! Zweckmäßig ist bei kreislaufgefährdeten Kindern das Kombinationspräparat Cardiazol-Dicodid: 2—3mal täglich 1—3 Tropfen im 1. Halbjahr, später 3—5 Tropfen.

Wundwerden des Naseneingangs durch ausfließendes Sekret soll man durch Einfetten mit Bor- oder Zinksalbe vermeiden. Ist es zu Exkoriationen gekommen, so behandelt man sie mit 1%iger weißer oder gelber Präzipitatsalbe.

Wird das Saugen durch Verlegung der Nase behindert, wie sich dies besonders bei Brustkindern nicht selten recht störend bemerkbar macht, so kann man durch Einträufeln von Adrenalin (s. o.) eine Abschwellung der Schleimhaut herbeizuführen trachten. Besteht die Gefahr der Inanition und besonders die der Exsikkation, so muß man ihr, falls die Flüssigkeitszufuhr auf normale Weise nicht in ausreichendem Maße gelingt, durch Rektaleinläufe (mehrmals täglich 50—100 ccm Kochsalzlösung, Ringer- oder Zuckerlösung), eventuell auch durch Sondenfütterung begegnen.

Gegen die Lymphadenitis colli wendet man fürs erste nur Dunstumschläge an. Will man die Entzündung anfachen, um raschere Resorption oder Vereiterung zu erzielen, appliziere man heiße (Brei-) Umschläge, Thermophore; auch Bestrahlungen mit der Solluxlampe sind, wenn durchführbar, mit Erfolg anwendbar. Ist deutliche Fluktuation nachweisbar — aber nur dann! —, muß inzidiert werden. Auch bei der Lymphadenitis retropharyngealis warte man bis zur Abszedierung, ehe man inzidiert; überlanges Zögern ist wegen der Gefahr der Eitersenkung freilich ebenso zu vermeiden.

Was die Behandlung der Otitis betrifft, so sei man nach den beherzigungswerten Mahnungen erfahrener Pädiater und Kinderohrenärzte nicht zu aktiv. Daß die Parazentese auch beim Säugling von großem Wert sein kann, wird niemand in Abrede stellen, schon deshalb, weil sie die manchmal bestehenden beträchtlichen Schmerzen beheben und oft auch einen Fieberabfall veranlassen kann. Wer in der Technik der Parazentese beim Säugling nicht über die notwendige Übung verfügt, überläßt sie besser dem Spezialisten. Ist ein solcher nicht sofort zur Stelle, so wird, wie aus dem früher Gesagten hervorgeht, ein Zuwarten beim Säugling kaum einen ernstlichen Schaden verursachen: besser Abwarten des Spontandurchbruchs als schlechtes Parazentesieren!

Bei Schmerzen mache man Dunst- oder warme Umschläge und träufle mehrmals täglich das mit Recht beliebte Karbolglyzerin (Acid. carbol. 1,0; Glycerin. anhydr. 20,0), 25%iges Thigenol- oder Cehasolglyzerin, Otalgan u. dgl. ein: man läßt das im angewärmten Zustand eingebrachte Mittel bei Seitenlage des Kopfes mindestens 5 Minuten einwirken. Bei Otorrhöe bringt man zwei- bis dreimal täglich Wasserstoffsuperoxyd ins Ohr, solange es stark schäumt (Perhydrol Merck 1,5: Aqu. ad 50,0), legt Gaze oder Watte vor, ohne tiefer in den äußeren Gehörgang einzudringen. Auch Einträufeln der schleimlösenden Mucidanlösung ist von Nutzen. Spülungen müssen mit Vorsicht vorgenommen werden; sie sind im allgemeinen nicht notwendig. Ein subperiostaler Abszeß muß natürlich eröffnet werden. Die Indikationsstellung zu größeren operativen Eingriffen soll einem auf dem Gebiet der Säuglingsotitis erfahrenen Otologen überlassen werden. Trotz der Seltenheit böser Komplikationen der Säuglingsotitis nimmt der praktische Arzt, wenn er nicht über gründliche spezialärztliche Ausbildung verfügt, in diesen auch unter Fachleuten oft strittigen Fragen besser nicht die volle Verantwortung auf sich. Manche Otologen nehmen eine sich als notwendig erweisende Knochenoperation unter Lokalanästhesie vor, was der Internist nur begrüßen kann.

Tracheitis, Bronchitis und Pneumonie.

Wie schon erwähnt, wird die Diagnose „Bronchitis" nicht selten mit Unrecht gestellt, da der die Diagnose veranlassende Husten auch bei lediglich auf den Pharynx beschränkten Katarrhen vorkommen kann. Auf der anderen Seite muß freilich festgestellt werden, daß die bei der Auskultation des Thorax hörbaren Rasselgeräusche, auf Grund welcher man eine Bronchitis zu diagnostizieren berechtigt ist, bei einer solchen auch fehlen können. Doch ist dies wohl nur bei den schweren Erkrankungen der kleinsten Bronchien der Fall, während sich ein Katarrh in den größeren Bronchialästen durch die Auskultation gewöhnlich leicht nachweisen läßt.

Grobe Geräusche, die man über den Lungen hört, können auch fortgeleitet sein. Wegen solchen Rasselns, das man gewöhnlich schon aus einiger Entfernung hört, bringt die Mutter das Kind zum Arzt. Es ist meist ein bestimmter Konstitutionstypus von Säuglingen, welcher dieses Röcheln — „Rodeln" sagt man in Wien — darbietet: die betreffenden Kinder sind meist exsudativ-diathetisch, von pastösem Habitus, oft ausgesprochen fett. Die Rasselgeräusche kommen wohl hauptsächlich durch Schleimansammlung im Rachenraum oder in der Trachea zustande, doch können auch die Hauptbronchien und ihre gröbsten Zweige mitbeteiligt sein. Man wird hier in erster Linie diätetisch zu behandeln haben, eine etwaige Überfütterung abstellen, vor allem den Milchkonsum einschränken und die vegetabilische Kost in den Vordergrund stellen. Expektorantien zu verordnen, hat wenig Sinn, hingegen scheinen Kalziumpräparate als sekretionsbeschränkende Mittel indiziert. An sich ist der Zustand als harmlos zu bezeichnen, wenn nicht die Gesamtkonstitution an sich Bedenken erregt.

Isolierte Bronchitiden oder Tracheobronchitiden als selbständige akute Erkrankungen sind im Säuglingsalter recht selten anzutreffen. Eine primäre Grippebronchitis (ohne Beteiligung der Alveolen) nach Art der grippösen Rhinopharyngitis ist sicher nichts häufiges, wenigstens kann man bei fieberhaften Erkrankungen mit dem Befund von mittelblasigem Rasseln über einer Lungenpartie oder auch über dem größten Teil des Thorax das Vorhandensein bronchopneumonischer Herde schwer ausschließen. Für die Behandlung ist eine scharfe Abgrenzung der akuten Bronchitis von der Bronchopneumonie auch gar nicht notwendig.

Man kann nur sagen, daß manchmal die bronchitischen (feuchten, aber nicht klingenden!) Rasselgeräusche gegenüber den physikalisch nachweisbaren Pneumoniesymptomen sehr im Vordergrund stehen. Wenn schwere Fälle dieser Art zum Tode führen, so kann man sich auch bei der Autopsie davon überzeugen, daß die Bronchialerkrankung das Bild beherrscht. Diese schweren akuten Bronchitiden sind oft eitriger Natur. Bei manchen Grippeepidemien treten sie gehäuft auf, während sie zu andern Zeiten nur ausnahmsweise oder gar nicht vorkommen. Auch bei diesem Krankheitstypus ist eine klinische Abgrenzung von der (eitrigen) Bronchopneumonie nicht möglich und für die Praxis auch gar nicht notwendig.

Eine verhältnismäßig gut abgrenzbare Form der Bronchitis ist jene schwere Erkrankung der kleinsten Bronchien, die man als Bronchiolitis oder Bronchitis capillaris bezeichnet. Es ist eine meist akut im Bronchialbaum einsetzende hochfieberhafte Erkrankung, deren physikalische Symptome wenigstens im Beginn recht dürftig zu sein pflegen: man hört bestenfalls bei tiefen Inspirationen feinstes Krepitieren, sonst nur verschärftes Atemgeräusch, erst in späteren Stadien reichlicheres feuchtes Rasseln. Um so eindrucksvoller sind die Allgemeinerscheinungen, welche sofort auf eine schwere pulmonale Affektion hinweisen: beschleunigte Atmung mit kurzen, stöhnenden Atemstößen, hochgradige Blässe und Zyanose als Zeichen schwerster Zirkulationsstörung, Zerebralsymptome (Benommenheit, Krämpfe u. dgl.), ein Bild, wie wir es auch bei den schwersten Formen der Säuglingspneumonie antreffen. Ein günstiger

Ausgang ist nicht ganz ausgeschlossen, doch ist die Prognose immer sehr ernst; schon nach 2—3 Tagen kann der Tod eintreten. Die Behandlung der akuten fieberhaften Bronchitis deckt sich mit der der Pneumonien.

Häufiger als akute, vorübergehende Bronchialerkrankungen findet man beim Säugling chronische Formen mit akuten Exazerbationen, bei denen freilich das Bestehen pneumonischer Herde auch nicht ausgeschlossen werden kann, sowie rezidivierende Katarrhe, manchmal mit solchen der oberen Luftwege kombiniert oder sich an solche anschließend. Gleichwie die chronischen und rezidivierenden Rhinopharyngitiden kommen auch die chronischen Erkrankungen des Bronchialbaums auf konstitutioneller Basis zur Entwicklung: es sind „sensible“, exsudativ-diathetische Kinder mit einer Teilbereitschaft der Bronchien zu Katarrhen. Solche Bronchitiden, welche das Gedeihen zuweilen auffallend wenig beeinträchtigen, können sich mit Schwankungen über Monate hinziehen, um dann aber gewöhnlich doch auszuheilen. Weniger gut ist die Prognose bei jenen Formen, welche sich an eine Masern- oder Keuchhustenerkrankung anschließen; sie können schließlich zu Bronchiektasen führen.

Eine Disposition zur chronischen Bronchitis schafft auch die Rachitis, insbesondere die mit stärkeren Thoraxveränderungen einhergehende Form. Der Katarrh, welcher sich in dem verbildeten, schlecht ventilierbaren Thorax eingenistet hat, will diesen meist lange nicht verlassen. Wegen der möglichen Folgen darf er nicht leicht genommen werden.

Zu den chronischen, bzw. rezidivierenden Bronchitiden auf konstitutioneller Basis gehört auch die spastische Bronchitis (Blähungsbronchitis). Es gibt sehr schwere, meist plötzlich unter hohem Fieber einsetzende Formen mit bedrohlichen, typisch-asthmatischen Anfällen, aber auch mittelschwere und verhältnismäßig leichte Formen, wo sich der spastische Charakter nur in einem mehr oder minder deutlich verlängertem Exspirium, in einem Keuchen nach Art des manchmal bei der Bronchialdrüsentuberkulose hörbaren Symptoms äußert, ohne daß der Zustand des Kindes einen bedrohlichen Eindruck macht und wesentliche subjektive Atembeschwerden zu bestehen scheinen. Bei der Auskultation des häufig pastös aussehenden Kindes hört man meist recht reichliches feuchtes Rasseln, seltener vorwiegend trockene Geräusche wie beim Asthma älterer Kinder. Schwere Fälle sind besonders in den frühen Lebensmonaten lebensgefährlich; die weit häufigeren leichten Formen geben auch in dem Sinn eine günstige Prognose, daß sie durchaus nicht Vorboten eines späteren Asthma bronchiale sein müssen; die Möglichkeit des Zusammenhangs mit einem solchen besteht allerdings.

Die Behandlung der akuten Bronchitis deckt sich größtenteils mit der der Grippe (s. S. 108) und Pneumonie (s. S. 122). Die üblichen Expektorantien haben, wenn überhaupt, nur wenig Wert. Man bedenke auch, daß ein Ipecacuanha-Infus für eine Therapia, ut aliquid fieri videatur, etwas teuer ist. Ein Decoct. rad. Primulae oder Althaeae (gewöhnlicher Eibischtee) tut dasselbe, ebenso Liqu. ammon. anis., 1—2 Tropfen in gesüßtem Tee oder kaffeelöffelweise eine 1—2%ige Lösung, oder Ammon. chlorat. 0,5: 100,0, zweistündlich 1 Kaffeelöffel.

Bei spastischer Bronchitis sind Kalziumpräparate angezeigt (Dosierung s. S. 86, 109); bei schwereren Fällen kann man Calzium Sandoz, intramusk. 1 Ampulle zu 5 ccm, einspritzen. Die bei Asthma Erleichterung bringende Adrenalininjektion wird beim Säugling selten notwendig sein (2—3 Teilstriche der Stammlösung), hingegen kann man von dem adrenalinartig wirkenden Ephetonin bei ausgesprochenen Fällen spastischer Bronchitis Gebrauch machen: $^1/_4$ Tablette dreimal täglich. Auch der Ephetoninhustensaft, der auch hustenstillendes Dionin enthält, zwei- bis dreimal täglich ein schwacher Teelöffel, ist empfehlenswert.

Bei starkem Hustenreiz ist gegen die Verordnung von hustenstillenden Mitteln (s. S. 109) nichts einzuwenden; die Befürchtung, daß dadurch die Expektoration behindert wird, ist nicht begründet. Bei asthmatischen Beschwerden können Narkotika, wie Noctal, Adalin, Urethan u. dgl., oft sehr günstig wirken.

Bei ausgesprochen chronischen Formen ist manchmal Jod von zweifellos günstiger Wirkung. Man gibt von einer Lösung Natr. jodat. 0,5—1,0 : 100,0 täglich 3 Kaffeelöffel, aber nicht länger als eine Woche.

Das beste Mittel zur Erzielung einer ausgiebigen Expektoration ist ein kühler Überguß, wie wir ihn auch bei den Pneumonien mit Erfolg anwenden (s. S. 122). Zeitweise Inhalationen (Apparate oder Dampfzelt), Vermeidung trockener Zimmerluft (feuchte Tücher, mit Wasser gefüllter Topf auf dem Ofen) sind gewiß anzuempfehlen, doch dürfen sie das wirksamste Mittel, die frische Luft, nicht in den Hintergrund drängen. Wie bei den Pneumonien ist auch bei den meisten Bronchitiden die Freiluft besser als alles andere!

Die Gefährlichkeit der grippalen Erkrankungen für den Säugling, auf die früher hingewiesen wurde, liegt in der besonderen Altersdisposition zur Pneumonie. In keiner Altersperiode ist die Morbidität und Mortalität an entzündlichen Lungenerkrankungen eine so hohe wie im ersten Lebensjahr; sie verringert sich schon während des zweiten Lebensjahres beträchtlich.

Anatomisch gehören die Säuglingspneumonien zum größten Teil in die Gruppe der lobulären (disseminierten) oder Herdpneumonien, die man auch als katarrhalische oder Bronchopneumonie bezeichnet. Die lobäre oder kruppöse (fibrinöse) Pneumonie, welche im späteren Kindesalter gegenüber den lobären Pneumonien immer mehr in den Vordergrund rückt und im Schulalter — wenigstens als selbständige Erkrankung — die weitaus prävalierende Form der Lungenentzündung darstellt, ist dem ersten Halbjahr fast gänzlich fremd und auch im zweiten Halbjahr (ebenso wie in den beiden folgenden Lebensjahren) im Verhältnis zu dem Heer der Lobulärpneumonien noch als relativ selten zu bezeichnen.

Immerhin treffen wir bisweilen auch schon beim Säugling auf Lungenentzündungen mit dem typischen Verlauf der kruppösen Pneumonie: plötzlichem Beginn, kontinuierlichem, remittierenden, manchmal wohl auch intermittierendem Fieber und dem charakteristischen kritischen Fieberabfall am 7. bis 9. Tag; erfolgt die Krise erst an einem späteren Tag, so spricht dies noch nicht gegen eine Lobärpneumonie. Die Erkrankung befällt bei der Lobärpneumonie bekanntlich einen Lungenlappen oder, was das häufigere sein dürfte, einen Teil eines Lappens, und zwar ohne Beteiligung der Bronchien. Sie ist auskultatorisch und perkutorisch oft erst in den letzten Krankheitstagen nachweisbar, und auch dann ist der Befund manchmal recht dürftig, so daß die Erkrankung sicherlich oft unerkannt bleibt. (Röntgenologisch sind solche Pneumonien meist sehr gut zu erkennen.) Ein Übersehen bringt dem Kind im allgemeinen keinen Schaden und eine Verwechslung mit einer konfluierenden Lobulärpneumonie ebensowenig; doch ist es immerhin nicht ganz unwesentlich, von dem Vorkommen lobärer Säuglingspneumonien zu wissen; denn die Prognose ist beim Säugling zwar keine so durchaus gute wie im späteren Kindesalter, aber immerhin wesentlich besser als die der Lobulärpneumonie: ohne Hinzutreten von Komplikationen ist, wenn es sich um einen sonst gesunden Säugling handelt, mit einem günstigen Ausgang zu rechnen.

Während die kruppöse Pneumonie eine ätiologisch und klinisch einheitliche Erkrankung darstellt, bilden die das Säuglingsalter beherrschenden Lobulärpneumonien eine Krankheitsgruppe, welche eine große Zahl sehr verschiedenartiger Krankheitsbilder umfaßt. Die Fülle der Verlaufsvarianten ist dadurch bedingt, daß vor allem einmal die Ätiologie keine einheitliche ist — neben Pneumokokkeninfekten kommen verschiedene andere Grippeinfekte und Mischinfektionen vor —; ferner treten die pneumonischen Herde bald vereinzelt in einem oder mehreren Lappen auf, bald so zahlreich, daß sie ineinanderfließen und zur Infiltration ganzer Lappen führen können (konfluierende Lobulärpneumonie); sie können sich auf eine umschriebene Partie der Lunge beschränken oder mehrere, ja sämtliche Lungenlappen befallen; die Bronchien können wenig oder stark mitbeteiligt sein; der Prozeß kann sich je nach der Virulenz des Erregers und der jeweiligen Widerstandskraft des Kindes bald nur langsam, bald mit rapider Schnelligkeit ausbreiten und auch abgesehen von der anatomischen Ausbreitung eine sehr verschieden schwere Rückwirkung auf den Organismus ausüben.

Man nimmt gewöhnlich an, daß die lobulärpneumonischen Herde dadurch zustande kommen, daß die katarrhalische Erkrankung der Bronchien auf die Lungenalveolen fortschreitet, mit anderen Worten: daß die katarrhalische oder Bronchopneumonie, wie man sie deshalb nennt, stets aus einer Bronchitis hervorgeht. Diese Annahme entspricht nicht den Tatsachen und kann den Arzt unter Umständen irreführen. Wir sehen sehr oft, daß auch die „Bronchopneumonie" unvermittelt einsetzt, ohne daß eine Bronchitis vorausgegangen wäre. Die Pneumonie kann aus einer Bronchitis hervorgehen, wahrscheinlich tritt aber nicht minder häufig, wenn nicht häufiger, die Bronchitis erst gleichzeitig mit der Erkrankung der Alveolen auf oder folgt dieser sogar erst nach. Wenn wir im Beginn der Erkrankung manchmal nur Rasseln hören und dieses Rasseln auch noch nicht den konsonierenden Charakter des Infiltrationsrasselns hat, so ist damit ja durchaus nicht gesagt, daß nicht schon kleine Infiltrationsherde bestehen, welche eben nicht genügend dicht sind, um ausgesprochene Infiltrationserscheinungen zu veranlassen. Gar nicht selten hört man aber auch bei Herdpneumonien anfänglich kein Rasseln, sondern als erstes Symptom Bronchophonie oder Bronchialatmen und erst wesentlich später kommt Rasseln dazu. Ja es gibt sicher Lobulärpneumonien, bei denen die Bronchien gar nicht oder nur in geringem Grad an der Erkrankung mitbeteiligt sind.

Wenn der Säuglingspneumonie oft eine grippale Rachenaffektion vorausgeht, so haben wir in dieser vielleicht den Primärinfekt zu sehen, aber nicht den Ausgangspunkt in dem Sinn, daß von ihm aus die Schleimhauterkrankung via Pharynx, Trachea, Bronchien per continuitatem auf die Lungenalveolen fortschritte. So kommt es, daß nach einem Prodromal- oder Initialstadium mit mäßigem Fieber und (mehr oder weniger ausgesprochenen) katarrhalischen Erscheinungen im Nasenrachenraum die Lungenentzündung oft ziemlich plötzlich mit Fieberanstieg und schweren Allgemeinsymptomen einsetzt.

Wenn man sich die mannigfachen Varianten des anatomischen Bildes der Herdpneumonien vor Augen hält, so begreift man, daß auch das klinische Verhalten bezüglich Fieberverlauf, Allgemeinerscheinungen, physikalischer Symptome, Krankheitsdauer alle erdenklichen Unterschiede aufweist. Das Fieber zeigt keinerlei charakteristischen Typus; das Auftreten neuer Herde veranlaßt oft ein Wiederansteigen des bereits im Sinken begriffenen Fiebers, so daß die Temperaturkurve einen unregelmäßigen, intermittierenden Verlauf zeigt.

Auch die physikalischen Symptome sind je nach der Ausbreitung des Prozesses sehr verschieden. Sind größere Lungenpartien ergriffen, so hört man über ihnen das für die Infiltration charakteristische scharfe Bronchialatmen, das aber manchmal nur auf einen ganz kleinen Bezirk beschränkt sein kann. Ein sehr wichtiges, den Geübten auf die richtige Fährte führendes Zeichen ist die Bronchophonie, jene ungemein charakteristische Veränderung des Stimmklangs beim Schreien. Bei stärkerer Beteiligung der Bronchien hört man feuchte Rasselgeräusche, welche in der Gegend infiltrierter Lungenteile den ebenfalls sehr charakteristischen konsonierenden Klang annehmen. Ausgesprochene Dämpfungen des Perkussionsschalles sind nur bei vorgeschrittenen Fällen zu erwarten; hingegen kann das Gefühl vermehrter Resistenz, das beim Beklopfen des elastischen Thorax beim Säugling über infiltrierten Lungenpartien oft sehr ausgesprochen ist, ein guter Wegweiser sein.

Der physikalische Nachweis pneumonischer Lungenverdichtungen stößt beim Säugling mitunter auf erhebliche Schwierigkeiten und erfordert Geduld und Übung. Man ist sehr von dem augenblicklichen Verhalten des Kindes abhängig. Bei oberflächlicher Atmung können infiltrierte Lungenteile ganz oder fast ganz ausgeschaltet sein, so daß die Auskultation ergebnislos bleibt. Tiefe Atemzüge lassen sich oft nur dadurch auslösen, daß man das Kind zum Schreien bringt, und tatsächlich treten hierbei manchmal die physikalischen Phänomene sehr deutlich zutage; doch kann das Schreien und Weinen die Untersuchung auch vollkommen behindern. Da heißt es eben wiederholt und unter verschiedenen Umständen untersuchen. Man mache es sich ferner zur Regel, sämtliche Lungenpartien zu untersuchen.

Mögen auch die hinteren, abhängigen Partien besonders häufig der Sitz pneumonischer Herde sein, so findet man solche doch durchaus nicht selten auch in den oberen und seitlichen Teilen; insbesondere unterlasse man es nie, die obersten Lungenpartien an der Schulterhöhe sowie die Achselhöhlen abzuhorchen. Dabei ist dringendst anzuraten, nicht nur mit dem Stethoskop, sondern auch mit dem bloßen Ohr zu untersuchen! Veränderungen des Atemgeräusches hört man oft nur bei direktem Abhorchen, während die Auskultation der Rasselgeräusche meist besser mit dem Stethoskop (Schlauchstethoskop) vorgenommen wird.

Man muß sich darüber im klaren sein, daß disseminiert angeordnete kleine Herde keine wahrnehmbaren Verdichtungserscheinungen hervorrufen können, daß die Nachweisbarkeit lobulärpneumonischer Infiltrate schon ein bis zu einem gewissen Grad vorgeschrittenes Krankheitsstadium zur Voraussetzung hat. Die Obduktion ergibt fast stets mehr als man intra vitam nachweisen konnte. Auch die Röntgenuntersuchung läßt oft viel ausgedehntere Verschattungen erkennen, als die physikalische Untersuchung vermuten ließ, was bei mehr zentral gelegenen Herden nicht verwunderlich ist. Der diagnostische Wert des physikalischen Befundes bleibt deswegen unbestritten, doch darf er uns bei der Beurteilung eines Falles nicht ausschlaggebend sein: das wichtigste sind die Allgemeinerscheinungen, besonders für unser therapeutisches Handeln.

Was den Habitus pneumonicus charakterisiert, sind vor allem die beschleunigten, oft von Stöhnen begleiteten, kurzen Atemzüge und das Nasenflügelatmen, die präinspiratorische Blähung der Nasenflügel. Der Husten ist bei den Pneumonien nicht immer ein dominierendes Symptom; er kann sehr gering sein, in manchen Fällen aber auch den Charakter eines quälenden Reizhustens annehmen.

Das Fieber ist, wie schon erwähnt, von wechselnder Intensität, bei den als selbständige Krankheit in Erscheinung tretenden Pneumonien allerdings meist recht hoch. Sehr häufig ist das Nervensystem beteiligt. Die Kinder befinden sich bald in einem hochgradigen Erregungszustand, bald sind sie apathisch, benommen und machen mitunter einen geradezu meningealen Eindruck. Recht oft, besonders im Beginn der Erkrankung und bei hohen Temperaturen, treten Krämpfe auf (meningeale und eklamptische Formen der Pneumonie). Mitunter erinnert die Bewußtseinstrübung an das Bild einer Toxikose. Solche toxischseptische Typen findet man besonders bei abszedierenden, foudroyant verlaufenden, manchmal hyperpyretischen Pneumonien, welche mitunter fast plötzlich beginnen und binnen wenigen Tagen zum Tode führen können. Begleiterscheinungen seitens des Verdauungstraktes (parenterale Dyspepsien) sind wie bei allen akuten Erkrankungen des Säuglingsalters auch bei Pneumonien nichts Seltenes.

Wenn man von den eben genannten Besonderheiten absieht, kann man die Säuglingspneumonien nach den Allgemeinerscheinungen in zwei Gruppen teilen, diejenigen, wo die pulmonalen Erscheinungen und der Status febrilis im Vordergrund stehen, und jene, bei denen die Störungen des Kreislaufsystems das Bild beherrschen. Man kann die erste Gruppe als pulmonalen oder roten, die zweite als kardialen (kardiovaskulären) oder blassen Typus bezeichnen.

Bei der „roten" Pneumonie zeigt das Gesicht starke fieberhafte Rötung. Die Erscheinungen seitens der Lungen können recht ausgedehnte sein, das dyspnoische Kind mit seinem glühheißen Körperchen macht einen schwerkranken Eindruck, und doch sieht die Situation nicht allzu bedrohlich aus: Herz und Gefäße halten den Anforderungen stand.

Anders beim zweiten Typus, dessen extreme Form durch hochgradige, mit Zyanose gepaarte Blässe gekennzeichnet ist (Cyanose blanche). Die Hautfarbe ist fahl, grau, zuweilen wachsartig blaß, die Lippen und peripheren Teile sind livid verfärbt, Hände und Füße fühlen sich kühl an. Der Muskeltonus ist schlaff (atonische Pneumonie), der Bauch oft meteoristisch aufgetrieben und gespannt. Die Leber und meist auch die Milz sind deutlich vergrößert. Der Puls ist oft kaum tastbar, die Herzfrequenz mitunter bis gegen 200 gesteigert — kurz: das Bild des drohenden Kollapses. Dabei besteht manchmal angstvolle Unruhe, häufiger allgemeine Schlaffheit und Apathie. Die physikalischen Erscheinungen über den Lungen müssen keine sehr sinnfälligen sein. Übrigens ruft die Bronchitis capillaris (s. o.) ganz gleiche Zustandsbilder hervor.

Es versteht sich von selbst, daß die beiden genannten Typen nicht scharf voneinander getrennt werden können, daß zwischen ihnen fließende Übergänge und auch innerhalb einer Gruppe wesentliche graduelle Unterschiede bestehen; und doch ist die Sonderung in prognostischer und therapeutischer Hinsicht von großem Belang.

Während die bisher genannten Formen der Pneumonie den Stempel einer selbständigen Erkrankung tragen, gibt es im Säuglingsalter unzählige Fälle, bei denen die Pneumonie sich einer anderen Krankheit zugesellt und einen ausgesprochen sekundären Charakter zeigt.

Bei sehr vielen chronischen Ernährungsstörungen ist es eine terminale Pneumonie, welche den letalen Ausgang verursacht, und auch viele akute Ernährungsstörungen fallen einer Pneumonie zum Opfer. Die Mehrzahl der Pneumonien, welche während des ersten Vierteljahres vorkommen, gehören in diese Kategorie der sekundären Pneumonie; die imposanten Pneumonieerkrankungen sind in den ersten Lebensmonaten selten. Denn charakteristisch ist für die sekundären Lungenentzündungen die Dürftigkeit der klinischen und physikalischen Erscheinungen. Der Habitus pneumonicus fehlt oder ist kaum angedeutet, das Fieber ist meist gering, ja kann sogar völlig fehlen, die physikalischen Symptome beschränken sich nicht selten auf geringgradiges Knisterrasseln, das neben der Wirbelsäule zu hören ist, woselbst sich diese „paravertebralen“ Pneumonien in den schlecht ventilierten atelektatischen oder dystelektatischen Lungenpartien besonders leicht etablieren. Häufiger als bei den primären Pneumonien sind die übrigen Lungenteile emphysematisch, der Thorax ist gebläht, in Inspirationsstellung, die Atmung dementsprechend sehr seicht.

Nehmen solche Fälle einen letalen Ausgang, wie es ja leider häufig der Fall ist, so lautet die anatomische Diagnose „Pneumonie“; doch ist die Pneumonie nicht so sehr eigentliche Todesursache als vielmehr eine Begleit- und Folgeerscheinung der schweren, durch die Grundkrankheit veranlaßten Beeinträchtigung der Abwehrkräfte.

In die Kategorie der asthenischen Pneumonien, welche bei kranken Säuglingen während des ganzen ersten Lebensjahres und ganz besonders im ersten Vierteljahr vorkommen, gehören auch die Lungenentzündungen, denen so viele frühgeborene und lebensschwache Kinder in den ersten Lebenswochen erliegen. Wenn dort die (erworbene) Krankheit die Widerstandskraft herabsetzt, so ist es hier die (angeborene) Lebensschwäche, welche der Entzündung Vorschub leistet. Die Armut des Krankheitsbildes an pneumonischen Symptomen ist bei den Pneumonien der Frühgeborenen besonders ausgesprochen. Gewöhnlich geschieht nichts anderes, als daß das Kind eines Tages sein bis dahin rosiges Aussehen verliert, sich grau, blaß, zyanotisch verfärbt, an Gewicht verliert, welk wird, und nach wenigen Tagen „auslöscht“. Wenn Atemstörungen auftreten, so sind es asphyktische (apnoische) Zyanoseanfälle, aber keine Steigerung der Atemfrequenz, kein Nasenflügelatmen. Die Auskultation ergibt zuweilen in den hinteren unteren Lungenpartien atelektatisches Knistern, weiter nichts. Die Temperatur bleibt afebril, ja ist unter Umständen subnormal.

Auch hier gibt es natürlich Übergangsformen, wo sich klinisch und physikalisch Pneumoniesymptome bemerkbar machen, doch kann man wohl sagen, daß sich ein größerer Gegensatz als zwischen diesen asthenischen und „asphyktophilen“ Pneumonien einer-, den schweren pulmonalen oder kardiovaskulären Typen andererseits kaum denken läßt.

Wenn man sich die Fülle der Formen vergegenwärtigt, unter denen die Säuglingspneumonie in Erscheinung tritt, so begreift man, daß auch von einer einheitlichen Behandlungsmethode keine Rede sein kann. Paßt man sich den Verhältnissen des einzelnen Falles an, so kann eine zielbewußte Behandlung und Pflege sehr viel leisten. Besonders muß auf den Wert einer sachverständigen Pflege hingewiesen werden; es genügt bei schweren Säuglingspneumonien weniger denn irgendwo, sich auf bloße Anordnungen und Verordnung von Medikamenten zu beschränken.

Eine spezifische therapeutische Einflußnahme auf den Krankheitserreger kommt höchstens bei den Pneumokokkeninfektionen in Betracht, wo wir im Chinin ein als Spezifikum geltendes Mittel besitzen; bei den gewiß nicht seltenen Erkrankungen anderer Ätiologie dürfen wir uns vom Chinin kaum viel Erfolg versprechen, und eklatante Wirkungen dürfen wir wohl auch bei den durch Pneumokokken hervorgerufenen Erkrankungen im allgemeinen nicht erwarten. Immerhin ist es bei allen grippalen Erkrankungen gerechtfertigt, Chinin in Anwendung zu bringen. Man injiziert entweder die obligate Chininlösung — Chinin. hydrochlor. 1,0; Urethan 0,5; Aqu. dest. ad 10,0, täglich $^1/_3$—1 ccm intramuskulär — oder die in Ampullen erhältliche fertige 25%ige Chininlösung: Solvochin, täglich 0,3—0,5 ccm intramuskulär, oder Transpulmin, eine Lösung von basischem Chinin und Kampfer in ätherischen Ölen, täglich 0,25—0,5 (—1) ccm. Diese Präparate sollen in den ersten Krankheitstagen, und zwar 3—4 Tage hindurch gegeben werden; man injiziert sie im angewärmten Zustand; die zum Aufziehen der Lösung verwendete Nadel ist bei der Injektion durch eine neue zu ersetzen. Will man nicht injizieren, so verabreicht man das Chinin am besten in Suppositorien, z. B. Chinin. hydrochlor. 0,1; Butyr. Cacao 1,0 (für ein 10 Monate altes Kind, nach der Dosierung: soviel Zentigramme als Lebensmonate). Zur inneren Darreichung eignen sich besonders die nicht bitteren (aber relativ teueren) Präparate Aristochin, Euchinin (in ähnlichen oder etwas höheren Dosen), Chinin Weil (0,1—0,25). Bei Pneumokokkeninfekten wird besonders das Optochin empfohlen; auch dieses gibt man am zweckmäßigsten rektal, in Suppositorien oder in Öl: Optochin. basic. 0,02—0,03, 3—4mal täglich durch 3—4 Tage (nicht länger!), eventuell auch intern in Milch.

Wie bei allen akuten Infekten kann man auch bei der Säuglingspneumonie Omnadin injizieren, 1 ccm intramuskulär, durch

2—3 Tage. Bei septischen (abszedierenden) Formen kommen Trypaflavininjektionen in Frage, pro die 3—5 ccm der in Ampullen erhältlichen $^1/_2{}^0/_0$igen Lösung, welche aber nur intravenös gegeben werden darf!

Natürlich kann man bei den Pneumonien der Säuglinge auch die verschiedenen Grippemittel verabreichen (s. S. 108), welche unter Umständen schon als Antipyretica ihre Berechtigung haben. Von den Expektorantien darf man sich ebenso wie bei der Bronchitis nicht viel erwarten. Will man die von Exsudat erfüllten Alveolen zur Entfaltung bringen, so geschieht dies am wirksamsten durch eine maximale Inspirationsbewegung, wie man sie durch einen kühlen Überguß auslösen kann: man bringt das Kind vorerst in ein warmes Bad, hebt es für einen Augenblick aus diesem heraus und übergießt es rasch mit einer tüchtigen Portion zimmergestandenen Wassers; dann zurück ins warme Bad. Bei schweren kardiovaskulären Störungen, den blaß-zyanotischen Typen, ebenso bei starker Erregung des Kindes, ist diese Behandlungsmethode nicht unbedenklich, bei den „pulmonalen" Formen und bei starker Beteiligung der Bronchien leistet sie aber Vorzügliches und verdient, daß man ausgiebigst von ihr Gebrauch macht — unter Umständen mehrmals am Tage. Allzu ruhige und seicht atmende Kinder soll man öfters zum Schreien reizen. Die alte Vorschrift, pneumoniekranke Kinder oft umzulagern und herumzutragen, ist vollkommen berechtigt, freilich auch nur mit gewissen Einschränkungen. Man hüte sich vor einem schematisierenden Vorgehen!

Pneumoniekranke Säuglinge befinden sich manchmal in einem hochgradigen Erregungszustand. Hier wird man alles vermeiden, was die Erregung steigern könnte. Bei hohem Fieber kann eine kühle Einpackung beruhigend wirken, doch lasse man das Kind nicht, wie das oft geschieht, zwei Stunden im Wickel liegen, weil man damit oft das Gegenteil von dem erreicht, was man beabsichtigt; keine Abkühlung, sondern eine Wärmestauung. Auch Dunstumschläge können ihre Berechtigung haben, sie wirken manchmal günstig auf die Zirkulation, sicherlich auch schmerzlindernd — man verordne sie aber nicht gedankenlos. Bei erregten Kindern scheue man sich nicht, auch von inneren Beruhigungsmitteln Gebrauch zu machen: es steht uns eine große Zahl harmloser Mittel zur Verfügung, die einem Säugling sicher weniger schaden als quälende Schlaflosigkeit: z. B. Bromural, $^1/_2$—1 Tablette zu 0,3; Urethan, 0,5 bis 1,0 in wässeriger Lösung per os oder rektal; Somnacetin, $^1/_2$ Tablette oder 10 Tropfen des S. solubile; Somnifen, 3—5 Tropfen oder 2—3 Teilstriche einer Ampulle; Noctal, $^1/_2$ Tablette; Abasin oder Adalin, $^1/_4$ oder $^1/_2$ Tablette; Luminaletten (zu 0,015 Luminal), 1—3 Stück; oder die zugleich schmerzstillenden Mittel Cibalgin und Dormalgin, $^1/_4$—$^1/_2$ Tablette, 5—10 Tropfen der flüssigen Präparate oder Orig.-Suppositorien usw. In diesem Sinn kann auch Kodein oder Dionin gegeben werden (0,005, sogar 0,01, falls die erste Dosis nicht wirksam sein sollte, eventuell in mehreren Einzeldosen); es vermag manchmal quälenden Hustenreiz zu stillen. Man braucht nicht zu fürchten, daß dadurch die Expektoration beeinträchtigt wird, wenn man sie auf andere Weise anregt (s. o.).

So kann bald Beruhigung, bald Aufrütteln aus allzu großer Ruhe am Platz sein — wo, ergibt die Beobachtung und Erfahrung. Eine in der Pflege pneumoniekranker Säuglinge erfahrene Schwester ist mehr wert als alles Medizinieren!

Eines individualisierenden Vorgehens bedarf es auch bei der heute von der Mehrzahl der Pädiater in den Vordergrund gestellten Freiluftbehandlung der Kinderpneumonien. Man bringt das kranke Kind, das bei kühler Lufttemperatur selbstverständlich entsprechend warm eingehüllt sein muß, an das geöffnete Fenster oder — noch besser — auf eine windgeschützte Terrasse, und zwar auch in der kalten Jahreszeit. Die Mehrzahl der Kinder reagiert auf die Einatmung frischer Luft vorzüglich: das Kind atmet leichter, beruhigt sich, sieht besser aus. Sollte dies nicht der Fall sein — und es gibt Ausnahmen von der Regel! —, so bringe man es wieder ins Zimmer zurück, sorge aber dafür, daß die normale Zimmertemperatur nicht überschritten wird, daß die Luft nicht zu trocken ist (feuchte Tücher, Inhalation) und daß unter allen Umständen gut gelüftet wird (Zweizimmersystem). Bei Kindern, welche von ihren Angehörigen aus Angst vor Erkältung vorwiegend im Zimmer gehalten und dadurch verwöhnt wurden, ist größere Vorsicht am Platz als bei solchen, welche in gesunden Tagen täglich ins Freie gebracht wurden.

Bei stärkerer Dyspnoe, besonders wenn sich Zyanose hinzugesellt, wirken Sauerstoffinhalationen oft ganz vorzüglich. Es genügt mitunter, wenige Minuten inhalieren zu lassen, um das Aussehen des Kindes wesentlich zu verbessern. Bei jedem schweren Pneumoniefall sollte ein Sauerstoffapparat bereitstehen. Sehr zu wünschen wäre, daß das heute an Stelle des reinen Sauerstoffs bei asphyktischen Zuständen viel verwendete Sauerstoff-Kohlensäuregemisch (mit etwa

5—10% CO_2) auch bei den Säuglingspneumonien mehr Verwendung fände. Die Kohlensäure bewirkt nicht nur eine Anregung des Atemzentrums, wie wir sie auch durch Injektion von Lobelin (1 Ampulle zu 0,003 g) oder Icoral (1 ccm der 0,5%igen, eventuell aber bis zu 0,3 ccm der 5%igen Originallösung), von Coramin oder Cardiazol erzielen, sondern ist auch ein äußerst wirksames Mittel für die Belebung des Kreislaufs.

Der Überwachung des Blutkreislaufs kommt bei der Pneumoniebehandlung eine ganz besondere Bedeutung zu. Für die früher viel verschriebenen Digitalispräparate besteht nach unseren neueren Kenntnissen über die Digitaliswirkung beim Menschen kaum eine begründete Indikation. Man verordnete früher jedem Säugling mit drohender Pneumoniegefahr ein Digitalisinfus von etwa 0,15 : 100,0, welches innerhalb 3 bis 4 Tagen zu verabreichen war. Heute wissen wir, daß die Digitalis nur auf das dilatierte und hypertrophische Herz eine Wirkung ausübt, daß also eine „prophylaktische" Digitalisbehandlung zur „Kräftigung des Herzens" kaum etwas beitragen kann. Wenn man Digitalispräparate gibt, so hat dies höchstens bei akuter Herzinsuffizienz einen Sinn, wo man dann aber besser ein zu injizierendes Präparat (Digalen, Digipurat, Digifolin, $^1/_4$ bis $^1/_2$ ccm intramuskulär) oder ein rektal verabreichbares Mittel (z. B. Digitalisdispert-Suppositorien, 3mal täglich $^1/_4$ Stück, entsprechend 0,02—0,03 g fol. Digit. titr. als Einzeldosis) verwendet. Der tatsächlich zur Kräftigung des Herzmuskels beitragende Traubenzucker kann in 10—15%iger Lösung in Mengen von etwa 30 ccm in die Glutäalmuskulatur eingespritzt werden. Bei akuter Herzinsuffizienz kann man ihn in 20 bis 25%iger Konzentration in Mengen von 5—10 ccm (und mehr) in den Sinus longitudinalis injizieren, wobei jedoch die gleichzeitige Verabreichung von Kreislaufmitteln ratsam ist.

Mit der Anwendung von Kreislaufmitteln soll man so lange zurückhaltend sein, bis eine Indikation für ihre Anwendung gegeben erscheint. Eine Maßnahme, welche besonders bei den blassen Pneumonien angezeigt ist, wird auch bei den als rein pulmonal imponierenden Formen mit bestem Erfolg in Anwendung gebracht, nämlich der Senfwickel. Das Kind bleibt, nachdem man es in den mit dem möglichst heißen Senfmehlauszug durchtränkten Wickel eingeschlagen und sodann gut mit einem Wolltuch umhüllt hat, ungefähr eine Viertelstunde in der Packung liegen, kommt dann in ein Bad, in dem man es von den noch haftenden Mehlresten reinigt, und wird, wenn es der Allgemeinzustand als erlaubt erscheinen läßt, zuletzt kühl übergossen. Statt des Senfmehls (1—3 Handvoll auf 1 l Wasser) kann man auch 200 g Bolus alba nehmen, in die man 3 Tropfen Ol. Sinapis verrührt hat (billiger!). Bei sehr erregten Kindern wird man von dieser immerhin eingreifenden Prozedur Abstand nehmen; sonst kann sie als „Aderlaß in die Haut“ zur Entlastung des Kreislaufs und der Lungen sowie bei drohender Atemlähmung von bester Wirkung sein und möge deshalb oft zur Anwendung kommen.

Der Aderlaß selbst kann bei kardiovaskulären Typen, solange keine ausgesprochenen Kollapserscheinungen bestehen, äußerst günstig wirken. Man kann 10—15 ccm Blut pro kg Körpergewicht entnehmen (im allgemeinen 30—60 ccm). Die Venaepunctio wird beim Säugling am besten am Sinus sagittalis vorgenommen, den man bei noch offener Sagittalnaht im Verlauf dieser, bei geschlossener im hinteren Winkel der großen Fontanelle vornimmt („Sinusnadel“ mit Hemmknöpfchen ca. 1 cm oberhalb der Spitze). Leicht durchführbar ist eine Arteriotomie an der Arteria temporalis. Diese wird ca. 1 cm vor der Ohrmuschel in der Höhe des oberen Ohrrandes (nach eventuellem Rasieren und Jodanstrich) am horizontal gelagerten Kind durch einen etwa 1 cm langen Schnitt durchtrennt; der Kopf des Kindes wird dann rasch zur Seite gedreht, das ausströmende Blut in einem Meßzylinder aufgefangen. Die Blutung ist durch Kompression mit einem sterilen Tupfer sehr leicht zum Stehen zu bringen. Die Arteriotomie an der Temporalis ist wesentlich einfacher ausführbar als die der Radialis, welche doch immerhin einen chirurgischen Eingriff bedeutet, nur sind die erzielbaren Blutmengen zuweilen etwas gering; man kann die Temporalisdurchtrennung auch an beiden Seiten ausführen.

Der Moment, in welchem man mit der Anwendung von exzitierenden Kreislaufmitteln beginnen soll, ist nicht ganz leicht zu bestimmen. Theoretisch soll es beim Eintritt von Kollapserscheinungen der Fall sein, also wenn starke Zyanose (blaugraue Verfärbung), Auskühlen der peripheren Körperteile, frequenter, kleiner Puls, Blutdrucksenkung einsetzen; auch Leberschwellung und Meteorismus sind ernste Zeichen der Kreislaufinsuffizienz. Erreicht die Insuffizienz bedrohliche Grade, so reagiert die Haut auf Applikation des Senfwickels nicht mehr mit Hyperämie — ein böses Zeichen! Arbeiten der jüngsten Zeit haben ergeben, daß erst im Kollaps eine Herabsetzung der zirkulierenden Blutmenge eintritt, während diese bei den blassen Typen der Pneumonie anfänglich sogar vermehrt sein kann, was eine Anregung der Zirkulation durch Gefäßmittel theoretisch als nicht indiziert erscheinen ließe. Die Erfahrung lehrt aber, daß man die im Kollaps angezeigten Mittel auch prophylaktisch mit bestem Erfolg anwenden kann. Wir empfehlen also, in allen Fällen von drohender Kreislaufinsuffizienz reichlich Analeptica zu verabreichen. Man verordne innerlich Cardiazol (liquidum), mehrmals täglich, eventuell 2—3stündlich 10 Tropfen; Coramin ebenso; auch Koffein ist von zweifellosem Wert, soll nur bei ausgesprochen erregten Kindern vermieden werden: 3stündlich 1 Kaffeelöffel einer 1%igen Lösung. Will man raschere Wirkung erzielen, muß man zu Injektionen greifen: Ol. camphorat. (10% oder auch 20%), am besten in größerer Dosis (5 ccm des stärkeren Präparates), 2mal täglich intramuskulär (Kampferdepot). Im allgemeinen zieht man wegen der Möglichkeit einer toxischen Wirkung sowie der sogenannten Kampferabszesse die neueren Mittel vor, wie Cardiazol, Coramin (1/2 Ampulle der 25%igen Lösung subkutan oder intramuskulär als Einzeldosis), Hexeton (10%), 0,3—0,5 ccm intramuskulär. Vom Coffein. natriobenzoic. oder natriosalicyl. gibt man 3—4mal täglich 1/2—1 ccm der 10%igen Lösung intramuskulär (nicht bei stärkerem Erregungszustand). Auch Strychnin. nitr. (1/4—1/2 ccm der 1promilligen Lösung, frisch bereitet!) kann von guter Wirkung sein.

Sobald der Kollaps da ist, ist die Anwendung von Adrenalin angezeigt. Das Adrenalin. (Suprarenin.) hydrochlor. selbst kommt nur in Form von Injektionen zur Anwendung, 0,1 ccm der 1promilligen Lösung (subkutan oder intramuskulär). Größere Einzeldosen sind zu vermeiden, da bei geschädigtem Herzmuskel ein allzu starker Widerstand in der Peripherie nicht unbedenklich ist. Von dem diesbezüglich weniger zu fürchtenden Sympatol (10%) gibt man intern 3—5mal je 10 Tropfen oder injiziert 1/4—1/2 ccm subkutan. Von adrenalinartig wirkenden Mitteln ist besonders das Ephetonin zu nennen, von dem man 2—3mal täglich 1/4—1/2 Tablette intern verabreicht oder 0,2—0,5 ccm der Ampullenlösung subkutan einspritzt. Eine ähnliche Wirkung kommt auch dem Hypophysin zu, von dem man 1/4—1/2 ccm subkutan gibt. Es wird auch als Mittel gegen den Meteorismus empfohlen; besonders wirksam soll die intravenöse Injektion (0,1 ccm) sein. Auch Adrenalin selbst, sowie Ephetonin können vielleicht zur Vertreibung der in den Mesenterialgefäßen stagnierenden Blutmassen beitragen und damit den Meteorismus verringern, der durch Hochdrängung des Zwerchfells die Atmung so sehr beeinträchtigt und leider sehr schwer zu beheben ist. In verzweifelten Fällen, bei bereits eingetretenem Herzstillstand, kann man eine intrakardiale Adrenalininjektion versuchen ($^1/_2$ ccm im 3. oder 4. Interkostalraum, knapp am Sternum); gleichzeitig 1 ccm Lobelin subkutan.

Auf die günstige Wirkung der Kohlensäureinhalation (im O—CO_2-Gemisch) wurde schon hingewiesen. Auch CO_2-Bäder*) wirken nicht nur als Reiz auf die Haut, sondern auch in dem Sinn, daß Kohlensäure durch die Haut aufgenommen wird und den darniederliegenden peripheren Kreislauf anregt. Unter den vielerlei hydrotherapeutischen Prozeduren, die beim pneumoniekranken Säugling in Betracht kommen, möge das Kohlensäurebad nicht an letzter Stelle stehen!

Die große Zahl der vorstehend angeführten Behandlungsverfahren möge ja nicht als Anregung zur Polypragmasie aufgefaßt werden. Es sei sogar ausdrücklich betont, daß man mit möglichst einfachen Mitteln auszukommen trachten soll. Nach einer Schablone darf man die Säuglingspneumonie niemals behandeln; wie kaum bei einer anderen Krankheit ist hier ein individualisierendes Vorgehen nach klarer Indikationsstellung geboten.

Die Nahrungszufuhr stößt bei den schweren grippalen und pneumonischen Erkrankungen oft auf erhebliche Schwierigkeiten. Man muß trachten, wenigstens den Erhaltungsbedarf so weit als möglich zu decken, was bei darniederliegendem Nahrungsverlangen die Verfütterung konzentrierter Gemische notwendig macht. Parenterale Dyspepsien sollen nicht dazu veranlassen, etwa die Nahrung auszusetzen; doch gibt man bei stärkerer Durchfallsneigung besser antidyspeptische Heilnahrungen. Sehr wichtig ist die Sorge für ausgiebige Wasserzufuhr. Manchmal verweigern die Kinder größere Mengen von Nährgemischen, trinken aber gierig Wasser oder Tee. Man soll sie gewähren lassen, da der Wasserverlust bei hochfebrilen Erkrankungen sehr erheblich sein kann und die Flüssigkeitszufuhr auch ein infektiöses Fieber zu verringern vermag. Trinkt das Kind genügende Mengen Wasser oder Tee, so soll man Zucker zusetzen (10%₀ oder mehr), eventuell den wenig süßenden und dabei wenig gärenden Nährzucker. Verweigert das Kind auch die Flüssigkeitsaufnahme, so muß der Wasserverlust wenigstens teilweise durch Einläufe und subkutane Infusionen gedeckt werden.

*) Präparate zur Herstellung künstlicher Kohlensäurebäder halten die Apotheken vorrätig. Herstellung nach Beschreibung. Verweildauer im Bad etwa 10 Minuten.

Pleuritis, Empyem.

Die im Säuglingsalter vorkommenden Pleuritiden sind fast durchwegs eitriger Natur. Seröse Exsudationen geringen Grades kommen als klinisch bedeutungslose Begleiterscheinung von Pneumonien oder Vorläufer von eitrigen Exsudaten vor. Die Pleuritis serosa des späteren Kindesalters — bekanntlich stets tuberkulöser Ätiologie — ist dem Säuglingsalter fremd; man findet sie bei der Säuglingstuberkulose als selbständige Krankheit nur ganz ausnahmsweise.

Man kann bei der Säuglingspleuritis zwei Typen unterscheiden, die fibrinös-eitrigen Formen und die durch Ansammlung flüssigen Eiters im Pleuraraum charakterisierten Empyeme; Übergangsformen sind im Säuglingsalter sehr häufig anzutreffen.

Die fibrinös-eitrige Pleuritis ist entweder Begleiterscheinung eines pneumonischen Lungenprozesses, besonders eines solchen abszedierender Natur, oder Teilerscheinung einer septisch-pyämischen Erkrankung. Die Diagnose ist nicht leicht. Das durch Pleuraschmerzen verursachte, stöhnende, oberflächliche Atmen kommt auch bei reinen Lungenprozessen vor, Reibgeräusche sind nicht immer hörbar und können auch leicht mit Rasselgeräuschen, welche gleichzeitig zu hören sind, verwechselt oder von ihnen nicht differenziert werden. Manchmal leitet ein leichtes Ödem der Hautdecke auf die richtige Spur. Da eine besondere Behandlung solcher Pleuraerkrankungen nicht notwendig ist, erwächst dem Kind kein Schaden, wenn sie übersehen oder verkannt werden. Die Prognose ist recht ernst. Die entzündlichen Erscheinungen an der Pleura können sich freilich wieder zurückbilden, doch ist die Gesamterkrankung meist eine schwere. Auch tritt relativ häufig eine eitrige Perikarditis hinzu — auch sie bleibt oft unerkannt —, der das Kind fast immer erliegt.

Auch das eigentliche Pleuraempyem, bei welchem das flüssig-eitrige Exsudat prävaliert, kann Teilerscheinung einer pyämischen Erkrankung sein; besonders die Staphylokokken- und auch ein großer Teil der (häufigeren) Streptokokkenempyeme gehören dieser Kategorie an. Die metapneumonischen oder — da sie sich zwar erst nach längerem Bestehen einer Pneumonie, aber in der Mehrzahl der Fälle noch bei Andauern der Pneumonie entwickeln — besser als synpneumonisch bezeichneten Empyeme sind meist durch Pneumokokken, seltener durch Streptokokken oder andere Keime hervorgerufen.

Die physikalische Untersuchung kann das für die Ansammlung größerer Flüssigkeitsmengen im Pleuraraum charakteristische Bild ergeben (intensive Dämpfung, abgeschwächtes Kompressionsatmen, Abschwächung der Bronchophonie und des Stimmfremitus, Verdrängungserscheinungen), doch muß dies keineswegs der Fall sein. Die Dämpfung ist zwar bei jedem etwas umfangreicheren Exsudat recht intensiv, wenn auch nicht immer ausgesprochener Schenkelschall anzutreffen ist; aber die Auskultation ergibt durchaus nicht immer abgeschwächtes Atmen, sondern mitunter lautes Bronchialatmen, wenn nämlich bei einem sogenannten Mantelexsudat unterhalb des den Schall gut weiterleitenden Eiters komprimiertes, aber atmendes Lungengewebe liegt; Rasselgeräusche, welche früher vorhanden waren, können dann verschwinden, manchmal aber auch besonders gut hörbar sein.

Die Säuglingsempyeme sind nicht immer sehr umfangreich und zuweilen von fibrinöser Exsudation begleitet. So entstehen mitunter Verwachsungen zwischen Pleura pulmonalis und thoracalis und dadurch mehrkammerige Empyeme. Bei Pleuritis interlobaris kommt es zur Eiteransammlung zwischen den Lappen, so daß der Eiter erst nach einer gewissen Zeit in größerer Ausdehnung den Pleuraraum erreicht. Dies alles behindert mitunter das Ergebnis der zur Klärung der Situation vorgenommenen Probepunktion. Bei begründetem Verdacht auf Empyem muß man gegebenenfalls an mehreren Stellen punktieren, ehe man auf Eiter stößt. In der Anstalt wird die Diagnosestellung durch Anwendung des Röntgenverfahrens wesentlich erleichtert.

Die Prognose des Empyems hängt vom Alter des Kindes (Kinder der ersten Monate sind besonders gefährdet!), von der Ätiologie (metapneumonisch oder septisch, Art des Erregers), von der Ausdehnung und Art der Lungenerkrankung, insbesondere von dem Zustand der anderseitigen Lunge ab. Einen wesentlichen Einfluß auf den Krankheitsverlauf hat sicherlich auch die Behandlung; doch sieht man auch bei gleich behandelten Fällen sehr verschiedene Verlaufsformen; mitunter auffallend rasches Zurückgehen der Exsudation, andererseits raschen letalen Verlauf, am häufigsten protrahiertes, sich über Wochen, ja Monate hinziehendes Kranksein, das den Allgemeinzustand schwer beeinträchtigt (Abmagerung, Anämie), aber auch dann eine vollkommene Genesung durchaus nicht ausschließt.

Was die Behandlung betrifft, so ist man in der letzten Zeit beim Pleuraempyem überhaupt und ganz besonders bei dem des Säuglings von eingreifenderen operativen Verfahren immer mehr abgekommen, da man im unmittelbaren Anschluß daran oft eine rapide Verschlimmerung eintreten sah. Insbesondere ist dies bei stärkerer Mitbeteiligung der anderen Lunge, die ja bei den Herdpneumonien der Säuglinge nur selten ganz frei ist, zu befürchten; der durch die Rippenresektion herbeigeführte Pneumothorax bringt das Kind in größte Gefahr. Da ein Pneumothorax auch bei bloßer Thorakotomie eintritt und auch bei den Drainageverfahren (nach Bühlau, sowie Modifikationen) kaum vermeidbar ist, ist man zur Überzeugung gelangt, daß es das beste ist, den Eiter bloß durch wiederholte Punktionen zu entleeren. Daß man beim Punktieren nicht immer auf Eiter stößt oder die entleerbare Eitermenge mitunter gering ist, muß man in Kauf nehmen. Läßt sich Eiter leicht aspirieren, so entleert man natürlich möglichst große Mengen. Man verwende eine größere Spritze (10—20 ccm) und schalte zwischen Nadel und Spritzenansatz einen kurzen Gummischlauch ein. Die Nadel sei möglichst stark, da durch enge Nadeln dickflüssiger Eiter nicht hindurchgeht. Praktisch sind Spritzen mit durch Hähne absperrbaren doppelten Ansätzen. Der Eiteraspiration kann man eine Spülung des Pleuraraums anschließen, welche bei Pneumokokkenempyemen mit Optochin vorgenommen werden kann. Man spritzt eine frisch bereitete $^1/_2{}^0/_0$ige Lösung von Optochin. hydrochlor. körperwarm in einer Menge von ca. 30 ccm ein, saugt diese wieder an, ersetzt sie durch neue, und wiederholt diese Spülung bis zur Klärung. Zum Schluß können 0,5 ccm pro kg Körpergewicht einer $5^0/_0$igen Optochin.-hydrochlor.-Lösung in den Pleuraraum eingespritzt und in ihm belassen werden. Punktion und Spülung wird etwa 1—2mal in der Woche vorgenommen. Spülungen können auch mit Rivanollösung (1 : 2000—3000) ausgeführt werden.

Die Drainage oder Thorakotomie kommt erst dann in Frage, wenn man mit Punktionen nicht zum Ziel gelangt. Auch dann muß der Allgemeinzustand des Kindes und der Zustand der anderen Lunge genauestens berücksichtigt werden.

Die angeborenen Herzfehler.

Für den praktischen Arzt ist es vor allem wichtig, daß er einen angeborenen Herzfehler als solchen erkennt und sich nach dessen Feststellung über die Prognose auszusprechen imstande ist. Die Diagnose ist insofern nicht schwierig, als ein deutlich hörbares Herzgeräusch — es ist immer ein systolisches — beim Säugling so gut wie immer als Symptom eines angeborenen Herzfehlers aufgefaßt werden kann. Erworbene Herzfehler gibt es nicht, da die beim Säugling an sich äußerst selten vorkommende (stets „septische", niemals „rheumatische") akute Endokarditis wohl immer letal verläuft und ihr chronisches Stadium also niemals erreicht. Anämische Geräusche gibt es allerdings, doch kommen sie auch bei starken Anämien außerordentlich selten vor, am häufigsten noch bei schwerer sekundärer Anämie nach Blutverlusten (z. B. Melaena). Sonstige akzidentelle Geräusche, wie man sie im späteren Kindesalter recht häufig antrifft, sind dem Säuglingsalter fremd.

Was für ein Herzfehler vorliegt, ob ein Offenbleiben fötaler Verbindungswege (foramen ovale, ductus Botalli) oder der Folgezustand einer fötalen Klappenentzündung (z. B. eine Pulmonalstenose) oder eine zu den Mißbildungen zu zählende Veränderung (z. B. Septumdefekt, Transposition der großen Gefäße, Isthmusstenose der Aorta) kann auch der auf dem Gebiete der Herzdiagnostik Geübte oft nur vermuten und nicht mit Sicherheit entscheiden, da es sich einerseits sehr oft um kombinierte Fehler handelt, andererseits die charakteristischen Symptomenbilder, insbesondere die Erweiterungen und Hypertrophien einzelner Herzabschnitte, erst im Lauf des extrauterinen Lebens, häufig erst jenseits des Säuglingsalters, sich allmählich entwickeln. Fürs erste hat man nur überhaupt festzustellen, daß ein pathologischer Herzbefund vorliegt.

Dazu ist zu bemerken, daß selbst recht laute Herzgeräusche unbemerkt bleiben können, wenn das Kind während der Untersuchung unruhig ist, schreit oder auch nur rasch atmet: das Herzgeräusch wird von dem scharf klingenden Atemgeräusch leicht verdeckt. Man staunt mitunter, welch lautes systolisches Blasen bei flüchtiger Untersuchung überhört werden konnte! Man mache es sich deshalb zum Grundsatz, bei der Herzuntersuchung immer längere Zeit hinzuhorchen und vor allem zu warten, bis das Kind ganz ruhig ist. Zuweilen fällt eine Vergrößerung und besondere Intensität der Herzdämpfung auf; doch kann der Perkussionsbefund auch ganz normal sein. Manchmal weist eine starke Pulsation, sei sie nun sicht- oder fühlbar, oder gar ein Schwirren auf etwas Krankhaftes hin.

Die Feststellung eines angeborenen Herzfehlers bedeutet immer etwas Ernstes. Auch wenn vorerst keinerlei Störungen bemerkbar sind, kann man nie voraussagen, in welchem Grade sich der Defekt im wichtigsten Motor des Körpers später einmal auswirken wird, sobald die Belastung des Kreislaufs eine erheblichere wird, sobald im Verlauf irgendeiner Krankheit der Herzmuskel eine Schädigung erleidet usw. Doch ist es andererseits auch eine Tatsache, daß angeborene Herzfehler mitunter erst nach Jahren zufällig entdeckt werden, ohne daß die Vorgeschichte von irgendeiner Beeinträchtigung der körperlichen Leistungsfähigkeit zu berichten hat.

Im allgemeinen darf man behaupten, daß jene Fälle, bei denen man nichts anderes findet als ein systolisches Geräusch — keine wesentliche Veränderung der Herzgröße, keine Zeichen der Hypertrophie, kein Schwirren, vor allem keine Symptome einer Zirkulationsstörung —, prognostisch am günstigsten zu bewerten sind. Doch kann auch ein recht imposanter Herzbefund da sein, ohne daß nennenswerte subjektive Beschwerden vorhanden sind. Das Ausschlaggebende bei der Prognose sind die Allgemeinerscheinungen, welche ein Herzfehler im Gefolge hat: die Zyanose und Dyspnoe.

Die angeborene Blausucht, der sogenannte Morbus coeruleus, ist unter allen Umständen ein ominöses Zeichen. Es kann ein schwerer Herzfehler vorliegen, auch wenn gar kein Geräusch zu hören ist (z. B. Transposition der Hauptgefäße und großer Defekt im Septum ventriculorum). Solche Kinder leben meist nur einige Tage oder Wochen. Ist die Zyanose mäßig und wird sie bald geringer, so erscheint die Prognose schon etwas günstiger; doch sind alle Fälle mit bleibender, wenn auch geringer Zyanose als sehr ernste aufzufassen. Nur wo die Zyanose rasch abklingt und verschwindet, und besonders dort, wo überhaupt keine Zyanose vorhanden ist, wo auch dyspnoische Erscheinungen fehlen, darf man mit Vorbehalt eine relativ günstige Prognose stellen. Wenn gar nichts anderes Krankhaftes zu konstatieren ist als das systolische Geräusch, darf man den Eltern vielleicht die Sorge ersparen, welche die Diagnose „angeborener Herzfehler“ bedeutet, und sich vorerst mit der Eintragung des Befundes in sein Protokoll begnügen; man wird den Eltern die Wahrheit natürlich nicht dauernd verschweigen können, darf die Mitteilung aber auf einen Zeitpunkt verschieben, wo normales Verhalten und gutes Gedeihen des Kindes schon ein gewisses Vertrauen in eine günstigere Prognose rechtfertigen.

Nicht unwichtig ist es zu wissen, daß nach protrahierter oder sonstig schwerer Geburt Zyanosezustände vorkommen, welche auf ein durch Kreislaufshindernisse bedingtes vorübergehendes Offenbleiben der fötalen Verbindungen, insbesondere des Foramen ovale zurückzuführen sein dürften. Wenn nicht irgendwelche andere Umstände das Kind gefährden (intrakranielle Verletzungen, Lungenerkrankungen), geht die Zyanose mit der Besserung der Kreislaufverhältnisse vollständig zurück und auch die Verhältnisse am Herzen werden wieder ganz normale. Unter ähnlichen Bedingungen kommt es zuweilen auch zum Auftreten von Herzgeräuschen, die nach einigen Tagen wieder vollkommen verschwinden.

Eine Behandlung ist bei den Herzfehlern der Säuglinge nur insofern geboten, als subjektive Beschwerden (wie Dyspnoe, Erregungszustände) eine solche erfordern. Dann kommen in erster Linie Sedativa in entsprechend großen Dosen zur Anwendung. Sauerstoffinhalationen sind leider wenig wirksam. Bei dilatiertem, hypertrophischem Herzen kann man sich von der Darreichung der Digitalis einen gewissen Erfolg versprechen. Daß man mit dem individuell so verschieden wirkenden Mittel beim Säugling besonders vorsichtig („tastend") vorgehen muß, ist selbstverständlich. Doch muß man auch bei ihm stets bis zur wirksamen Dosis zu gelangen trachten (Digalen, Digipurat, Digifolin, sämtliche dreimal 3—5 Tropfen, Suppositorien und Injektionen, s. S. 122).

Die Pyurie (Cystitis, Pyelitis, Pyelocystitis, Pyelonephritis).

Unter den Erkrankungen der Harnorgane stehen im Säuglingsalter die entzündlichen Erkrankungen der Nieren, die Nephritiden, als selbständige Krankheiten noch ganz im Hintergrund. Degenerative Zustände des Nierenparenchyms, die sich klinisch im wesentlichen in einer meist mäßigen Albuminurie und Cylindrurie äußern, sind zwar eine häufige Begleiterscheinung schwerer, besonders toxischer Ernährungsstörungen und für den Arzt ein nicht zu unterschätzender Indikator für die Schwere der vorliegenden Erkrankung, doch haben sie im Gesamtbild der Krankheit immerhin nur die Bedeutung eines Symptoms.

Anders die als Ausdruck einer entzündlichen Erkrankung der ableitenden Harnwege aufzufassende Pyurie (Eiterharnen), welche schon im Säuglingsalter als eine Krankheit oder Krankheitsgruppe ausgesprochen selbständigen Charakters hervortritt. Man sprach früher und spricht auch heute noch vielfach von Cystitis oder (nach dem häufigsten Erreger) Colicystitis. Das ist insofern nicht ganz richtig, als wohl in den meisten Fällen das Nierenbecken mitbeteiligt ist; manchmal scheint der Krankheitsprozeß sogar vorwiegend im Nierenbecken lokalisiert zu sein. Da mitunter auch die Niere in Form interstitieller Entzündung oder Abszeßbildung beteiligt ist, ausnahmsweise die renale Lokalisation sogar im Vordergrund stehen dürfte, und wir auf Grund des Harnbefundes und klinischen Verhaltens nicht in der Lage sind, mit Sicherheit zu entscheiden, ob der im Harn erscheinende Eiter ganz oder vorwiegend aus der Blase, dem Nierenbecken oder vielleicht der Niere selbst stammt, hat man die nichts präjudizierende Bezeichnung Pyurie gewählt. Tatsächlich ist diese wohl meistens der Ausdruck einer Pyelocystitis.

Es gibt wenig Säuglingskrankheiten, die so häufig übersehen oder verkannt werden wie die Pyurie. Es sei darum an dieser Stelle nachdrücklichst auf die Notwendigkeit der Harnuntersuchung auch beim kranken Säugling hingewiesen. Es ist durchaus nicht so schwierig, von einem Säugling Harn zu gewinnen, als manchmal angenommen zu werden scheint. Einer vernünftigen Mutter gelingt es oft ganz leicht, beim Umwickeln des Kindes in einem bereitstehenden (gut gereinigten!) Glas oder Schälchen Harn aufzufangen. Glückt dies nicht, so pflegt man beim männlichen Säugling eine dickwandige Eprouvette (keine Kocheprouvette, welche leicht zerbricht!) oder ein dickwandiges Kölbchen (sogenanntes Erlenmayerkölbchen) mit genügend weitem Hals über den Penis zu stülpen und mittels eines Pflasterstreifens am Mons Veneris zu befestigen; das zwischen den Beinen eingeklemmte Gefäß wird durch eine um die Oberschenkel geschlungene Windel in dieser Stellung fixiert. In ähnlicher Art kann man auch bei Mädchen ein Auffanggefäß an die Vulva anpressen und befestigen. Einfacher ist es hier, den Harn mittels eines Metallkatheters (für Säuglinge), wie ihn jeder praktische Arzt besitzen sollte, zu entnehmen. Ist der Katheter, wie ja selbstverständlich, ausgekocht und wurde die Urethralöffnung mit einem feuchten Tupfer (schwache Sublimat- oder Permanganatlösung) gut gereinigt, so ist, wenn das Katheterisieren nicht oft wiederholt wird, eine Infektion der Blase nicht zu befürchten. Soll der Harn bakteriologisch untersucht werden, so muß er auf diese Weise entnommen werden; aufgefangen wird er in diesem Fall in einer durch Auskochen sterilisierten Eprouvette.

Bei Pyurie zeigt der frisch entleerte Harn eine gleichmäßige Trübung verschiedener Intensität. Die Trübung verschwindet weder auf Kochen oder Zusatz von Lauge (Uratträbung), noch auf Säurezusatz (Phosphattrübung). Sie ist bald gleichmäßig staubig, bald mehr körnig oder flockig. Die Reaktion des Harnes ist bei der Säuglingspyurie so gut wie immer eine sauere. Die Eiweißproben fallen entweder negativ oder — dem eitrigen Exsudat entsprechend — schwach positiv aus. Stärkerer Eiweißgehalt des pyurischen Harnes ist selten und spricht für eine Mitbeteiligung der Nieren. Die mikroskopische Untersuchung des Sediments ist zur Sicherung der Diagnose unerläßlich. Verfügt der Arzt über kein Mikroskop, so muß er den (möglichst frischen!) Harn einem Untersuchungslaboratorium zuweisen. Das Sediment besteht meist fast ausschließlich aus Leukozyten, welche vielfach in Haufen angeordnet sind. Nur in spärlicher Menge findet man daneben Epithelien verschiedener Form und Größe. Die geschwänzten Zellen, welche oft als für Nierenbeckenzellen charakteristisch angegeben werden, können auch aus der Blase stammen. Renale Elemente (Zylinder) pflegen vollkommen zu fehlen, wenigstens in den Anfangsstadien. Vereinzelte rote Blutkörperchen finden sich oft. Neben den Zellen sieht man im Sediment häufig lebhafte Eigenbewegung zeigende Mikroorganismen, die bei der Säuglingspyurie als Erreger weitaus am häufigsten vorkommenden Colibakterien. Über die Menge der Bakterien kann bloß die Untersuchung des kurz vorher entleerten Harnes Aufschluß geben, da sie sich im stehenden Harn sehr rasch vermehren. Der Bakteriengehalt des Harnes läßt sich schon bei bloßer Betrachtung des Harnes als ein (besonders bei leichtem stoßartigen Schütteln der Eprouvette eintretendes) silberiges Flimmern und Wogen erkennen.

Bei der Beurteilung des Harnbefundes ist sowohl auf den Bakteriengehalt als auch besonders auf die Eitermenge zu achten, also auf den Grad der Trübung, bzw. die Menge des sich absetzenden Sediments, das mitunter selbst nach dem Zentrifugieren eine breite eitrige Schicht bildet. Geringe Leukozytenbeimengung kann man daran erkennen, daß nach tropfenweisem Zusatz von (offizineller) Kalilauge und Schütteln im Harn langsam emporsteigende Luftperlen auftreten. Es ist jedoch für die Beurteilung des Krankheitsverlaufs wesentlich wichtiger, die Menge des Sediments zu registrieren. Wenn man bei einer abklingenden Pyurie im Zentrifugat des Harnes noch Leukozyten findet, so hat dies wenig zu bedeuten, wenn die Harntrübung zurückgegangen, der Harn wieder fast klar geworden ist.

Nur kurz sei erwähnt, daß es auch eine Pyurie (Leukozyturie) ohne Bakterienbeimengung und eine — praktisch wichtigere — Bakteriurie (ohne Eiterausscheidung) gibt. Beide treten gegenüber der bakteriellen Pyurie an Häufigkeit weit in den Hintergrund.

Als Krankheitserreger steht, wie schon erwähnt, das Bacterium coli an allererster Stelle, so daß man die ganze Krankheitsgruppe ohne weiteres auch als „Coliinfektion der Harnwege" bezeichnen kann. Gelegentlich findet man wohl auch andere Bakterien, so z. B. Staphylo-, Strepto-, Pneumokokken, doch gesellt sich auch in diesen Fällen in der Regel das b. coli hinzu und überwuchert die andern. Ausdrücklich sei hervorgehoben, daß der Gonokokkus als Erreger einer Zystitis beim Säugling, auch bei der Vulvitis gonorrhoica, kaum in Betracht kommt.

Die Pyurie des Kindesalters bevorzugt das erste Lebensjahr ganz besonders. Sie gehört zu den häufigen Säuglingskrankheiten. Das zweite und dritte Vierteljahr scheint am stärksten beteiligt zu sein, doch bleibt auch der erste Lebensmonat nicht ganz verschont. Während im späteren Kindesalter die Pyurie eine so gut wie ausschließlich bei Mädchen vorkommende Erkrankung ist, werden im ersten Jahr auch Knaben von ihr befallen; nichtsdestoweniger ist die Pyurie auch im Säuglingsalter beim weiblichen Geschlecht weitaus häufiger.

Was den Infektionsmodus betrifft, so wird seit vielen Jahren darüber gestritten, ob die Colibazillen von außenher — aszendierend — oder vom Blut aus — deszendierend — in die Harnwege gelangen. Schon die überwiegende Beteiligung der Mädchen spricht für die Annahme, daß in der Regel die Urethra die Infektionspforte bildet; dieser Weg ist auch bei Knaben nicht ausgeschlossen. Andererseits können die Colibazillen bei bestehender Bakteriaemie natürlich auch von der Niere aus in den Harn gelangen. Die Frage hat insofern nicht bloß theoretisches Interesse, als man bei einer aufsteigenden Infektion an den Einfluß von Pflegefehlern denken könnte. Tatsächlich mag es ja für die Besiedelung der Harnröhrenmündung nicht ganz belanglos sein, ob das Kind längere Zeit in der mit Stuhl beschmutzten Windel liegt, so daß man der Unsauberkeit nicht jede ätiologische Bedeutung absprechen kann. Ausschlaggebend ist dieses Moment aber keinesfalls: auch sehr gut gepflegte Kinder erkranken an Zystitis. Auch die Ernährung spielt keine wesentliche Rolle. Brustkinder bleiben keineswegs verschont.

Die Pyurie kann als scheinbar primäre Krankheit auftreten. Recht oft gehen ihr aber auch Krankheiten voraus, denen man eine auslösende Bedeutung zuerkennen muß, so daß man von einer sekundären Pyurie sprechen kann. Unter diesen auslösenden Erkrankungen stehen die grippalen in erster

Reihe; man kann die Pyurie dann geradezu als eine „sekundäre Grippe“ bezeichnen. Es scheint, daß in solchen Fällen vorerst nicht zur Coligruppe gehörige Keime (Staphylo-, Streptokokken) auf hämatogenem Wege eine Pyelitis hervorrufen und die in der Urethralmündung befindlichen oder in der Blase bereits vorhandenen Colibakterien nunmehr erst „einwandern“ oder zu wuchern beginnen — ein ähnlicher Vorgang wie bei der endogenen Coliinfektion des Dünndarms —, die primären Erreger überwuchern und schließlich das Feld behaupten. Zu den das Zustandekommen einer Pyurieerkrankung fördernden Momenten gehören natürlich auch die Ernährungsstörungen, ferner Hautinfekte usw. Auch der Erkältung wird eine krankheitsauslösende Bedeutung beigemessen.

Was die klinischen Erscheinungen der Pyurie anbelangt, so muß vor allem betont werden, daß ausgesprochene dysurische Symptome, wie sie beim älteren Kind nicht selten sind, beim Säugling meist fehlen oder verkannt werden. Zwar kommt es vor, daß uns die Mutter berichtet, das Kind mache sich auffallend oft naß oder es weine bei der Harnentleerung, aber viel häufiger vermißt man jegliche direkt auf die Harnorgane hinweisende Zeichen. Manchmal scheinen kolikartige Schmerzen zu bestehen; in vielen Fällen weist aber nichts auf nennenswerte Schmerzempfindungen hin.

Die Pyurie kann als akute Erkrankung unvermutet mit hohem Fieber einsetzen, welches mitunter von schweren toxischen oder meningealen Erscheinungen (Krämpfen, Bewußtseinstrübung) begleitet sein kann. Das Fieber kann bald als Continua remittens, bald als intermittierendes Fieber von septischem Charakter eine Woche, manchmal zwei bis drei Wochen andauern, um dann fast kritisch oder in rascher Lyse abzusinken. In andern Fällen ist der Beginn mehr schleichend, das Fieber unregelmäßig; auch Fiebertypen von rezidivierendem Charakter kommen vor. Diese Fälle leiten zu den häufigen chronischen, sich über Wochen, ja Monate hinziehenden Verlaufstypen mit wechselndem, regellosem Temperaturverlauf hinüber. Wie so oft beim Säugling spielen hier konstitutionelle Momente eine nicht unwesentliche Rolle. Es gibt auch sub-, ja selbst afebrile Pyurien. Diese latenten Formen sind nicht immer die leichtesten, da sie oft schwere chronische Ernährungsstörungen (Atrophien) begleiten. Doch gibt es auch ganz leichte, abortive Formen, bei welchen der pathologische Harnbefund nur wenige Tage andauert.

Für die Prognose bezüglich Dauer und Ausgang der Erkrankung ist nicht so sehr die Schwere der Ersterscheinungen, als der Allgemeinzustand des Kindes maßgebend. Gerade die imposanten, mit hohem Fieber und reichlicher Eiterausscheidung einsetzenden Formen wenden sich oft auffallend rasch zum Bessern. Überhaupt ist die Prognose der primären Pyurie, sobald sie ein vorher gesundes Kind befällt, auch wenn es sich nicht um abortive oder von Haus aus leichte Erkrankungen handelt, im allgemeinen eine günstige. Bemerkenswert ist, daß die Eiterbeimengung zum Harn die akute Fieberperiode oft beträchtlich überdauert. Zumindest findet man im Sediment des schon klar gewordenen Harns oft noch recht lange Leukozyten oder es bleibt eine leichte Bakteriurie bestehen. Man muß auch mit der Möglichkeit von Spätrezidiven rechnen, wiewohl die meisten Fälle dauernd ausheilen. Möglicherweise sind manche Pyurien des späteren Lebens wiederaufflammende Säuglingspyurien. Es ist darum gut, auch nach Ablauf der Erkrankung von Zeit zu Zeit den Harn anzusehen.

Prognostisch ernster sind die mit lang dauerndem, wenn auch nicht besonders hohem Fieber einhergehenden Pyurien, weil die Kinder sehr herunterkommen, ja schließlich unter dem Bild einer chronischen Sepsis, einer schweren Atrophie, manchmal auch einer akuten alimentären Toxikose zugrunde gehen können. Die Obduktion ergibt in solchen Fällen nicht selten eine Pyelonephritis mit kleinsten multiplen Eiterherden oder auch größere Nierenabszesse. Bei sich in die Länge ziehender Erkrankung entwickelt sich auffallend häufig eine beträchtliche Anämie, die für diese Pyurieform eine diagnostische Bedeutung haben kann. Die Haut hat dabei oft ein merkwürdig wachsartiges, gelbliches Aussehen, ohne daß es sich um einen wirklichen Ikterus handelt, der übrigens, obwohl im Säuglingsalter eine seltene Erscheinung, gerade bei der Pyurie (und zwar besonders der Knaben) relativ häufig angetroffen wird.

Pathognomonisch für Abszeßniere ist freilich weder die erwähnte eigenartige Anämie, noch etwa die Art des Fiebers, das sehr hoch sein, aber auch fast fehlen kann. Das diagnostisch wertvollste Zeichen ist eine einseitige Nierenvergrößerung, die sich durch Palpation meist unschwer feststellen läßt. Die Diagnose dieser glücklicherweise verhältnismäßig seltenen, bösesten Form der pyurischen Erkrankungen ist schwierig und dabei praktisch nicht belanglos, da bei ganz oder auch nur vorwiegend einseitigem Sitz der Erkrankung ein operativer Eingriff (Nephrektomie) nicht ganz aussichtslos ist.

Die Säuglingspyurie ist in sehr vielen Fällen nicht nur in dem Sinn eine sekundäre Erkrankung, als sie sich an einen primären Infekt anschließt, sondern sie gesellt sich recht häufig zu einer chronischen Störung hinzu, so daß man mit Recht von einer Begleitpyurie sprechen kann. Wenn so mancher an Pyurie leidende Säugling zugrunde geht, so ist dies selbst bei diesbezüglich positivem Obduktionsbefund nicht der eitrigen Erkrankung der Harnorgane allein zuzuschreiben, sondern der Grundkrankheit, meist der schweren Ernährungsstörung, die sie begleitete. Chronische Pyurien bessern sich oft erst, sobald sich der Allgemeinzustand des Kindes bessert. Hält eine Pyurie trotz Behandlung durch längere Zeit in unverändertem Maße an, so denke man daran, daß sie auch durch eine Mißbildung der ableitenden Harnwege veranlaßt sein kann (angeborene Hydronephrose mit sekundärer Pyonephrose, Verengerungen und Erweiterungen der Ureteren, Hufeisenniere usw.).

Die Behandlung der Pyurie, besonders der akut einsetzenden, aber auch die der erst zufällig entdeckten, wird am besten damit begonnen, daß man durch Zuckerwassertage eine gründliche Durchspülung und Eiterausschwemmung zu erzielen versucht. Man setzt also die Ernährung für ein bis zwei Tage aus und gibt eine 10—15$^0/_0$ige Lösung von Nährzucker, Nähr- und Rohrzucker, Traubenzucker, Kinderzucker in Wasser oder Tee, eventuell unter Zusatz von Fruchtsaft. Man soll trachten, dem Säugling etwa 20—25 g Zucker pro Kilogramm Körpergewicht beizubringen. Gelingt dies per os nicht, so kann man Zuckerklysmen (mehrmals täglich 20—30 ccm) oder subkutane Injektionen von 6—8$^0/_0$iger Traubenzuckerlösung (50 ccm und mehr, mehrmals täglich) verabreichen. Auch die Schlundsondenfütterung kann herangezogen werden. Bei gutem Zustand des Kindes kann die Zuckerdiät auch drei bis vier Tage beibehalten werden. Für genügende Wasserzufuhr soll während der ganzen Behandlungsdauer gesorgt werden, wenn möglich per os, sonst durch Klysmen, Infusionen.

Eine Hemmung des Bakterienwachstums bezweckt die vielfach und anscheinend mit gutem Erfolg geübte Reaktionsänderung, insbesondere die Alkalisierung des (bei der Säuglingspyurie fast immer saueren) Harnes. Man gibt zu diesem Zwecke täglich 3—5 g Kalium (diuretisch wirkend!) oder Natrium citricum oder auch Natrium bicarbonicum in 5—6 Einzeldosen. Die Alkalisierung gelingt nicht immer in gewünschter Weise. In diesem Fall steigere man die Dosis der genannten Mittel bis zum Erfolg. Ist der Harn einmal alkalisch geworden, so kann man gewöhnlich beträchtlich mit der Dosis heruntergehen, ohne daß sich die Reaktion wieder ändert.

Die Alkalisierung unterstützend wirkt die Darreichung der eiweißarmen Kellerschen Malzsuppe (als $^1/_3$-Mischung) und besonders der neuerdings viel verwendeten Sojabohnenmehlkost. (70 g Sojamehl werden mit 1 Liter kalten Wassers angerührt, unter ständigem Schlagen zum Kochen gebracht und durch 10 Minuten auf kleiner Flamme weitergekocht. Zusatz von 80 g Nährzucker, $1^1/_2$ g Kochsalz, 5 g Olivenöl unter Quirlen.) Auch alkalische Wässer (Karlsbader u. dgl.) sind hier am Platz.

Weniger bewährt hat sich starke Säuerung des Harnes. Man erzielt sie mit Calcium oder Ammonium chloratum, 2—3 g pro die in Lösung, Acid phosphoric., mehrmals täglich 10 Tropfen in Tee oder Acid. hydrochloric. dilut. $^1/_2$prozentig, kaffeelöffelweise, Acidolpepsin Stärke I, mehrmals täglich $^1/_2$ Tablette. Als säuernde Nahrung kommt z. B. Salzsäuremilch (s. S. 86) in Betracht.

Die Säuerungsmethoden kommen auch als unterstützende Maßnahmen bei der Urotropinbehandlung in Anwendung, für deren Wirksamkeit eine sauere Harnreaktion Vorbedingung ist. (Keine gleichzeitige Anwendung von alkalischen Wässern!)

Urotropin (Hexamethylentetramin) wurde bisher beim Säugling mit 1—$1^1/_2$ g täglich dosiert. Neuerdings gibt man höhere Dosen, bis zu 3 g, ohne damit unangenehme Nebenerscheinungen zu riskieren. Als eine solche ist vor allem die Hämaturie zu nennen, die aber bei diesbezüglich empfindlichen Kindern schon nach geringen Dosen auftreten kann, übrigens nach Aussetzen des Mittels rasch verschwindet und keine üblen Folgen hat. Statt Urotropin kann man auch Präparate geben, in denen dieses mit Säure gepaart ist, z. B. Neohexal, Acidolamin, Cystopurin, Borovertin, Hippol, Helmitol. Die Tagedosis soll in möglichst zahlreiche Einzeldosen verteilt gegeben werden. Da Urotropin manchmal Magenstörungen verursacht, kann man es auch injizieren, und zwar in der in Ampullen erhältlichen 40%igen Lösung intravenös, eventuell auch intramuskulär (schmerzhaft); ebenso Cylotropin (bis 3 ccm).

Statt Urotropin oder mit diesem alternierend kann man auch Salol geben. Dosierung wie Urotropin.

Kommt man mit den bisher aufgezählten Mitteln nicht zum Ziel, so kann man es mit der Vakzinetherapie versuchen, ohne daß man sich bezüglich des Erfolges weitgehende Illusionen machen soll. Man läßt sich von dem Colistamm, der aus dem steril entnommenen Harn des erkrankten Kindes gezüchtet wurde, eine Autovakzine herstellen (in einem bakteriologischen oder hygienischen Institut) und injiziert sie etwa zweimal wöchentlich in möglichst hohen Dosen (mit 1—5—10 Millionen Keimen beginnend, je nach der lokalen und Allgemeinreaktion bis auf 100, ja 1000 Millionen ansteigend).

Bei frischen toxischen Fällen ist ein Versuch mit Injektion von (polyvalentem) Coliserum gerechtfertigt. Chronische Fälle werden zuweilen durch wiederholte intramuskuläre Blutinjektionen günstig beeinflußt. Auch Detoxininjektionen können versucht werden.

Von Blasenspülungen darf man sich nicht allzuviel erwarten; doch kann man sie, insbesondere bei Mädchen, wo sie einfach durchführbar sind, immerhin versuchen. Man verwendet $^1/_4$—$^1/_2$%ige Argentum-nitricum-Lösung, welche man nach Spülung mit sterilisierter Borsäurelösung in einer Menge von 20 ccm einspritzt und etwa 5—10 Minuten in der Blase beläßt. Nachspülung mit physiologischer Kochsalzlösung. Mehrmalige Wiederholung 1—2mal in der Woche.

Die Ernährung pyuriekranker Säuglinge, welche besonders bei den chronischen Fällen von großer Wichtigkeit ist, macht wegen der Appetitlosigkeit des Kindes mitunter große Schwierigkeiten. Man ist oft genötigt, um den Bedarf zu decken, zu konzentrierter Nahrung zu greifen, welche freilich den Nachteil der Wasserarmut in sich schließt. In solchen Fällen ist in der früher angegebenen Weise für genügende Wasserspeisung des Körpers zu sorgen. Wenn es der Zustand des Darmes erlaubt, gibt man im Anschluß an die Zuckertage, eventuell nach mehrtägiger Darreichung von Sojanahrung — Sojamehl ist relativ eiweißreich und deckt also zur Not den Eiweißbedarf! — eine verhältnismäßig kohlehydratreiche, wenig Eiweiß und Salz enthaltende, im allgemeinen gemischte Nahrung. Bei älteren Säuglingen ist auf die Darreichung von frischem Gemüse und Obst Wert zu legen.

Tritt trotz Behandlung eine Verschlechterung oder längere Zeit keine Besserung ein, so ist das Kind einer Anstalt zur urologischen Untersuchung zuzuweisen. Da, wie oben erwähnt, Anomalien der Harnwege vorliegen können, wird man dort den Fall mittels der modernen urologischen Untersuchungsmethoden prüfen, insbesondere einer Röntgenuntersuchung nach der leicht ausführbaren intravenösen Injektion von Kontrastmitteln (wie Uroselektan, Abrodil usw.) unterziehen. Die Erkennung einer einseitigen Pyonephrose kann von größter Wichtigkeit sein, da in diesem Fall eine Nephrektomie das Kind mitunter zu retten vermag. Wie schon erwähnt, kann die Entfernung einer Niere auch bei einer abszedierenden Pyelonephritis in Betracht kommen, doch sind die Erfolgsaussichten hier begreiflicherweise wesentlich schlechtere.

Hauterkrankungen.

Angeborene Hautveränderungen.

Bei Neugeborenen und jungen Säuglingen findet man recht oft an der Stirn eine in der Mittellinie von der Haargrenze bis an die Nasenwurzel reichende, verhältnismäßig scharf umschriebene Rötung von der Gestalt eines mit der Spitze zur Nase gerichteten Pfeils. Durch Fingerdruck läßt sich das meist ganz zarte Rot verdrängen, um bei Nachlassen des Druckes sofort wieder zu erscheinen. Die Intensität des Rot ändert sich leicht, nimmt beim Schreien zu, in der Kälte ab usw. Ähnliche Flecke finden sich oft im Bereich der Augenlider und im Nacken. Es handelt sich bei diesen sogenannten blassen Feuermalen — der Stirnfleck wird im Volksmund als „Storchenbiß" bezeichnet — um Teleangiektasien, welche sich im Lauf des ersten, spätestens zweiten Lebensjahrs von selbst zurückzubilden pflegen, so daß man etwaige kosmetische Sorgen der Eltern zerstreuen darf.

Das bleibende flache Feuermal, der Naevus flammeus, soll womöglich schon im Säuglingsalter der Behandlung zugeführt werden; ihre Resultate sind um so bessere, je früher sie eingeleitet wird. Als beste Therapie gilt die Bestrahlung mit der Kromayerlampe (Quarzlampendruckbestrahlung); man kann mit ihr ein völliges Verschwinden der so entstellenden Mißbildung erzielen. Ein aktives Vorgehen ist ganz besonders auch bei den hyperplastischen Angiomen und Kavernomen notwendig, jenen dunkelroten, scharf umschriebenen, mehr oder weniger das Hautniveau überragenden, tumorartigen Gebilden verschiedener Größe, welche oft ein auffallend rasches Wachstum zeigen: aus einem zur Zeit der Geburt kaum hirsekorngroßen Angiom kann binnen kurzem ein haselnußgroßer Knoten werden. Man kann sowohl kleine Teleangiektasien als auch Angiome durch Stichelung mit dem Thermokauter oder der elektrischen Nadel behandeln, größere Angiome und Pigmentmäler im Gesunden exzidieren; große Gefäßgeschwülste können auch durch wiederholte Operation radikal entfernt werden. Die operativen Verfahren sind heute durch die zu ausgezeichneten Resultaten führende Behandlung mit Kohlensäureschnee und insbesondere die Radiumbestrahlung in den Hintergrund gerückt. Radium ist besonders bei den mehr subkutan gelegenen Gefäßgeschwülsten am Platz. Man überlasse es dem Fachdermatologen, für welche Methode er sich entscheidet. Pflicht des praktischen Arztes ist es nur, die beim Säugling verhältnismäßig einfache Tilgung der Angiome rechtzeitig zu veranlassen. Verabsäumt er es, so sind später gegen ihn erhobene Vorwürfe nicht unberechtigt.

Hauterkrankungen ex infectione.

Als Erreger eitriger Erkrankungen der Haut stehen die Staphylokokken an erster Stelle; Streptokokken werden wesentlich seltener angetroffen. Für die praktischen Bedürfnisse (Therapie und Prognose) ist die Art des Erregers von keiner wesentlichen Bedeutung.

Nach den klinischen Erscheinungsformen kann man drei Grundtypen unterscheiden: die zur Bildung oberflächlicher Eiterblasen und Eiterkrusten führenden pemphigoid-impetiginösen Erkrankungen, die durch das Auftreten zirkumskripter tiefer Hautabszesse charakterisierte Säuglingsfurunkulose und die diffusen eitrigen Zellgewebsentzündungen oder Phlegmonen. Man faßt diese Erkrankungen auch unter der Bezeichnung „Pyodermie“ zusammen, was auch insofern berechtigt ist, als die genannten drei Typen bei einem und demselben Kind nebeneinander vorkommen können.

Es ist eine Eigentümlichkeit der Haut des ganz jungen Kindes, auf die Infektion der oberflächlichsten Schichten, mag sie von außen her oder hämatogen erfolgen, unter Blasenbildung zu reagieren. Diese Form der Pyodermie findet sich vorwiegend bei Kindern der ersten Lebenswochen, daher der Name Pemphigus neonatorum. Man kann aber auch von einem P. infantum sprechen, da man ähnliche Hauterkrankungen, teils selbständig, teils in Verbindung mit anderen Eiterinfektionen der Haut, gelegentlich auch jenseits der Neugeburtsperiode antrifft. Der Pemphigus tritt in Form sehr verschieden großer, dünnwandiger, mit trüber Flüssigkeit gefüllter, meist auf ganz reaktionsloser Haut sitzender Blasen auf, welche leicht platzen, wobei dann als Blasengrund eine lebhaft rote, nässende Stelle sichtbar wird. Wie Übertragungsversuche gelehrt haben, entspricht dem Pemphigus der ersten Lebenszeit die im späteren

Säuglings- und Kleinkindesalter ungemein häufig vorkommende Impetigo contagiosa, bei der es nicht zur Bildung einer Blase kommt, sondern das sich in reichlicher Menge bildende Sekret des nässenden Grundes zu bräunlichgelben Krusten und Borken eintrocknet. Nach Entfernung der über das Hautniveau vorragenden Krustenmasse tritt wie bei der Pemphigusblase der lebhaft rote Grund der Effloreszenz zutage.

Pemphigus und Impetigo sind ausgesprochen übertragbare Erkrankungen, wenn auch der Grad der Kontagiosität bei den einzelnen Fällen ein sehr verschiedener ist. So wird immer wieder von Pemphigusepidemien in Entbindungsheimen und Säuglingsanstalten berichtet, von epidemischem Auftreten pemphigoider Erkrankungen in der Praxis einer Hebamme oder eines Arztes trotz Anwendung gründlicher Desinfektionsmaßnahmen. Diesen hochkontagiösen Formen, welche sich auch ohne direkten Kontakt weiterverbreiten, stehen solche gegenüber, welche auch in Säuglingsanstalten vereinzelt bleiben, wenn nur für gewöhnliche Reinlichkeit gesorgt wird. Glücklicherweise sind diese wenig kontagiösen Formen die häufigeren, so daß man im allgemeinen wohl behaupten kann, daß ein gut gehaltenes Kind von allen eitrigen Erkrankungen der Haut verschont zu bleiben pflegt.

Die prognostische Bedeutung der pemphigoiden Erkrankungen ist eine nichts weniger als gleichartige. Vereinzelte kleine Bläschen, wie sie besonders auf etwas mazerierter Haut, z. B. unter der durchnäßten Windel oder unter der Nabelbinde, auftreten, sind eine ganz harmlose Erscheinung. Das andere Extrem stellt das universelle, hämatogene Pemphigusexanthem dar, welches als Ausdruck einer Septikopyämie aufzufassen ist. Die Blasen sind dabei nicht nur zahlreicher, sondern meist auch größer; manchmal ist ihr Inhalt hämorrhagisch (Pemphigus malignus).

Die schwerste Form des septischen Pemphigus stellt die Dermatitis exfoliativa dar, bei der eine rapid sich in die Fläche ausbreitende Transsudation unter die obersten Epidermisschichten erfolgt, ohne daß es zur Bildung zirkumskripter Blasen zu kommen pflegt, da die Epidermis früher einreißt. Bei typischen Fällen läßt sich die oberste Schicht auch an anscheinend normalen Hautstellen einfach durch den kräftig darüberstreichenden („radierenden“) Finger von der Unterlage wegschieben, — ähnlich wie feuchtes Seidenpapier (Epidermolysis). Eine scharfe klinische Trennung der Dermatitis exfoliativa vom Pemphigus ist nicht möglich, da es Fälle gibt, bei denen sich neben den geschilderten Hautveränderungen typische Pemphigusblasen finden. Es sind dies die prognostisch etwas günstiger zu bewertenden Fälle. Im allgemeinen ist die Prognose ernst. Besonders die Fälle mit ausgedehnter Epidermolyse können unter hohem Fieber binnen wenigen Tagen letal verlaufen. Die D. e. kommt fast nur in den ersten Lebenswochen vor, ist also eine Erkrankung des Neugeborenen (s. bei Zarfl. Bd. 31 dieser Sammlung); doch trifft man sie ausnahmsweise auch bei älteren Säuglingen, etwa bis zum vierten Monat.

Die häufigste Form der Pyodermie ist die sogenannte Säuglingsfurunkulose. Es bilden sich in den tiefen Hautschichten (von den Schweißdrüsen, nicht wie beim echten Furunkel des späteren Lebens von den Talgdrüsen ausgehende) rundliche Infiltrate, welche bald vereitern und, falls sie nicht eröffnet werden, von selbst durchbrechen. Die richtigere Bezeichnung für die Erkrankung ist „multiple Hautabszesse". Auch hier gibt es zahlreiche Verlaufsvarianten. Manchmal muß der „Furunkel" bis zu Kirschkerngröße und darüber heranwachsen, ehe er reift, in anderen Fällen kommt es schon in kaum hanfkorngroßen, oft kaum sichtbaren, sondern nur tastbaren Knötchen zur Abszedierung. Die meist in Gestalt violettroter Knoten auftretenden Säuglingsfurunkel sind bald nur in wenigen Exemplaren anzutreffen, bald übersäen sie geradezu den Körper. Sie treten häufig in Schüben auf, so daß man gewöhnlich verschiedene Entwicklungsstadien nebeneinander antrifft. So kann sich die Erkrankung über Wochen hinziehen. Sie kommt auch bei relativ gut genährten Kindern vor, bevorzugt aber sicherlich die kranken, deren Haut für die Eitererreger ein Locus minoris resistentiae ist. Vereinzelte Abszesse sind für das Kind ziemlich belanglos. Die universelle Furunkulose, welche nicht selten mit Phlegmonenbildung vereinigt ist, ist eine schwere Erkrankung, welche sogar zum Tode führen kann. Bestimmend ist für die Prognose der Allgemeinzustand; ist dieser ein guter, so können selbst sehr ausgebreitete Furunkulosen schließlich ausheilen. Allerdings kann die Hauteiterung als solche einen dekomponierenden Einfluß auf den Gesamtorganismus ausüben.

Eine Art Mittelding zwischen Pemphigus und Säuglingsfurunkel bildet das, was man als Pustulosis (oder Impetigo simplex) zu bezeichnen pflegt. Es sind dies follikuläre Knötchen, welche auf ihren Spitzen ein kleines Eiterbläschen tragen, wobei sich das Eiterbläschen zur Pemphigusblase, das Knötchen zum furunkulösen Infiltrat vergrößern kann.

Als Ekthyma bezeichnet man eine Form der Pyodermie, bei welcher es nach vorheriger Eiterblasenbildung auf infiltrierter Basis oder tiefer liegender furunkulöser Infiltration zu nekrotischem Zerfall der Haut kommt, so daß verschieden große, bald mehr die oberen Hautschichten betreffende, bald bis ins Unterhautzellgewebe reichende, scharfrandige, wie ausgestanzt aussehende Substanzverluste entstehen. Man findet solche Pyodermien bei hochgradig atrophischen Säuglingen als Ausdruck schwerster Resistenzschädigung (Ekthyma cachecticorum) oder als Folge eines besonderen (ektogenen oder hämatogenen) Infekts (Streptokokken, Pyozyaneus, Diphtherie usw.) — bald sekundär aus Pemphigusblasen oder tieferen Hautinfiltraten hervorgehend, bald primär auf vorher gesunder Haut entstehend. Die nekrotisierende Pyodermie kann aus dem Rahmen des Ekthyma gangraenosum heraustreten und zu umfangreichen (zuweilen mehr als handtellergroßen) Hautdefekten — sei es am Stamm, sei es im Bereich der behaarten Kopfhaut — führen, auf deren Grund die Muskulatur, wie vom Anatomen präpariert, oder gar der Knochen bloßliegt.

Prophylaxe der Pyodermien. Gute Ernährung und Reinlichkeit können im allgemeinen jegliche Hautinfektion mit einer an Sicherheit grenzenden Wahrscheinlichkeit verhüten. Sieht man bei einem Kind mit empfindlicher Haut oder Neigung zum Schwitzen Follikelschwellungen und Miliariabildung, so kann man diese Erscheinungen durch Eichenrindenbäder, reichliches Einpudern, durch entsprechende Kleidung, häufiges Trockenlegen beheben und sekundär sich entwickelnde Pyodermien im Keim ersticken. Wo es die Außentemperatur erlaubt, ist ein gründliches Luftbad, eventuell auch vorsichtige Besonnung angezeigt.

Behandlung der Pyodermien. Pemphigusblasen werden entweder vor dem Bad mittels eines in H_2O_2 getränkten Stiltupfers gesprengt oder erst im Bad eröffnet, welches Kalium hypermanganicum (Zusatz einer schwarzroten Stammlösung bis zur Rosafärbung des Bades), Solutio Vlemingkx (30—50 g) oder Sublimat ($^1/_2$ bis höchstens 1 Pastille auf ein Säuglingsbad, nur in Anwesenheit des Arztes!) enthält. Der Blasengrund kann mit $5^0/_0$iger Argentum-nitricum-Lösung betupft, eventuell mit 1 bis $3^0/_0$iger weißer oder gelber Präzipitatsalbe behandelt werden. Dann wird reichlich austrocknender Puder (Zinkpuder, Lenizetpuder, Fissanpuder, Detoxinpuder, Dermatol oder irgendein anderer Wundpuder, auch Bolus alba sterilisata) aufgestreut.

Eine verhältnismäßig einfache und doch ziemlich rasch zum Ziele führende Behandlung der Impetigo contagiosa besteht darin, daß man nach der Entfernung der Blasen oder nach Erweichung und Beseitigung etwaiger Krusten das Kind am ganzen Körper, namentlich aber an den mit den aufgesprungenen Blasen und Krusten besetzten Stellen mit gewöhnlicher gut schäumender, aber unparfümierter Seife tüchtig wäscht, wodurch man die noch am Rande der Effloreszenzen unter den Blasenresten verborgenen Bakterien wegbringt; hierauf trocknet man vorsichtig ab und bedeckt die kranke Haut mit einer von den angegebenen mehr oder weniger antiseptischen Salben oder trägt einen entsprechenden Puder auf.

Bei schweren entzündlichen Veränderungen der Haut (insbesondere der Dermatitis exfoliativa) ist es besser, das Baden für einige Tage ganz zu unterlassen; dann Eichenrindenabkochung zusetzen. Der mit Zinc. oxydat., Ol. oliv. $\overline{aa}$ bestrichene oder bloß dick eingepuderte Körper wird besser gar nicht bekleidet, sondern bloß in Gaze eingehüllt. Auf das stark entzündete bloßliegende Korium kann man später eine mit 10% essigsaurer Tonerde versetzte weiche Salbe (Lanolin-Vaselinöl 2 : 1) oder eines der analogen, allerdings teuereren Salbenpräparate, wie Alsol- oder Ormizetsalbe, auftragen.

Die Säuglingsfurunkel werden, sobald sie reif sind, am besten durch Stichinzisionen, eventuell mit dem Thermokauter eröffnet, der Eiter zwischen zwei mit Permanganat- oder Sublimatlösung befeuchteten Wattebäuschchen sanft ausgepreßt und das Kind sodann in ein vorbereitetes desinfizierendes Bad (s. o.) gebracht. Sollte es während der Vornahme der Operation aus den bereits eröffneten Stellen stark bluten, so läßt man auf diese Watte auflegen und durch eine Hilfsperson zart komprimieren. Auch Aufpressen eines H_2O_2-Stiltupfers wirkt blutstillend. Nach dem Bad oder, falls man dieses lieber unterläßt, gleich nach der Eröffnung der Furunkel, kann man das Operationsfeld mit 1%iger Formalinlösung bestreichen und dann dick Puder auftragen: Bolus alba ist hierfür besonders geeignet. Noch nicht reife Furunkel können mit Jodtinktur benetzt oder mit einer bestrahlten Salbe, wie Metuvit- oder Philoninsalbe bestrichen werden. Bei Follikulitis und Pustulosis ist wohl auch die Anwendung von Schwefel zu empfehlen (50%ige Schwefelzinkpaste oder -schüttelmixtur, Catamin u. dgl., Vlemingkx-Bäder).

Bei Ekthyma und ähnlichen nekrotisierenden Pyodermien wird außer den genannten Maßnahmen ein Versuch mit granulationsfördernden Mitteln zu machen sein, insbesondere mit Perubalsam oder einer ihn enthaltenden Salbe, mit Granugenol oder Granugenpaste, mit dem auch schmerzstillenden Panthesinbalsam u. dgl.

Bei Phlegmonen kann man versuchen, durch zahlreiche, kleine Inzisionen dem Eiter Abfluß zu verschaffen, sieht sich aber doch, insbesondere bei Kopfphlegmonen, oft zu ausgiebiger Eröffnung mit langem Schnitt gezwungen. Die Prognose solcher Fälle ist, selbst bei ganz jungen Säuglingen, nicht so schlecht als man vielleicht a priori annimmt, so daß sich eine sorgfältig überwachende Behandlung dringendst empfiehlt. Bei entzündlichem Ödem oder noch nicht erweichten Zellgewebsentzündungen ist außer den obligaten antiphlogistischen Umschlägen ein Versuch mit den oben genannten, die Entzündung beschleunigenden Salben (Metuvit, Philonin) zu machen.

Hautkrankheiten e constitutione.

Jedem, der viele Säuglinge zu sehen Gelegenheit hat, muß auffallen, daß es Kinder mit beständig „reiner" Haut gibt und andererseits wieder solche, welche bald während des ganzen Säuglingsalters, bald nur in den ersten Monaten oder erst im zweiten Halbjahr, Ausschläge der verschiedensten Art, Ausbreitung und Intensität zeigen, ohne daß hiefür äußere Ursachen verantwortlich gemacht werden können. Es besteht bei diesen Kindern eine ausgesprochene, in der Anlage begründete Bereitschaft zu Hautreaktionen auf Anlässe, welche beim nicht so veranlagten Kind keinerlei derartige Folgen zeitigen und überhaupt keinerlei pathogene Bedeutung haben. Die auslösenden Anlässe sind wohl meist alimentärer Natur, doch sind wir durchaus nicht immer imstande, sie klar zu erfassen und dementsprechend zu verhüten. So kommt es, daß auch bei nach unseren Erfahrungen quantitativ wie qualitativ vollkommen richtig ernährten und gut gepflegten Säuglingen solche konstitutionell bedingte Hauterscheinungen auftreten. Sie entstehen zum großen Teil auf Grund jener ererbten Anlage, die wir als exsudative Diathese bezeichnen (s. S. 167).

In den ersten Lebenstagen sieht man ungemein häufig ganz flüchtige, bald nur durch einige Stunden sichtbare, bald in wechselndem Bild mehrere Tage bestehende Ausschläge in Gestalt von entweder ganz vereinzelten oder verhältnismäßig reichlichen, über den ganzen Körper verstreuten Fleckchen oder kleinsten, meist mit einem roten Hof umgebenen Knötchen von mehr weißlicher, bei gleichzeitig bestehendem Ikterus neonatorum gelblicher Farbe. Mögen bei der Entstehung dieser mit dem nicht sehr glücklichen Namen „Erythema toxicum neonatorum" bezeichneten, in mancher Hinsicht an urtikarielle Erscheinungen des späteren Lebens gemahnenden Ausschläge enterale „Gifte" im Spiele sein oder mag eine allergische Hautreaktion auf die Frauenmilch vorliegen, ist sie jedenfalls völlig harmloser Art und verschwindet von selbst. Wer sie behandeln will, verordne zartes Einpudern.

Schon bei neugeborenen Kindern, aber auch noch jenseits der Neugeburtsperiode (etwa innerhalb der ersten 8 Wochen) sieht man zuweilen an den Wangen in Gruppen stehende stecknadelkopf- bis hirsekorngroße, meist lebhafte rote Knötchen, welche manchmal nach einigen Tagen zu schuppen beginnen. Auch diese Dermatitis lichenoides heilt unter Puderbehandlung meist rasch ab.

Wohl die häufigste Dermatose des Säuglingsalters ist die Intertrigo, das Wundsein. Die Entleerung von Urin und Stuhl in die Windeln und der durch die durchnäßte und beschmutzte Windel auf die zarte Säuglingshaut ausgeübte Reiz können, auch ohne daß eine konstitutionell bedingte, abnorme Empfindlichkeit der Haut vorhanden ist, in der Umgebung des Genitales und der Glutäalgegend zum Auftreten von Hyperämie, im weiteren Verlauf auch zur Abstoßung der obersten Epidermislage und damit zum Nässen Veranlassung geben. Das durch Harn und Stuhl veranlaßte Wundsein des unteren Rumpfendes ist also sicherlich in erster Linie eine Folge mangelhafter Pflege, wobei allerdings zu berücksichtigen ist, daß der Pflege oft besondere Sorgfalt zuzuwenden ist, wo, wie z. B. beim dyspeptischen Brustkind mit seinen zahlreichen saueren Stühlen, ein Wundwerden nicht leicht zu vermeiden ist. Aber auch unter gleichen Bedingungen sind die Ansprüche der einzelnen Kinder an die Pflege insofern verschieden, als bei den einen trotz recht mangelhaften Trockenlegens und nicht immer einwandfrei gereinigter Windeln die Haut intakt bleibt, während es bei andern auch der aufmerksamsten Pflegerin große Mühe macht, das Wundwerden völlig hintanzuhalten. Schon in dieser Verschiedenheit der Disposition tritt der konstitutionelle Faktor bereits deutlich hervor. Noch mehr ist dies der Fall, wenn die Intertrigo auch an andern Körperstellen erscheint, wo keine andere Ursache für ihr Zustandekommen vorhanden ist als die gegenseitige Berührung von Hautflächen, so in den Falten am Hals, in den Achseln, Ellenbeugen, Kniekehlen, in den Querfalten der Oberschenkel, wie sie sich bei gut genährten oder ausgesprochen dicken Säuglingen bilden.

Solange die Intertrigo sich lediglich auf eine Rötung im Faltenbereich beschränkt, gelingt es wohl meist durch gute Pflege — häufiges Trockenlegen, Verwendung weicher und stets gut ausgekochter Windeln, Lüftung und Belichtung des Körpers — und entsprechende Behandlung — es genügt hier sorgfältiges Bepudern — weitere Komplikationen hintanzuhalten und Heilung zu erzielen. Dies ist wohl auch dann noch der Fall, wenn sich die Rötung in die Umgebung des „Haut-an-Haut"-Bereiches ausgebreitet hat (Dermatitis intertriginosa) und an einzelnen Stellen, meist von der Tiefe der Falte ausgehend, Nässen eingetreten ist. In letzterem Fall betupft man die nässenden Stellen täglich einmal mit 5%iger Lapislösung und streut sodann Puder auf. Als solcher ist Talcum venetum (allerdings nur Talk von bester Qualität!) den Mehlpudern vorzuziehen. Recht gut bewährt sich ein Puder, welcher auf 80 g Talcum 20 g Zinkoxyd enthält. Sehr gute Wirkung sieht man auch von Fissan- oder Desitinpuder, von Alsol- und Ormizetpuder, aber auch von den verschiedenen sogenannten Kinderpudern des Handels, wie Vasenol-, Hydrolan-, Höfer-, Omapuder usw. Man soll den Puder häufig, aber stets nur in dünner Schicht auftragen, da er sich sonst eventuell mit dem Sekret zu einem Brei zusammenballt, der den Reizzustand fördert, statt ihn zu mildern. Bei unkomplizierter Intertrigo ist es kaum nötig, eine Trockenpinselung vorzunehmen (Zinc. oxyd., Talcum, Glyzerin, Aqu. dest. $\overline{aa}$) oder Pasten anzuwenden. Bei stärkerer Rötung und Schwellung der Haut erweist sich dies jedoch oft als angezeigt. Solange es näßt, sind nur Pasten erlaubt — gewöhnliche Zinkpaste oder solche mit Zusatz von 1—2% Pellidol zur Förderung der Überhäutung —; nicht nässende Dermatitiden sind für die Salbenbehandlung sehr geeignet: man verwendet das offizinelle Unguentum Zinci oxydati (Wilsoni), Zinc. oxyd.-Ol. oliv. $\overline{aa}$, Fissanöl, Salben mit Zusatz von 10% Liqu. alumin. acetic. oder Alsolsalbe; auch die Lebertran enthaltenden Salben, z. B. die Desitinsalbe, wirken manchmal ausgezeichnet. Mit dem Baden sei man bei stärkerer Dermatitis zurückhaltend. Zusatz von Eichenrindenabkochung zum Bad — eine Handvoll mit einem Liter Wasser eine Stunde gekocht oder auch die doppelte oder dreifache Menge — wirkt dem mazerierenden Einfluß des Wassers entgegen und adstringierend.

Der diffusen Dermatitis intertriginosa ad nates analoge Reizzustände stellen aus Einzeleffloreszenzen sich zusammensetzende Ausschläge dar. Man findet manchmal in der Glutäalgegend Gruppen von durchschnittlich linsengroßen, rötlichen oder bläulichroten, an der Oberfläche oft arrodierten Papeln, welche eine gewisse Ähnlichkeit mit syphilitischen Effloreszenzen haben und von Ungeübten auch tatsächlich oft für solche gehalten werden; daher die Bezeichnung Dermatitis posterosiva pseudosyphilitica. Abgesehen von der Farbe, welche bei den infiltrierten luetischen Papeln eine mehr bräunliche ist, ist auch die Lokalisation eine andere: die syphilitischen Papeln sitzen besonders (zuweilen ausschließlich) in der Glutäalfalte, „ad anum“, während die Dermatitis posterosiva sich weit in die Umgebung auszubreiten pflegt, nicht nur auf die Gesäßbacken, sondern auch auf das Skrotum oder die Labien und auf die Oberschenkel. Neben den papulösen Effloreszenzen findet man manchmal gedellte, blasige, an Vakzinepusteln erinnernde Formen — Dermatitis vacciniformis. Die Behandlung dieser Zustände ist im wesentlichen dieselbe wie bei der diffusen Dermatitis intertriginosa.

Die Dermatitis intertriginosa beschränkt sich keineswegs immer auf die unmittelbare Umgebung ihres Ausgangspunktes. So verbreitet sich besonders die Dermatitis glutaealis von den Gesäßbacken und den meist gleichzeitig befallenen Leistenbeugen aus einerseits auf die Oberschenkel, andererseits in die Kreuzgegend und auf den Unterbauch. Nicht selten zeigen sich nun sowohl im Bereich der gleichmäßig infiltrierten Hautpartien als auch an disseminiert angeordneten roten Flecken, welche in der angrenzenden gesunden Haut, insbesondere des Stammes aufschießen, seborrhoide Erscheinungen in Form von Schuppenbildung.

Das charakteristische Stigma der sich dadurch äußernden seborrhoischen Veranlagung ist der sogenannte Gneis des behaarten Kopfes, die Seborrhoea capitis, welche oft als erstes und einziges Symptom erscheint, wenn man nicht schon die bei manchen Kindern in der Neugeburtsperiode im Anschluß an ein starkes Erythema neonatorum, aber auch ohne solches auftretende großlamellöse Schuppung (Desquamatio lamellosa) als solches auffassen will. Dies scheint jedoch nur für einen Teil der Fälle berechtigt zu sein; denn oft ist dieses Schuppen eine Folge einer schon am ersten Lebenstag erkennbaren Trockenheit und Sprödigkeit der Oberhaut, einer Dyskeratose, welche nach einigen Tagen zum Auftreten von langen Querrissen in den obersten Epidermisschichten Veranlassung gibt. Die sich dann in großen Fetzen ablösenden Schuppen erscheinen auffallend trocken, im Gegensatz zu den mehr fettig sich anfühlenden weißlich-gelblichen Schuppen des Kopfgneises, welche anfangs zarte, später aber oft geradezu panzerartig die Kopfhaut bedeckende Auflagerungen bilden. Sie geben nicht selten Anlaß zu Haarausfall an der Stirn und im Bereich der Schläfen. Ähnliche seborrhoische Veränderungen finden sich auch im Bereich der Augenbrauen, dann aber auch an haarlosen Hautstellen. Der Schuppenpanzer schneidet mitunter mit einem scharfen Rand — wie eine über den Kopf gestülpte Badehaube — gegen die normale Haut ab (besonders auffällig an der Stirne), kriecht aber mitunter über den Hals auf den Rücken hinunter, wobei sich nun zeigt, daß unterhalb der Schuppen die Haut nicht normal, sondern ausgesprochen infiltriert und gerötet erscheint. Die Affektion tritt hier in der Regel nicht diffus, sondern in Gestalt verschieden großer, an Psoriasis erinnernder schuppender Plaques auf (Dermatitis psoriasoides). Gar nicht selten finden sich nun solche auch jenseits der (gleichfalls schuppenden) Randpartien einer Dermatitis intertriginosa der Genitoglutäalgegend. Man hat bei einem Teil der Fälle den Eindruck, daß sich die Dermatose vom Kopf her nach abwärts, bei einem andern von einer (meist recht heftigen) Dermatitis intertriginosa der unteren Körperhälfte nach aufwärts zu ausbreitet.

Die schwerste Form dieser Dermatitis seborrhoides ist die (auch als Leinersche Krankheit bezeichnete) Erythrodermia desquamativa, welche in ihrer reinen Form in einer fast den ganzen Körper einnehmenden gleichmäßigen Rötung und Infiltration und intensiver lamellöser Schuppenbildung ihren Ausdruck findet. Man hat gleichsam einen über den ganzen Körper ausgebreiteten Kopfgneis vor sich. Eine Dermatitis intertriginosa ist nicht immer vorhanden, und wenn, dann in der Regel als sekundäres Symptom. Die Erythrodermia desquamativa in ihrer typischen Form ist stets mit einer meist von starken Durchfallerscheinungen begleiteten schweren Atrophie vergesellschaftet. Sie findet sich vornehmlich bei Brustkindern und stellt eine der schwersten konstitutionellen Erkrankungen des natürlich ernährten Säuglings dar, welche gar nicht selten einen tödlichen Ausgang nimmt. Wenn es auch zu den benignen Formen der Dermatitis seborrhoides fließende Übergänge gibt, so ist es doch vollkommen berechtigt, dieses ungemein charakteristische Krankheitsbild des frühen Säuglingsalters — es findet sich fast nur vom Ende des ersten bis zu dem des dritten Lebensmonats — gegenüber den anderen seborrhoiden Krankheiten abzugrenzen.

Eine mit den seborrhoiden Hauterscheinungen in Beziehung stehende, sie häufig begleitende und sich ihnen einverleibende Affektion ist der sogenannte Milchschorf. Mit diesem Namen bezeichnet man eine infiltrative Rötung der Wangen, welche sich von dem gesunden Wangenrot außer durch ihre Intensität vor allem durch die scharfe Abgrenzung gegen die umgebende

Haut und die meist bestehende, mehr oder minder ausgesprochene Rauhigkeit deutlich unterscheidet. Tritt im Bereich des Milchschorfs Schuppenbildung auf, was bei der sehr häufigen Kombination mit Kopfgneis oft der Fall ist, so haben wir es einfach mit einer Form der Dermatitis seborrhoides zu tun. Nicht selten kommt es aber, und zwar besonders bei Säuglingen, welche die ersten Lebenswochen schon hinter sich haben, unter gleichzeitigem Auftreten von Jucken zum Aufschießen kleinster, oft nur fühlbarer Knötchen, und damit zur Ekzembildung. So ist der Milchschorf zuweilen der Vorläufer eines Gesichtsekzems, weshalb ihm vom Arzt ganz besondere Aufmerksamkeit zugewendet werden soll!

Wie bei der Intertrigo ist es auch bei den seborrhoiden Hautaffektionen dringendst zu empfehlen, sie in ihren ersten Anfängen zu beachten und durch entsprechende therapeutische Maßnahmen im Keim zu ersticken. Ist dies auch nicht immer möglich, so kann man doch ihre Ausbreitung meist weitgehend eindämmen. Den Gneis kann man, solange er sich auf leichte Schuppenbildung beschränkt, durch bloßes Waschen mit milder Seife, Schwefelseife, Spirit. sapon. kalin., eventuell mittels 1⁰/₀igem Salizylalkohol beheben. Ist es bereits zu stärkeren Schuppenauflagerungen gekommen, welche sich auf die genannte Weise nicht entfernen lassen, so erweicht man diese am besten durch Anlegung einer Ölhaube. Man tränkt ein Stück Leinwand oder Flanell mit Salizylöl (Acid. salicyl. 5,0; Ol. oliv., Ol. ricini $\overline{aa}$ 50,0), legt dieses auf den Kopf, darüber eine Watteschicht und befestigt das Ganze mit einer Kinderhaube. Manchmal schon nach einer Nacht, zuweilen erst nach mehrmaliger Erneuerung des Ölverbandes sind die Schuppen so weit erweicht, daß man sie mechanisch entfernen oder mit Seife wegwaschen kann. Näßt die zutage tretende Unterlage, so wird sie, wie bei Intertrigo angegeben, lapisiert und dann mit einer Schwefelsalbe (Flor. sulf. 1,5; Vaselin [s. Past. Zinci] 30,0 oder Catamin), bei stärkeren entzündlichen Erscheinungen auch vorerst mit Burow-Salbe bedeckt. Bei vernachlässigtem Gneis kommt es leicht zu Sekundärinfektionen; man findet dann unter dem Schuppenpanzer eine nässende, mißfarbige, oft recht übelriechende Fläche. In diesem Fall wirkt das Auflegen eines mit $3^0/_0$igem Wasserstoffsuperoxyd befeuchteten Gazelappens für $^1/_2$ Stunde oft recht günstig. Auch von Präzipitatsalbenapplikation (wie bei Impetigo) sieht man Günstiges.

Bei heftiger Dermatitis intertriginosa sind Umschläge mit essigsaurer Tonerde zu empfehlen. Bei seborrhoiden Erscheinungen können die Schuppen mit Öl entfernt werden. Das Kind wird jeden zweiten Tag in ein Eichenrinde- oder Kleiebad gebracht. Auch Schwefelbäder (Solut. Vlemingkx 30—50 g pro Bad) sind hier indiziert. Nach Entfernung der Schuppen Applikation milder Salben wie bei Intertrigo.

Bei der Erythrodermia desquamativa ist die externe Behandlung im wesentlichen dieselbe. Zuweilen erweist es sich als am zweckmäßigsten, den Körper lediglich mit einer indifferenten Salbe oder reinem Olivenöl gründlich einzufetten. Bei der Verordnung von Bädern (Eichenrinde, Tannin, Kleie, Schwefellösung) überzeuge man sich, ob durch sie nicht vielleicht ein Reizzustand hervorgerufen wird. Nicht selten gelingt es zwar, die Hauterkrankung zum Schwinden zu bringen — die Haut erscheint dann meist auffallend dünn und blaß —, aber die schwere Atrophie bessert sich nicht, ja macht sogar Fortschritte. Ein gänzliches Aufgeben der natürlichen Ernährung ist keinesfalls ratsam, wohl aber ein teilweiser Ersatz der Frauenmilch — und zwar auch bei ergiebiger Brust — durch antidyspeptische Nährmischungen, wie (konzentrierter) Eiweißmilch oder dgl., Sauermilch, Calciamilch. Die Verabreichung fettarmer Nahrungen, wie Buttermilch und Sauer-Magermilch, hat gewiß ihre Berechtigung, doch läßt andererseits der darniederliegende Appetit und die Atrophie es als wünschenswert erscheinen, den Kalorienwert der Nahrung möglichst hoch zu gestalten: man versucht es darum doch lieber erst mit Vollmilchen der genannten Art. Auch das Frauenmilch-Dubofagemisch hat sich in solchen Fällen sehr gut bewährt. Intramuskuläre Blutinjektionen können von günstigster Wirkung sein, bei rasch sich entwickelnder erheblicher Anämie natürlich auch intravenöse Bluttransfusionen. Von der Annahme ausgehend, daß das in der Leber vorhandene H-Vitamin als „alimentärer Hautfaktor“ den Status seborrhoides beheben könne, kann man, wenn andere Mittel versagt haben, den Versuch machen, durch Zusatz von passierter roher (oder gekochter) Kalbsleber zur Milch (50 g pro die und mehr) oder durch Verabreichung von Leberpräparaten (s. S. 101) diesen Heilfaktor zuzuführen; es mangelt diesbezüglich noch an Erfahrungen. Die Prognose der Erythrodermia desquamativa ist zwar ernst, aber durchaus nicht so hoffnungslos, daß man nicht alles versuchen sollte. Auch hier kann die Prophylaxe — rechtzeitige Vorkehrungen bei den ersten Erscheinungen, insbesondere auch Ernährungstherapie! — viel leisten.

Die Abgrenzung der bisher besprochenen Hauterkrankungen

vom Säuglingsekzem, mit dem sie vielfach zusammengeworfen werden, hat nicht nur eine theoretische, sondern auch eine praktische Bedeutung. Abgesehen von der immerhin ja recht seltenen Erythrodermia desquamativa ist die Prognose der seborrhoiden Erkrankungen insofern eine günstige, als sie der Behandlung weit weniger Schwierigkeiten bereiten als das Ekzem: man erzielt nicht nur rascheren Erfolg, sondern dieser ist auch meist ein dauernder, wie es beim Ekzem leider oft nicht der Fall ist. Fast alle während des ersten Vierteljahres auftretenden konstitutionellen Hauterkrankungen gehören in diese Gruppe, das Ekzem tritt erst im zweiten Vierteljahr auf den Plan. Diese Erkenntnis erleichtert die Diagnose- und Prognosestellung.

Wenn wir die seborrhoiden von den Ekzemkrankheiten mit Recht trennen, so soll damit nicht gesagt sein, daß zwischen den beiden Gruppen keine Beziehungen bestehen. Diese sind schon dadurch gegeben, daß sie wohl meist auf Grund derselben Veranlagung, nämlich der exsudativen Diathese, entstehen. So sehen wir denn auch sehr oft, daß bei einem Säugling mit Gesichtsekzem gleichzeitig Kopfgneis und Intertrigo bestehen. Wir stellen ferner sehr häufig fest, daß sich aus dem (seborrhoiden) Milchschorf ein typisches Gesichtsekzem entwickelt, oder daß in der Umgebung und im Bereich einer Dermatitis intertriginosa Ekzemknötchen aufschießen, also ein Ekzema intertriginosum entsteht. Endlich sieht man im späteren Säuglingsalter bei Ekzemkindern gar nicht selten seborrhoische Symptome, also Mischformen: das Ekzema seborrhoicum.

Für Ekzem charakteristisch sind vor allem zwei Erscheinungen: eine objektiv wahrnehmbare — die Ekzemknötchen — und eine subjektive, aber durch das Verhalten des Kindes sofort erkennbare — das Jucken. Sieht oder fühlt man am Rand oder im Bereich eines Milchschorfs oder auch auf der bis dahin normalen Wangenhaut kleinste punktförmige Knötchen auftreten und tritt zugleich Jucken ein, so kündigt sich damit die Ekzematisation an. Aus dem Status punctosus werden größere Knötchen und Papeln (Ekzema papulosum) und Bläschen (Ekzema vesiculosum), welche aufgekratzt werden oder spontan platzen, so daß Nässen eintritt (Ekzema madidans). Das reichlich ausquellende Sekret verdickt sich zu Borken und Krusten (Ekzema crustosum), deren Entfernung durch den kratzenden Finger zu gelegentlichem Bluten und zur Bildung von Blutkrusten, sowie zu weiterer Entblößung tieferer Coriumpartien und damit zu einer Verstärkung des Nässens führt. Eiterkokken siedeln sich an und werden durch Kratzen eingeimpft; es kommt zur Sekundärinfektion, oft mit Bildung deutlich sichtbarer Impetigoeffloreszenzen (Ekzema impetiginosum).

Auf nässenden Ekzemflächen bilden sich manchmal grauweißliche, schmierige oder häutchenartige Auflagerungen, in welchen sich bei der bakteriologischen Untersuchung zuweilen Diphtheriebazillen nachweisen lassen. Derartige graue Beschläge kommen besonders oft auf intertriginös nässenden Stellen in der Nische hinter der Ohrmuschel vor*). Eine seltene, aber wichtige Sekundärinfektion stellt die mit Vakzinevirus dar, welches gewöhnlich von einem andern, frisch geimpften Kind, das mit dem ekzemkranken Säugling im selben Bett schläft, auf das Ekzemkind übertragen wird (Ekzema vaccinatum). Ist die nässende Ekzemfläche wie beim Gesichtsekzem eine große, so können sich auf ihr unzählige Vakzinepusteln entwickeln: ein Bild, das der echten Variola confluens sehr ähnlich und kaum weniger gefährlich ist als diese.

Das Gesicht stellt die weitaus häufigste, manchmal alleinige Lokalisation des Säuglingsekzems dar. In erster Linie sind es die Wangenpartien, welche befallen werden, dann von ihnen ausgehend die Stirn, die Nase, die Schläfengegend, seltener Kinn und Hals, die Ohrmuscheln. Auch der behaarte Kopfbereich ist, abgesehen vom Gneis, oft Sitz von in kleineren oder größeren Plaques sich entwickelndem Ekzem. „En plaques" erscheint das Ekzem gewöhnlich auch am Stamm, wo es beim älteren Säugling oft zu chronisch-indurativen Formen führt. Häufig bildet eine Dermatitis intertriginosa, so besonders der Ellenbeugen, den Boden für die Ekzematisation. Seborrhoische Symptome gesellen sich hier sehr oft hinzu.

Gegen Ende des ersten Lebensjahres kommen Ekzemerkrankungen vor, deren Aussehen von den bisher genannten abweicht. Das Jucken steht hier ganz im Vordergrund des Krankheitsbildes. Die Kinder kratzen sich unaufhörlich, und zwar auch an Hautstellen, welche anfänglich keine sichtbare Veränderung erkennen lassen. Mit der Zeit entwickeln sich dann kleinste, derbe Knötchen, oft in Gruppen stehend, aber auch vereinzelt. Prädilektionsstellen für solche Knötchengruppen sind die Gegend vor den Ohren, der Hals und Nacken, die Gelenkbeugen; mitunter ist die Affektion aber auch universell über den Körper ausgebreitet. Man bezeichnet sie mit dem Namen Neurodermitis (disseminata und circumscripta). Ihre Abgrenzung vom eigentlichen Ekzem ist klinisch berechtigt; sie

---

*) Über die Frage der Serumbehandlung s. S. 210.

leitet zu den pruriginösen Erkrankungen hinüber, mit denen sie auch die durch das Kratzen veranlaßten hyperplastischen und hyperkeratotischen Erscheinungen gemeinsam hat.

Das Ekzem kann sich, von starker entzündlicher Schwellung und Rötung begleitet, sehr rasch entwickeln (akutes Ekzem), aber auch mehr schleichend — subakut oder subchronisch — in Erscheinung treten, um dann meist in ein chronisches, ungemein häufig mit Exazerbationen einhergehendes, also chronisch-rezidivierendes Stadium überzugehen, welches Wochen, ja Monate hindurch andauern kann. Es sind sehr viele Faktoren, welche auf den Verlauf bestimmend einwirken: Pflege, Behandlung, Ernährung und endlich die jeweilige Konstitution des Kindes, welche dem Fall von vornherein sein besonderes Gepräge verleiht.

Das Gesichtsekzem befällt mit Vorliebe besonders gut genährte, große, meist auch im Verhältnis zur Länge übergewichtige Säuglinge mit konstitutioneller Neigung zu starkem Fettansatz, der nicht selten durch ausgezeichneten Appetit und dementsprechend überreichliche Nahrungszufuhr gefördert wird. Recht häufig sind es Brustkinder, welche „glänzend“ gedeihen. Manche (wenn auch nicht alle) dieser fetten Säuglinge haben ein ausgesprochen pastöses, schwammiges Aussehen, den Habitus lymphaticus, der sich beim Gesichtsekzem durch starke Vergrößerung der Lymphknoten am Hals und Nacken zu erkennen gibt, auch ohne daß diese durch Sekundärinfektionen veranlaßt wurde. Der Körper solcher Kinder, besonders das Fettgewebe, ist sehr wasserreich; doch wird das hier aufgespeicherte Wasser infolge der bestehenden Hydrolabilität unter Umständen ebenso rasch wieder abgegeben als es aufgenommen wurde, so daß steilen Zunahmen ebensolche Abnahmen folgen können, welche entweder infolge Einschränkung oder Änderung der Nahrung oder während irgendeiner interkurrenten Krankheit, dann oft sturzartig eintritt (s. auch S. 8). Bei solchen Gelegenheiten sieht man meist eine sichtliche Besserung des Ekzems erfolgen; doch muß man damit rechnen, daß sie nicht von Dauer ist und eine Besserung des Allgemeinzustandes gewöhnlich wieder ein Aufflammen des Ekzems veranlaßt.

Diesem Konstitutionstypus, der besonders zum akut einsetzenden und heftig exazerbierenden chronischen, meist auf das Gewicht beschränkten Ekzem die Disposition schafft, wird gewöhnlich der magere Ekzemsäugling, der Dystrophiker, gegenübergestellt, bei dem an Stelle der stoßweisen Verlaufsformen des erstgenannten Typus die chronischen, nicht so vorwiegend das Gesicht befallenden Ekzeme überwiegen. Daß es diese beiden Extreme gibt, muß zugegeben werden, doch trifft man in der Praxis alle erdenklichen dazwischenliegenden Varianten. Es hieße überhaupt der Wahrheit Gewalt antun, wenn man behaupten wollte, daß sämtliche Ekzemkinder einen konstitutionsanormalen Habitus aufweisen. Man trifft nicht selten Säuglinge an, bei denen man, von der Hauterkrankung abgesehen, nichts Krankhaftes finden kann.

Das Ekzem wird zu den allergischen Krankheiten gezählt, Krankheiten, die durch ein — hier wohl ausschließlich in der Nahrung befindliches — Agens (Antigen) hervorgerufen werden, gegen welches das betreffende Individuum überempfindlich ist. Man muß sich vorstellen, daß diese Überempfindlichkeit (Trophallergie) durch ein- oder mehrmalige Einverleibung des Antigens zustande kommt, durch die der Organismus „sensibilisiert" wird. In dieser Sensibilisierbarkeit kommt eben die abnorme Konstitution zum Ausdruck. Es hat sich nun gezeigt, daß bei vielen (wenn auch nicht allen) Ekzemkindern tatsächlich eine nachweisbare Empfindlichkeit der Haut gegen gewisse Nahrungsbestandteile besteht, merkwürdigerweise recht oft gegenüber Eiklar. Impft man nach Art der Pirquetschen Tuberkulinprobe in der Weise, daß man in einem Tropfen Eiklar mit dem Pirquet-Bohrer eine kleine Hautverletzung setzt, so tritt nach 10—20 Minuten in ihrer Umgebung eine vorübergehende Rötung auf, welche bei gesunden Säuglingen ausbleibt.

Die praktische Bedeutung dieser Eiklarreaktion ist leider keine sehr große. Sie lehrt uns zwar, daß es wohl berechtigt ist, wenn wir einem Ekzemkind Eier zu geben verbieten, sie bringt uns aber keine befriedigende Lösung des Ekzemrätsels. Gegenüber der Milch, welche viel häufiger als Ekzem auslösendes Agens in Frage kommt als das Ei, zeigt die Haut weit seltener eine durch die Impfprobe erkennbare Überempfindlichkeit. Die Eiklarüberempfindlichkeit könnte man sich in der Weise zustande gekommen vorstellen, daß schon der Fötus durch das mütterliche Blut sensibilisiert wird oder daß die Muttermilch das sensibilisierende Eiklarantigen enthält, welches beim natürlich ernährten Kind später dann auch das Ekzem als Überempfindlichkeitsreaktion auslöst. Von dieser Annahme ausgehend, müßte man — wenigstens in Familien, in denen Ekzem und andere allergische Krankheiten (Asthma) als erbliche Krankheiten vorkommen — das Ei aus der Nahrung der Schwangeren und Stillenden vollkommen streichen. Bei recht vielen durchaus als „allergisch" imponierenden Ekzemfällen fehlt übrigens die Eiklarüberempfindlichkeit. Prüfung mit anderen Antigenen ergibt dann zuweilen sehr überraschende Resultate, z. B. Überempfindlichkeit gegen eine bestimmte Mehlsorte u. dgl.

Haben uns die hier kurz gestreiften Ergebnisse der neueren Ekzemforschung auch noch nicht zu klaren Behandlungsdirektiven geführt, so mahnen sie uns doch wieder eindringlich, bei der Behandlung der Ekzeme auf die Ernährung besonderes Gewicht zu legen.

Wir finden Ekzeme teils bei ausgesprochen überernährten, teils bei dystrophischen, also an einer Inanition (aus inneren oder äußeren Gründen) leidenden Kindern, auch ohne daß eine ausgesprochene Konstitutionskrankheit zu bestehen scheint. Dementsprechend ist hier in erster Linie auf die quantitativen Ernährungsverhältnisse zu achten. Die Überernährung, besonders auch bei Brustkindern, ist abzustellen und durch eine möglichst knappe Nahrung zu ersetzen. Bei ausgesprochen unterernährten Kindern (mit trockenen, disseminierten Körperekzemen) ist hingegen eine kalorisch wertvolle Kost, unter Umständen sogar eine Aufmästung auf das Sollgewicht am Platz. Dystrophien (mit oder ohne Durchfallstörungen) sind als solche zu behandeln. Nicht bei allen ekzemkranken Kindern ist also eine speziell auf das Ekzem zielende Ernährungsbehandlung notwendig.

Bei den ausgesprochen konstitutionellen, allergischen Typen wäre natürlich die Ausschaltung des entsprechenden Antigens aus der Nahrung angezeigt. Aber obzwar es gelungen ist, mittels der Hautreaktion nicht nur die Überempfindlichkeit gegenüber Eiklar, sondern manchmal auch gegen Milch, in einzelnen Fällen gegen Mehle, Gemüse- und Obstsorten festzustellen, so sind wir vorläufig noch nicht in der Lage, eine kausale Therapie zu treiben. Das Prinzip der Behandlung ist derzeit noch ein allgemeines und besteht (abgesehen von dem Weglassen des Eies aus der Nahrung) in Einschränkung oder vorübergehend gänzlicher Ausschaltung der Milch, in stärkerer Hervorkehrung der vegetabilischen Kost, Salzarmut und, besonders beim pastösen Kind, in allgemeiner Knappheit und geringem Wassergehalt der Nahrung.

Beim Brustkind kann man versuchen, durch Nahrungsänderungen bei der Mutter nach den eben genannten Grundsätzen einen Erfolg zu erzielen, insbesondere ist ein Versuch mit kochsalzarmer Diät anzuraten. Da es sich meist um Kinder des zweiten Vierteljahres handelt, können wir ohne Bedenken nicht nur die Zahl der Mahlzeiten überhaupt reduzieren, sondern einzelne Brustmahlzeiten, z. B. durch Buttermilch, Sauermagermilch, Calciamilch oder auch durch ganz milchfreie Nahrung, wie Mandelmilch, Gemüse in flüssiger Form, auch Frischobst ersetzen. Zu einem gänzlichen Aufgeben der Brusternährung wird man sich vor Ablauf des 6. Monats wohl kaum entschließen müssen. Auch beim künstlich ernährten Säugling des zweiten Vierteljahres wird man sich fürs erste darauf beschränken, die Gesamtmilchmenge etwa auf $^1/_2$ l Tagesquantum zu reduzieren und den Kalorienbedarf durch Mehlzulagen zu decken.

Bei schweren Fällen, besonders wenn es sich um Kinder handelt, welche bereits das erste Halbjahr hinter sich haben, unter Umständen aber auch früher, ist zeitweise gänzliche Ausschaltung der Milch und damit eine vollständige Umgestaltung der Nahrung geboten. Man kann einige Tage reine Schleim- oder Mehlkost geben (z. B. 10%ige Reisschleimsuppe oder Kindermehlabkochung), der man allmählich Eiweiß in Form von Larosan, Plasmon u. dgl. zulegt, dazu Gemüse, Frischobst oder Kompott. Sehr geeignet ist auch Sojamehl in flüssiger Abkochung oder Breiform (s. S. 54), sowie die Mandelmilch. So wird z. B. eine Ekzemdiät empfohlen, welche vier Mahlzeiten vorsieht, von denen zwei aus je 150—200 g Mandelmilch (mit Zusatz von 8% Zucker und einem Kaffeelöffel Mondamin oder Kindermehl), die zwei anderen aus Obst (z. B. Bananen) und Gemüse bestehen. Manchmal scheint die Koständerung als solche umstimmend zu wirken. In dieser Richtung sind Versuche mit Sauermilch (Salzsäure-, Milchsäure-, Zitronensäuremilch) angebracht. Auch der Ersatz des tierischen Fettes durch pflanzliches (Olivenöl) wirkt wohl in diesem Sinn. Die besondere Betonung der vegetabilischen Nahrung bewährt sich besonders bei der Neurodermitis, bei der sie, da es sich ja meist um ältere Säuglinge handelt, unschwer durchführbar ist. Auch Rohkostmahlzeiten, z. B. Birkermüsli, sind hier indiziert.

Die angeführten Diätvorschriften bringen vielfach eine Knappheit der Nahrungszufuhr mit sich, ja bedeuten zuweilen eine bewußte Unterernährung. Man vergesse dabei nicht, daß es sich nur um vorübergehende Maßnahmen handelt und es nicht bloß unser Ziel sein darf, das Ekzem zu bessern, wenn das Kind dabei herunterkommt. Eine vorübergehende Gewichtsabnahme bei einem pastösen, übergewichtigen Kind schadet nicht, ebensowenig ein längerer Gewichtsstillstand: wir nehmen ihn gerne in Kauf, wenn wir dadurch eine Besserung des Ekzems erzielen; aber dystrophisch dürfen wir das Kind nicht werden lassen. Man muß deshalb einen auf Ekzemdiät gesetzten Säugling gut im Auge behalten und zur richtigen Zeit Eiweiß-, Milch- und Salzzulagen vornehmen.

So wichtig die diätetische Behandlung des Säuglingsekzems auch ist, so können wir die externe Therapie unter keinen Umständen entbehren. Die Unzahl der hier zu Gebote stehenden Mittel lehrt, daß man stets nach neuen Methoden sucht, weil die bisherigen sich nicht immer bewähren. Wenn man noch so sehr nach strengen Indikationen vorgeht, so wird man doch immer wieder Enttäuschungen erleben. Der Arzt tut gut daran, bei

Übernahme eines Ekzemsäuglings in seine Behandlung bezüglich des zu erwartenden Erfolges nicht zu viel zu versprechen, auf die Langwierigkeit der Erkrankung, das Vorkommen unerwarteter Verschlimmerungen und Rückfälle, bei sichtlich konstitutionsanormalen Kindern auch auf die Möglichkeit böser Ereignisse (Ekzemtod, s. S. 164) aufmerksam zu machen.

Die bekannte schädigende Wirkung des Wassers auf die ekzematöse Haut läßt weitgehende Einschränkung des Badens und Waschens geboten erscheinen. Soweit es zur Reinigung notwendig ist, paralysiere man seine mazerierende Wirkung durch Zusatz von Eichenrindenabkochung oder Acidum tannicum (20 g pro Bad). Die Reinigung des Gesichtes und Kopfes wird statt mit Wasser mit Öl vorgenommen.

Bei akuter Schwellung lasse man durch 1—2 Tage Umschläge mit essigsaurer Tonerde (1 : 10), Borwasser, Kamillenabkochung, Kamillosanlösung, $^1/_2$%iger Resorzinlösung usw. machen; dann Aufstreuen von kühlenden Pudern (s. S. 150), Auflegen von indifferenten Salben (1—3%igem Borvaselin) oder Kühlsalben und Kühlpasten:

Zinc. oxydat.			Zinc. oxydat.		
Vaselini			Talc. venet.	āā	5,0
Lanolini (s. Eucerini)	āā	10,0	Eucerin. c. aq.	ad	20,0
Aqu. calc.	ad	50,0			

oder

Liqu. Burowi		2,5—5,0
Lanolin.		
Vaselin.	āā	25,0

oder Alsol-, Ormizet-, Lenizetsalbe.

Bei stärkerem Nässen Betupfen der betreffenden Partien mit 5%iger Lapislösung. Nach Abklingen der akuten Erscheinungen Auftragen von austrocknenden Pasten (Zinkpaste, Fissanpaste) oder Trockenpinselung mit Zinc. oxyd., Talc. venet., Glyzerin., Aqu. dest. āā.

Bei von vornherein trockenen Formen oder nach Aufhören des Nässens kommen außer den genannten Mitteln auch weichere Pasten und Salben zur Anwendung, fürs erste möglichst indifferente, wie Zinc. oxydat., Ol. oliv. āā oder Zinc. oxydat., Ol. jecor. aselli āā; Fissanöl, Desitinsalbe.

Sehr gut wirkt zuweilen eine Naftalanpaste, z. B.:

Zinci oxyd.			oder	Naftalan		
Talc. venet.	āā	25,0		Lanolin	āā	25,0
Naftalan		50,0		Acid. boric.		5,0
				Zinc. oxyd.		10,0

Vielverwendet und erprobt sind mit Tumenolammonium versetzte Mittel:

Tumenol ammon.		1,5	oder Tumenol ammon.		2,5
Zinc. oxyd.			Bromokoll.		5,0 (juckstillend)
Talc. venet.	āā	5,0	Menthol		0,5
Vaselin.	ad	30,0	Zinc. oxyd.		
			Talc. venet.	āā	7,5
			Vaselin.	ad	50,0

oder als Schüttelmixtur:

Tumenol ammon.		5,0—10,0—20,0
Zinc. oxyd.		
Talc. venet.		
Glyzerin.		
Aqu. dest.	āā	20,0.

In analoger Dosierung wie Tumenol kann Lenigallol Pasten oder Schüttelmixturen zugesetzt werden.

Bei krustösem Ekzem müssen die Borken und Krusten vorerst mit Öl oder $5^0/_0$igem Salizylöl erweicht und entfernt werden. Herrscht die impetiginöse Komponente vor, so wendet man Präzipitatsalbe, eventuell auch — besonders bei stärkeren Reizerscheinnungen — Schwefelsalben oder Schwefelpasten an.

Sobald die akut-entzündlichen Erscheinungen abgeklungen sind und kein Nässen mehr besteht, ist die Anwendung von Teerpräparaten angezeigt, die insbesondere auch bei den mehr chronisch-infiltrativen Ekzemen des Stammes und bei der Neurodermitis mit bestem Erfolg angewendet werden. In erster Linie kommt hier der Steinkohlenteer (pix lithanthracis) in Betracht. Er kann, so wie er ist, in dünner Schicht aufgetragen werden; darüber reichlich Puder. Durch 3—4 Tage wird täglich nachgepinselt. Bedeckung mit leichtem Verband (Wäscheschutz!). Nach einigen Tagen blättert der firnisartige Belag von selbst ab. Dann Zinkpaste u. dgl. wie oben. Pix lithanthracis kann in Mengen von $5—10^0/_0$ auch einer Zinkpaste oder Zinksalbe zugesetzt werden. Bei schuppenden Ekzemformen ist die Kombination Teer-Schwefel von Nutzen. Ein schwefelhaltiges Steinkohlenteerpräparat ist das Sulfanthren, das sich bei Kinderekzemen bestens bewährt hat. In ähnlicher Weise wirkt auch die alte Wilkinsonsche Salbe, welche man z. B. mit der doppelten Menge Zinkpaste vermischt verwendet. Ein gutes Teerpräparat ist das linimentartige Cadogel ($6—10^0/_0$ Originalpräparate); die damit überstrichenen Ekzemplaques werden mit Zinkpuder eingestreut. Bei squamösen Ekzemen sind außer den genannten Mitteln auch Thigenol, Cehasol, Ichthyol, Eutirsol usw. als solche oder als Zusatz zu Salben und weichen Pasten verwendbar. Unguent. diachylon (sine ol. lavandulae), eventuell mit Zusatz von 1—2% Acid. salicyl., ist bei infiltrativen Formen oft von sehr guter Wirkung. Hier sind auch Schwefel- und Teerbäder angezeigt.

Nicht nur als mitunter geradezu quälendes Symptom, sondern auch als Anlaß des alle therapeutischen Erfolge in Frage stellenden Kratzens ist das Jucken mit allen uns zu Gebote stehenden Mitteln zu bekämpfen. Leider sind alle externen Maßnahmen nicht imstande, den Juckreiz gänzlich zu unterdrücken. Als mildernde Mittel sind einmal die Teerpräparate zu nennen, die nur leider nicht bei allen Fällen anwendbar sind (Reizwirkung!). Besonders auch das Teerbad kann da sehr günstig wirken (Einpinseln des Körpers mit ol. Rusci oder Fagi oder einem Gemisch beider zu gleichen Teilen; noch besser mit Teeröl 100,0 + Spirit. vin. dil., Ol. oliv. $\overline{aa}$ 25.0; dann das Kind für eine Viertelstunde in ein Bad bringen und die Haut nach dem Bade mit indifferenter Salbe, Paste oder Puder behandeln). Als juckreizlindernde, bzw. auch schmerzstillende Mittel — rissige Ekzeminfiltrate sind sicherlich auch schmerzhaft — fügt man 5—10% Bromokoll oder Anästhesin zu den entsprechenden Salben. Auch Percainal und Panthesin (Originalpräparate in Tuben) wirken in diesem Sinn.

Ob Antipyrin, Pyramidon (Dosis 0,1) und Kalziumpräparate viel nutzen, erscheint recht zweifelhaft. Wenn man eine interne Medikation wählt, so greife man lieber zu Mitteln mit sedativer und einschläfernder Wirkung (Brom, Bromural, Abasin, Urethan, Adalin, Noctal, Somnifen, Cibalgin, Dormalgin); die Ruhe, die man mit diesen Mitteln dem Kind verschafft, ist so viel wert, daß man etwaige Bedenken gegen die Verabreichung eines Schlafmittels an einen Säugling fallen lassen kann. Von den in Originaltabletten erhältlichen Präparaten kann man ruhig $^1/_2$ Tablette verabreichen und diese Dosis, falls sie sich als unwirksam erweist, auch steigern. Sehr zweckmäßig ist die rektale Verabreichung (z. B. Cibalgin in Original-Suppositorien, schwache Dosierung). Man schadet dem Kind mit den angegebenen leichten Narkoticis sicher weniger, als wenn man es unbekümmert dem Juckreiz überläßt oder in brutaler Weise anbindet und fesselt, um es am Kratzen zu behindern. Leider kann man diese grausamen Maßnahmen ohnedies nicht ganz entbehren, da das Kind ja im wachen Zustand und auch im Halbschlaf „unwillkürlich“ kratzt. Es bleibt nichts übrig, als aus Pappendeckel angefertigte Manschetten um die Ellbogen zu legen und die Hände sowie die Füße an den Betträndern zu befestigen. Da das Kind auch in gefesseltem Zustand Mittel und Wege findet, um durch Scheuerbewegungen des Kopfes, an den Schultern oder des ganzen Körpers an der Unterlage sein Kratzbedürfnis zu befriedigen, ist eine ständige Beaufsichtigung dringend geboten. Hartnäckige Säuglingsekzeme gehören aus diesem und manchem anderen Grund in Anstaltsbehandlung — schon deshalb, weil man bei der externen Therapie schließlich doch häufig auf das Probieren angewiesen ist. Bei ausgesprochen „exsudativen" Kindern (nicht bei Dystrophikern) ist unter entsprechender Vorsicht eine Atropinbehandlung des Versuches wert. Sie muß energisch vorgenommen werden, um Erfolg zu haben: Man gibt von der Lösung: Atropin. sulfur. 0,1 : 10,0 zuerst 2 Tropfen und steigt rasch auf 5, 8, 10, 15, 20 Tropfen (Pupillen kontrollieren!).

So schwierig die Behandlung des Ekzems auch ist und so langwierig mitunter der Verlauf — man kann es den Eltern nicht übelnehmen, wenn sie in ihrer Verzweiflung von einem Arzt zum andern laufen — ist die P r o g n o s e quoad sanationem im allgemeinen doch eine günstige. Die Ekzemneigung kann zwar durch das ganze zweite Jahr fortbestehen, doch sind es immerhin nur verhältnismäßig wenige Menschen, bei denen sie unvermindert durch das ganze Leben andauert oder durch andere allergische Krankheiten (z. B. Asthma) abgelöst wird. Die Familienanamnese liefert da oft recht wertvolle Anhaltspunkte für die Prognose.

Ein glücklicherweise sehr seltenes, aber von Zeit zu Zeit immer wieder vorkommendes Ereignis ist der sogenannte „E k z e m t o d", der zuweilen ganz plötzlich, ohne irgendwelche Warnungszeichen, eintritt. Er kommt wohl nur bei einer bestimmten Sorte von Ekzemkindern vor, nämlich den pastösen, lymphatischen, manchmal freilich auch bei nur besonders groß und kräftig aussehenden Säuglingen. Es ist die „Mors subita" des vielumstrittenen S t a t u s t h y m i c o - l y m p h a t i c u s; vielleicht spielt auch die Tetanie (Herztetanie) eine Rolle, wofür das relativ häufige Vorkommen solcher Unglücksfälle im Frühling sprechen würde. Wenn es hier Vorkehrungsmittel gibt, so sind sie — abgesehen von den gegen die Tetanie gerichteten (s. S. 86) — wohl nur auf diätetischem Gebiet zu erwarten. Auch vor allzu energischer universeller Salbenbehandlung ist zu warnen.

Wenn auch zu den Manifestationen der exsudativen Diathese gerechnet, nimmt die als S t r o p h u l u s i n f a n t u m,

Lichen urticatus, Urticaria papulosa, Säuglingsprurigo bezeichnete Hauterkrankung gegenüber den bisher geschilderten Dermatosen eine Sonderstellung ein. Während die seborrhoiden Erkrankungen schon in den ersten drei Lebensmonaten erscheinen, das Ekzem erst vom 2. Vierteljahr an vorkommt, ist der Strophulus kaum vor Ablauf des ersten Halbjahres zu beobachten und greift häufig ins Kleinkindesalter hinüber.

Die Bezeichnung „Lichen urticatus“ hebt das Wesentliche hervor und kennzeichnet die beiden Grenztypen des klinischen Bildes, das bald mehr urtikariell, bald mehr lichenoid ist. Die erste Form ähnelt in ihrer Flüchtigkeit und auch in ihrem Aussehen der Urtikaria, insofern als regellos an verschiedenen Körperstellen lebhaft rote, unregelmäßig begrenzte, flache, mitunter quaddelartig erhabene Effloreszenzen aufschießen, welche aber zum Unterschied von der gewöhnlichen Urtikariaquaddel in ihrem Zentrum ein winziges, oft mehr tast- als sichtbares Knötchen erkennen lassen. Beim andern Typus besteht der Ausschlag aus kleinsten Knötchen, welche sich ziemlich derb anfühlen, meist nur wenig gefärbt sind, keinen Reaktionshof zeigen und wie das Prurigoknötchen des späteren Lebens oft erst durch das sich beim Aufgekratztwerden bildende dunkle Krüstchen sichtbar werden. Das beständige Kratzen kann hyperplastische und hyperkeratotische Veränderungen der umliegenden Haut hervorrufen, so daß das Bild zur Neurodermitis hinüberleitet. Zwischen den beiden Typen gibt es allerhand Übergangsformen.

Die akuten urtikariellen Schübe pflegen sich öfters zu wiederholen, um endlich doch aufzuhören, können aber auch die Einleitung zu den mehr prurigoartigen chronischen und chronisch-rezidivierenden Formen bilden. Nicht selten entwickeln sich auf der Höhe der Knötchen kleine Bläschen, welche zwar meist bald aufgekratzt werden, aber zuweilen Bilder hervorrufen, die eine nicht zu leugnende Ähnlichkeit mit Varizellen haben. Zum Unterschied von den Varizellen bleibt der behaarte Kopf beim Strophulus stets frei, dessen Prädilektionsstellen der Rumpf und die oberen Teile der Extremitäten sind. Ausgesprochen bullöse Formen sind sehr selten.

Die einzelnen Eruptionen sind zwar meist flüchtig, aber die Neigung zum Rezidivieren ist eine sehr große, so daß sich die Affektion in wechselnder Intensität über Wochen und Monate hinziehen und zu einer zwar ungefährlichen, durch den meist sehr heftigen Juckreiz aber äußerst lästigen Krankheit werden kann.

Wir haben es sicherlich mit einer allergischen Erkrankung zu tun, doch ist es auch hier meist sehr schwer, wenn nicht unmöglich, das Allergen ausfindig zu machen, um es aus der Nahrung auszuschalten. Eier und Milch stehen als auslösende Ursachen auch hier an erster Stelle, doch kommt es auch vor, daß irgendwelche Obstsorten die Eruption veranlassen. Nichtsdestoweniger soll man fürs erste eine mehr vegetabilische Kostform empfehlen, ähnlich wie sie für die Neurodermitis angezeigt erscheint. Eine etwa bestehende Obstipation ist, wie bei allen urtikariellen Erkrankungen, zu beheben. Unter Umständen ist beim älteren Säugling eine vorwiegende Rohkostnahrung zu versuchen. Intern ist die Darreichung von Kalziumpräparaten (Calcium Sandoz, Calmed oder Calcium Egger, 3—5 Kaffeelöffel täglich) zu versuchen.

Was die äußere Behandlung betrifft, so sieht man von Schwefelbädern, bei mehr chronischen Fällen auch von Teerbädern Günstiges. Besonders bei den hyperkeratotischen Zuständen wirkt das protrahierte warme Bad (15—20 Minuten) als solches gut. Bei akuten urtikariellen Anfällen begnügt man sich mit Eintupfen von 1%igem Salizyl- oder Mentholspiritus, bei fortgesetzt starkem Juckreiz auch von 20%igem Tumenolspiritus oder Kalmitol. Öfteres Pudern erleichtert ebenfalls die Beschwerden. Bei mehr chronischem Strophulus appliziert man Teerschwefelsalben (Wilkinsonsalbe, Sulfanthren, s. S. 162) streicht den Körper mit Cadogel, Ichthyol, Eutirsol ein. Auch vorsichtige Höhensonnenbestrahlung kann versucht werden. Auffallend günstig wirken in manchen Fällen bloße Luftbäder, wobei auch der Klimawechsel eine gewisse Bedeutung haben dürfte.

Die Prognose ist trotz der Langwierigkeit des Verlaufs im allgemeinen günstig. Man denke nur daran, daß die echte Prurigo, welche den Menschen durch sein ganzes Leben begleitet, fast stets aus einem Strophulus infantum hervorgeht. Glücklicherweise ist die Prurigo im Verhältnis zu dem ungemein häufigen Strophulus eine so seltene Krankheit, daß man sie nur dann befürchtet, wenn sich ein protrahierter Strophulus allmählich auf die Streckseiten der Extremitäten auszudehnen und vorwiegend hier zu lokalisieren beginnt. Auch dann liegt aber eine Spontanheilung zu Beginn des Schulalters im Bereich der Möglichkeit.

Diathesen, Besonderheiten und Abartungen der Konstitution.

In den vorstehenden Abschnitten wurde wiederholt auf die große Bedeutung der Veranlagung, der Konstitution, für den Krankheitsablauf hingewiesen. Mehrfach erwähnt wurde bereits auch die anlagebedingte Bereitschaft zu verschiedenen Krankheiten, die man als exsudative Diathese bezeichnet.

Auf Grund einer besonderen individuellen Veranlagung treten hier unter dem Einfluß irgendwelcher, uns keineswegs immer bekannter äußerer Faktoren Krankheitserscheinungen auf, die sich teils an der äußeren Haut, teils an Schleimhäuten abspielen und mitunter von Veränderungen des Habitus begleitet sind, welche die Bereitschaft, wenn nicht als solche zu erkennen, so doch zu vermuten gestattet.

Die Haut-Schleimhauterscheinungen beruhen auf einer erhöhten Reizbarkeit im vegetativen Nervensystem und äußern sich in einer Neigung zu immer wiederkehrenden Entzündungen. Die Manifestationen der exsudativen Diathese an der Haut sind: die Dermatitis seborrhoides (Milchschorf, Gneis, Intertrigo), das Ekzem in seinen verschiedenen Formen, der Strophulus, die Neurodermitis, Affektionen, die zum großen Teil von starkem Juckreiz begleitet sind, der von den sensiblen Kindern besonders quälend empfunden wird; an den Schleimhäuten der Atmungswege die rezidivierenden Katarrhe der Nase, des Rachens, der Bronchien, woselbst die gesteigerte Reizbarkeit besonders in der spastischen Form der Bronchitis zum Ausdruck kommt; an der Darmschleimhaut die Neigung zu Dyspepsien, z. B. zur Dyspepsia acida der Brustkinder. Im weiteren Verlauf entwickeln sich im Bereich der lymphatischen Organe Hyperplasien, an den äußeren Lymphknoten, dem lymphatischen Apparat der Zunge und des Verdauungskanals, an der Rachen- und jenseits des Säuglingsalters auch an den Gaumentonsillen.

Die genannten Erscheinungen treten nicht etwa vollzählig an einem Individuum auf, sondern es besteht meist nur eine bestimmte Teilbereitschaft bald zu Haut-, bald zu irgendwelchen Schleimhauterscheinungen, bald nur zur lymphatischen Hyperplasie.

Die noch latente Diathese ist am Neugeborenen nicht erkennbar, aber bald treten, auch ohne daß immer schon manifeste Symptome da sein müssen, gewisse Eigentümlichkeiten des Habitus hervor, welche die krankhafte Veranlagung vermuten lassen. Am auffallendsten ist in dieser Hinsicht der pastöse, lymphatische Habitus, gekennzeichnet durch eine Ansammlung von schwammigem, wasserreichem Hautfett, welche zu starker Gewichtszunahme Veranlassung gibt und deshalb von den Eltern eher als Zeichen besonderer Gesundheit denn als etwas Krankhaftes betrachtet wird. Auch das Längenwachstum dieser Säuglinge ist oft ein gesteigertes, es ist gewissermaßen ein „Über-das-Ziel-Schießen".

Viele Kinder mit Ekzem oder mit rezidivierenden Katarrhen, besonders solche mit asthmatischer Bronchitis, weisen diesen Typus auf, aber nicht jeder pastöse Säugling muß exsudativdiathetische Manifestationen aufweisen. Und doch zeigt sich eine Zusammengehörigkeit. Manche dieser fälschlich als „Prachtkinder" aufgefaßten übergroßen und übergewichtigen Säuglinge zeigen dieselbe Anfälligkeit und Minderwertigkeit, wie Kinder mit ausgebreiteten Ekzemen. Der unvermutete Ekzemtod, der plötzliche Tod infolge Laryngospasmus oder Herztetanie, das unerwartete Sterben an irgendeiner akuten Erkrankung, bei welcher dann die Obduktion mitunter den Befund des „Status thymico-lymphaticus" ergibt — dies alles gehört bis zu einem gewissen Grad zusammen.

Außer dem pastösen Habitus der Exsudativ-diathetischen gibt es auch einen dystrophischen, gewissermaßen das andere Extrem: solche Kinder — häufig mit Zeichen der Dermatitis seborrhoides, im schwersten Fall mit den Erscheinungen der Erythrodermia desquamativa — nehmen nur wenig an Gewicht zu, bleiben mager. Sie neigen nicht zu den bösen Überraschungen der Pastösen, hingegen zu chronischen Ernährungsstörungen, Sekundärinfektionen der Haut usw.

Ein großer Teil der Ekzeme gehört zu den allergischen Krankheiten, d. h. die Krankheitserscheinungen werden durch Agentien ausgelöst, gegen welche der Organismus sich eine ausgesprochene Überempfindlichkeit erworben hat, gegen die er, wie man sagt: „sensibilisiert" wurde. Krankhaft ist die gesteigerte Sensibilisierbarkeit. Ein nicht exsudativer Säugling läßt sich weder gegen Milch, noch gegen Eiklar, noch gegen irgendein anderes Nahrungsmittel überempfindlich machen, für ihn wird kein Nahrungsstoff zum „Allergen". Man kann die exsudative Diathese mit Rücksicht darauf auch als „allergische Diathese" bezeichnen und bringt damit wieder Beziehungen zum Ausdruck, welche zu den allergischen Krankheiten des späteren Lebens, insbesondere zum Asthma bronchiale, bestehen, welches bekanntlich meist nicht so sehr durch Nahrungs- als durch Luftallergene ausgelöst wird. Daß hier eine Verwandtschaft besteht, geht aus der Tatsache hervor, daß in Familien, in denen das Asthma erblich ist, die Säuglinge sehr oft mit Zeichen der exsudativen Diathese behaftet sind.

Die Überempfindlichkeit der exsudativen und lymphatischen Kinder zeigt sich auch in einer auffälligen Beeinflußbarkeit durch Jahreszeit und Wetter. Besonders der Frühling mit seiner Wirkung auf das vegetative Nervensystem macht sich hier als krankheitsfördernder Faktor bemerkbar; es ist berechtigt, wenn man von einem „vegetativen Frühling" spricht. Es ergeben sich in dieser Hinsicht Beziehungen zur Tetanie, einer typischen „Frühlingskrankheit". Sie hat mit exsudativer Diathese und Lymphatismus gewiß nichts zu tun, doch liegt auch ihr zweifellos eine konstitutionell bedingte Krankheitsbereitschaft zugrunde.

Die praktische Bedeutung der vorstehend flüchtig skizzierten Anschauungen liegt nicht nur auf diagnostisch-prognostischem Gebiet, sondern besonders auch darin, daß sie den Arzt veranlassen sollen, entsprechende prophylaktische Maßnahmen zu treffen. Sind diesen auch Grenzen gezogen, so kann man durch richtige Pflege (vernünftige Abhärtung durch Freiluft, Reinlichkeit usw.) und Ernährung doch nicht wenig leisten; zielt ja unsere moderne Ernährungslehre zum großen Teil auf die Ausschaltung der die genannten Krankheiten auslösenden Faktoren: Überernährung und einseitige Milchkost.

Eine konstitutionell bedingte Erscheinung, welche sich in einem Belang, nämlich der erhöhten Reizbarkeit, mit der exsudativen Diathese überschneidet, ist die Nervosität des Säuglings. Man spricht oft von Säuglingsneuropathie oder neuropathischer Diathese, doch ist es wohl richtiger, einfach von nervösen oder sensiblen Kindern zu sprechen. Die Beziehungen zur exsudativen Diathese bestehen darin, daß sich die für diese charakteristische Überempfindlichkeit auf vegetativ-nervösem Gebiet nicht selten mit der psychischen Überempfindlichkeit der sensiblen Säuglinge vereint findet. Es sei nur an die starken subjektiven Beschwerden der Ekzematiker, der mit Neurodermitis behafteten Kinder erinnert. Besonders häufig findet man, daß Säuglinge mit empfindlichem Magen-Darmtrakt, zu Erbrechen und Dyspepsie neigende Kinder, sich auch in psychischer Hinsicht als besonders erregbar erweisen. Sie leiden viel unter Kolikschmerzen, schreien viel, sind schreckhaft, haben eine verhältnismäßig geringe Schlaftiefe, schlafen während der Nacht nicht durch, oft nur, weil sie in ihrer Empfindlichkeit durch die von der durchnäßten Windel herrührenden unangenehmen Empfindungen geweckt werden.

Die Nervosität der Kinder ist meist eine Folge der Nervosität der Eltern oder eines Elternteils. Sie ist sicherlich zum Teil ererbt, zum andern Teil aber eben nur auf das nervöse Milieu zurückzuführen, in dem solche Kinder aufwachsen. Man kann beim Säugling durch Erziehung, Dressur, Gewöhnung — wie man es nennen will — sehr viel erreichen und die Auswirkung der nervösen Veranlagung auf ein Mindestmaß einschränken, ja wohl auch ganz unterdrücken. Wird das Kind vom ersten Lebenstag an daran gewöhnt, daß es die Trinkpausen einhalten, daß es eine längere Nachtpause über sich ergehen lassen muß, lernt es sozusagen mit sich selbst fertig werden, ohne daß jeder leichte Schmerz, jede unangenehme Sensation bei der ängstlichen, übereifrigen Mutter den Anlaß zu Tröstungs- und Beruhigungsmaßnahmen gibt, so lassen sich nervöse Erscheinungen oft erstaunlich rasch zum Schwinden bringen. Freilich: je fester sie bereits eingewurzelt sind, je älter das Kind ist, desto schwieriger ist es, sie zu beheben. Wenn es so viele nervöse Säuglinge gibt, so hat dies darin seine Ursache, daß die nervösen Eltern ihr Kind erregen und dieses wieder die Eltern. Die Familie ist für solche Kinder eben nicht das richtige Milieu, es sei denn, daß eine ruhige, zielbewußte Pflegeperson es verbessert. Erziehen muß gelernt sein, auch das des Säuglings. Unbeherrschte, überängstliche, zerfahrene Menschen sind keine Erzieher.

Auf die unzähligen Details der Säuglingsnervosität, welche in der kinderärztlichen Praxis eine große Rolle spielt, kann hier nicht eingegangen werden. Nur eines manchmal ganz besondere Schwierigkeiten veranlassenden Zustands sei noch gedacht, der nervösen Anorexie des Säuglings. Mit Medikamenten kommt man hier nicht einen Schritt weiter, nur mit erzieherischen Maßnahmen, welche jedoch im Elternhaus oft auf große Schwierigkeiten stoßen. Bei erheblicheren Graden des Übels kann man nur den dringenden Rat geben, entweder, wenn es die Verhältnisse gestatten, eine erfahrene Säuglingspflegerin aufzunehmen oder das Kind einer Anstalt zu übergeben. Zuweilen genügt der Milieuwechsel; oft hat man aber auch dann noch viel zu tun. Das Wichtigste ist Konsequenz: eventuell Hungernlassen, selbst wenn das Gedeihen dadurch beeinträchtigt wird, in besonders schweren Fällen Ernährung mit Schlundsonde, wie wir sie auch bei der nach schweren Ernährungsstörungen manchmal zurückbleibenden Anorexie mit bestem Erfolg anwenden.

Von den konstitutionellen Abartungen, welche wir beim Säugling antreffen, sei nur eine erwähnt, welche verhältnismäßig recht oft zur Beobachtung gelangt und schon beim Neugeborenen wegen ihrer prägnanten Erscheinungen leicht zu diagnostizieren ist, der Mongolismus. Die Hauptmerkmale sind: Schiefstellung der Lidspalten, meist stark vorspringende Epikanthusfalten, breiter, flacher Nasenrücken, Stumpfnase, offener Mund und Makroglossie, Brachyzephalie, mißbildete, kleine Ohrmuscheln, herabgesetzter Muskeltonus, oft hochgradige Überstreckbarkeit der Gelenke, schwammige Haut, die sich im Nacken in einer Falte abheben läßt, manchmal, wenn auch nicht immer, allgemeine Hypoplasie. Recht charakteristisch und im Zweifelfall diagnostisch wichtig ist die starke Einwärtskrümmung des Kleinfingers (Mongolenfinger). Die Prognose ist in jeder Hinsicht schlecht. Alle mongoloiden Kinder sind schwachsinnig, mindestens hochgradig imbezill, wenn nicht ganz idiotisch. Auch in somatischer Beziehung sind sie ausgesprochen minderwertig: die Mehrzahl geht — man kann wohl sagen: glücklicherweise — im Säuglings- oder frühen Kleinkindesalter an interkurrenten Krankheiten (meist Pneumonie) zugrunde. Eine wirksame Behandlung gibt es nicht. Schilddrüsenpräparate wirken nur auf etwaige hypothyreotische Symptome (Hautbeschaffenheit, torpides Wesen); alle andere Organtherapie (Thymuspräparate) geschieht mehr solatii causa. Die Anomalie findet sich besonders häufig bei Kindern bereits bejahrter Mütter, oft bei solchen, welche bereits mehrere gesunde Kinder haben. Sollte es sich um ein erstes Kind handeln, so kann man die Eltern bezüglich des Schicksals etwa nachfolgender Kinder beruhigen: die Fälle bleiben meist vereinzelt.

Die Frühgeburt.

Durch die vorzeitige Geburt wird der Organismus unter Lebensverhältnisse gesetzt, welche an seine Leistungsfähigkeit höhere Ansprüche stellen, als es beim ausgetragenen Kind der Fall ist. Die Schwierigkeiten bei der Aufzucht eines frühgeborenen Kindes erklären sich demnach zum größten Teil aus seiner Unreife. In einem je früheren Entwicklungsstadium das Kind geboren wird, um so erheblicher ist die durch die Unreife bedingte Lebensschwäche, die sich schließlich bis zum absoluten Mangel extrauteriner Lebensfähigkeit steigert. Als unterste Grenzwerte der Vitalität kann man etwa das Ende des

6. Fötalmonats, ein Geburtsgewicht von $^3/_4$ kg und eine Körperlänge von 35 cm bezeichnen. Kinder mit einem Geburtsgewicht unter 1000 g bleiben nur ganz ausnahmsweise am Leben; auch die Mehrzahl der 1—$1^1/_2$ kg schweren Kinder geht noch zugrunde; erst im 8. Fötalmonat bei einem Gewicht von 1800 bis 2000 g überwiegen die Lebensfähigen.

Zu der durch die Unreife bedingten Lebensschwäche der Frühgeborenen gesellen sich konstitutionelle Verschiedenheiten, woraus sich die beträchtlichen Unterschiede der Vitalität innerhalb einer Gewichtsgruppe erklären: es gibt sehr kleine Frühgeburten, die sich ohne besondere Schwierigkeiten aufziehen lassen, während andere von höherem Gewicht unter gleichen Bedingungen nicht weiterzubringen sind. Wir Ärzte müssen jedenfalls mit Entschiedenheit gegen die verbreitete Auffassung Stellung nehmen, daß frühgeborene Kinder unter allen Umständen minderwertig seien und ihre Erhaltung vom bevölkerungspolitischen Standpunkt vielleicht gar nicht wünschenswert sei. Bleibt ein frühgeborenes Kind am Leben, so beweist es damit, daß es eine besondere Lebenskraft besitzt und nichts weniger als minderwertig ist.

Der Begriff „Frühgeburt" ist für uns zu einem klinischen geworden. Wir bezeichnen alle Kinder mit einem Geburtsgewicht unter $2^1/_2$ kg als frühgeboren, ohne Rücksicht auf den Geburtstermin. Tatsächlich gibt es gar nicht wenige „ausgetragene und doch nicht reife" Kinder, solche, welche am normalen Schwangerschaftsende geboren werden, sich aber wie frühgeborene verhalten. Außer der Untermaßigkeit gelten uns als *Zeichen der Unreife*: dünne, hyperämische Haut mit Lanugobehaarung; Fehlen oder dürftige Entwicklung des Unterhautfettes; Neigung zu Ödem und Sklerödem; intensiver, protrahierter Icterus neonatorum; Kleinheit und mangelhafte Entwicklung der Finger- und Zehennägel, sowie der Ohrmuscheln; Fehlen der Brustdrüsenschwellung und Brustdrüsensekretion beim Neugeborenen; unvollkommener Descensus testis; sogenannte offene Vulva; Dünnheit und Biegsamkeit der Knochen; endlich Zeichen der *funktionellen Rückständigkeit*, wie *mangelhafte Reflexerregbarkeit*, *Thermolabilität* und *Insuffizienz des Atemmechanismus*.

Die letztgenannten Erscheinungen sind es, welche eine besondere Pflege und Überwachung erfordern. Der mangelhafte Husten- und Würgreflex bringt es mit sich, daß es nicht nur beim Füttern, sondern auch gelegentlich von Erbrechen zur *Aspiration von Nahrung oder Mageninhalt* mit all ihren Folgen kommen kann (Erstickung, Aspirationsbronchitis oder Aspirationspneumonie). Solche Kinder müssen ständig beobachtet werden. Die Neigung des Frühgeborenen, seine Körpertemperatur der der Umgebung anzupassen, verlangt Maßnahmen, um eine übermäßige Wärmeabgabe zu verhüten. Komplizierte Wärmeapparate kommen für das Privathaus kaum in Frage und sind im allgemeinen auch gar nicht notwendig. Meist kann man mit Wärmeflaschen völlig das Auslangen finden.

Von den verschiedenen Typen der Wärmeflaschen haben sich besonders die dachförmigen (Öffnung am First) bewährt, doch kann man auch gewöhnliche Krucken verwenden, wenn sie nur dicht verschlossen werden können. Auf die Hintanhaltung von Verbrennungen ist besonders zu achten. Sie kommen nicht nur dadurch zustande, daß heißes Wasser aus einer undichten Wärmeflasche aussickert, sondern auch dann, wenn ein Körperteil des Kindes der ungenügend umhüllten Flasche zu nahe kommt.

Es ist nichts dagegen einzuwenden, daß die Temperatur des Zimmers, in dem eine Frühgeburt untergebracht ist, etwas höher ist als gewöhnlich, doch soll sie 18° R nicht viel übersteigen, da im überheizten Zimmer leicht Atemstörungen auftreten. Es ist besser, das Kind warm einzuhüllen; besonders ist auch der Kopf zu schützen. Watteeinpackungen sind nur bei sehr kleinen Kindern notwendig. Das Umwickeln des Kindes erfolgt freilich besser in einem warmen Raum oder wenigstens in der Nähe des Ofens oder Herdes. Wo es durchführbar ist, ist die Versorgung des Kindes unter einer Wärmelampe (Sollux, Vitalux) sehr zu empfehlen. Längeres Verweilen unter einer Vitaluxlampe, welche auch ultraviolette Strahlen aussendet, hat auch als prophylaktische Maßnahme gegen Rachitis, für welche Frühgeborenen eine besondere Disposition zeigen, eine Bedeutung.

Einer besonderen Überwachung bedarf bei vielen Frühgeburten die Atmung. Die Untererregbarkeit des Atemzentrums kann zu anfallsweise auftretendem Aussetzen der Atmung und konsekutiver Zyanose Veranlassung geben. Diese Zyanoseanfälle oder asphyktischen (apnoischen) Anfälle (auch als „Sterbeanfälle" bezeichnet) treten besonders in den ersten Lebenstagen, zuweilen aber auch später, bald vereinzelt, bald gehäuft auf. Es handelt sich sicher um eine bedrohliche Erscheinung, doch ist die Prognose keineswegs absolut infaust. Zielbewußtes Eingreifen und sorgfältige Überwachung können hier tatsächlich lebensrettend wirken. Es genügen meist leichte Hautreize, sanftes Schlagen oder Kneifen, um das Kind zum

Schreien und damit wieder zum Atmen zu bringen. Energische Wiederbelebungsmanöver sind meist gar nicht notwendig. Man soll Sauerstoff bereithalten, eventuell Sauerstoff-Kohlensäuregemisch (s. S. 123), dessen Einatmung mitunter schlagartig den bedrohlichen Zustand beseitigt. Injektionen von Lobelin oder Ikoral (s. S. 124) regen das Atemzentrum an, sollen deshalb in allen derartigen Fällen vorgenommen werden. Sind die Atemstörungen eine Folge von Gehirnverletzungen, wie sie bei Frühgebornen unter der Geburt recht häufig zustande kommen, oder durch Lungenerkrankungen bedingt, so sind die Aussichten schlecht; aber recht oft haben wir es lediglich mit einer Folgeerscheinung der mangelhaften Reflexerregbarkeit zu tun, und in solchen Fällen lohnt sich die Mühe.

Bezüglich der Ernährung und Ernährungstechnik bei Frühgeburten s. Bd. 13 dieser Sammlung, S. 87.

Die Mortalität der Frühgeborenen, in den ersten Lebenstagen am größten, ist auch jenseits der Neugeburtsperiode noch eine sehr beträchtliche. Auch bei gut gedeihenden Kindern muß man vor Ablauf des ersten Vierteljahres auf unvermutete Katastrophen gefaßt sein. In dieser Hinsicht sind vor allen akute Infekte grippaler Natur zu fürchten. Eine (asthenische) Pneumonie (s. S. 120) kann ein bis dahin ausgezeichnet gediehenes Kind in wenigen Tagen hinwegraffen. Der Verhütung solcher Infekte ist darum besonderes Augenmerk zuzuwenden.

Man hat versucht, durch Verabreichung von Hormonpräparaten (Reifungshormonen) der Lebensschwäche entgegenzuarbeiten, z. B. durch Injektionen von Follikulin (Menformon) in Mengen von 40 Einheiten (1 ccm) täglich. Auch Injektionen von Erwachsenenblut (zwei- bis dreimal wöchentlich einige Kubikzentimeter intramuskulär) können vielleicht in diesem Sinne wirken. Ein Urteil über den Nutzen solcher Maßnahmen ist schwer abzugeben; sie sind jedenfalls des Versuches wert.

Kleine Frühgeburten, welche nicht einmal aus der Flasche saugen, solche mit erheblicher Thermolabilität und gehäuft auftretenden Zyanoseanfällen dürften in der Anstalt besser aufgehoben sein als im Privathaus. Bei etwas größeren Kindern, etwa von $1^1/_2$ kg aufwärts, sind jedoch die Erfolge der häuslichen Pflege oft sehr befriedigende, so daß gegen die Belassung in der Familie nichts einzuwenden ist, wenn es die Wohnungsverhältnisse gestatten, die Mutter über die nötige Zeit und Intelligenz verfügt oder eine Pflegeperson da ist, die ihre Sache versteht. Von allergrößter Bedeutung ist es, ob die natürliche Ernährung zu Hause ermöglicht werden kann. Die Anstaltspflege ist für ein frühgeborenes Kind sicherlich keine Conditio sine qua non — aber es hängt von mannigfachen Umständen ab, ob man sich für die Belassung in der Familie entscheiden kann.

Die Säuglingstuberkulose.

Die Tuberkuloseinfektion erfolgt in der überwiegenden Zahl der Fälle durch Inhalation bazillenhaltigen Materials aus den Luftwegen eines an offener Lungen- oder Kehlkopftuberkulose erkrankten Menschen.

Gegenüber den Lungen treten alle anderen Infektionspforten in den Hintergrund. Relativ am häufigsten ist unter den extrapulmonalen Tuberkuloseinfekten die enterogene Tuberkulose, als deren Quelle beim Säugling fast ausschließlich die Kuhmilch in Betracht kommt. Eine Infektion des Säuglings durch bazillenhaltige Muttermilch spielt erfahrungsgemäß keine Rolle, obzwar ein Übergang von Tuberkelbazillen aus dem Blut in die Milchdrüse im Bereich der Möglichkeit liegt. Dies sei besonders betont, da die Mitteilungen über verhältnismäßig häufiges Vorkommen von Tuberkelbazillen im strömenden Blut, und zwar nicht nur bei schwer tuberkulösen, für das Stillen nicht in Frage kommenden Personen, manchen stutzig machen könnten.

Die Perlsucht der Rinder ist eine keineswegs seltene Erkrankung, mit der man besonders dort, wo die tierärztliche Kontrolle der Milchkühe keine ganz zuverlässige ist, rechnen muß. Doch kommt eine intestinale Infektion durch Kuhmilch schon deshalb nicht häufig vor, weil diese dem Säugling fast stets in abgekochtem, also sterilisiertem Zustand gereicht wird. Wer rohe Kuhmilch geben will, muß sich freilich über deren Provenienz genauestens informieren, da die Möglichkeit einer Infektion des Menschen mit dem Typus bovinus des Tuberkelbazillus immerhin gegeben ist und die bovine Tuberkulose dieselben Gefahren in sich birgt wie die humane.

Die Differentialdiagnose eines intestinalen gegenüber einem pulmonalen Primäraffekt ist mitunter kaum möglich. Es kommt zwar eine (manchmal sogar multiple) Primärherdbildung im Darm vor, welche das baldige Hervortreten intestinaler Symptome zur Folge haben kann. Doch können die Bazillen auch durch die Darmwand hindurchtreten und erst in den mesenterialen Lymphknoten Veränderungen setzen, welche keine ausgesprochenen klinischen Erscheinungen hervorrufen müssen. Es muß durchaus nicht immer zur Peritonitis kommen. Breitet sich die Erkrankung nach einigen Wochen über den Lymph- und Blutweg auf die Lungen und Bronchialdrüsen aus, so wird die Erkennung des intestinalen Ursprungs der Tuberkulose noch schwieriger, wenn nicht unmöglich.

Von sonstigen Infektionspforten wäre der Rachenring und die Haut zu nennen. Während eine primäre Gaumenmandeltuberkulose beim Säugling kaum vorkommt, kann die Rachenmandel als Einbruchspforte immerhin in Frage kommen. Die Fälle von primärer Tuberkulose des Mittelohres betreffen vorwiegend Säuglinge in den ersten Lebensmonaten, es kann sich hierbei auch um eine von tuberkelbazillenhältigem Fruchtwasser ausgehende (also intrauterine) Infektion handeln, doch ist die extrauterine sicher häufiger. Die Erkrankung äußert sich in meist einseitiger Vergrößerung der das Ohr umgebenden Lymphknoten (im Kieferwinkel und dessen Umgebung, in der Parotisgegend, retroaurikulär), welche mit der Zeit zu einem umfangreichen Geschwulstpaket anwachsen können. Dabei besteht chronische Otorrhöe, im vorgeschrittenen Stadium fast immer eine Fazialislähmung. Die primäre Tuberkulose der äußeren Haut nimmt von einer Wunde oder Verletzung ihren Ausgang (Beschneidung, Ohrringstechen, Impetigo u. dgl.); es entsteht ein Geschwür ohne Heilungstendenz mit Schwellung und später eventuell Erweichung der regionären Lymphknoten.

Eine Sonderstellung muß der kongenitalen Tuberkulose eingeräumt werden, welche nur in vereinzelten Fällen — und zwar fast ausnahmslos bei Kindern schwerst-tuberkulöser Mütter, die ihrer Erkrankung während oder bald nach der Entbindung erliegen —, zur Beobachtung kommt. Es handelt sich in der Regel um eine hämatogene Tuberkulose, welche von der tuberkulös erkrankten Plazenta ihren Ausgang nimmt und durch das Nabelschnurblut vermittelt wird. Die Infektion erfolgt entweder während der Fötalperiode, wobei das Kind bereits mit mehr oder minder ausgedehnten tuberkulösen Organerkrankungen zur Welt kommt, oder unter der Geburt beim Einreißen der Chorionzotten. Enthält das Fruchtwasser Tuberkelbazillen, so kann auch dieses die Infektion vermitteln, sei es, daß sie verschluckt oder aspiriert werden: das Resultat ist dann eine primär-intestinale oder primär-pulmonale Tuberkulose, die mit den entsprechenden Formen der erworbenen Tuberkulose große Ähnlichkeit haben kann.

Die Infektion durch das Nabelschnurblut führt zur Bildung eines Primärherdes in der Leber mit konsekutiver Erkrankung der regionären Lymphknoten an der Leberpforte. Da nicht das gesamte Nabelvenenblut die Leber passiert, sondern ein Teil durch den Ductus venosus Arantii direkt in den (großen und kleinen) Kreislauf gelangt, kann es neben der Leberinfektion oder auch ohne diese sogleich zur allgemeinen disseminierten Organtuberkulose, selbst zu einer Tuberkulose der Lungen kommen. In diesem Fall unterscheidet sich das klinische Bild kaum von dem einer erworbenen Tuberkulose. Nur das frühzeitige

Auftreten der positiven Tuberkulinreaktion — vor der 4. Woche — weist auf eine intrauterine Entstehung der Erkrankung hin. Bei der relativ häufigsten Form der kongenitalen Tuberkulose, der hepatischen, kommt es zu stetig zunehmender Auftreibung des Bauches, Leber- und Milzvergrößerung, verstärkter Venenzeichnung der Bauchhaut, Aszites, schließlich zu Erscheinungen der Dissemination wie bei den erworbenen Formen. Die Prognose muß als durchaus infaust bezeichnet werden.

Man hat die Vermutung geäußert, daß ein nicht unerheblicher Teil von Frühformen der Säuglingstuberkulose plazentogener Natur sei, also nicht durch Inhalation, sondern intra partum — sei es hämatogen, sei es durch Aspiration oder Verschlucken keimhaltigen Fruchtwassers — entstehe. Überzeugende Beweise für die Richtigkeit einer solchen Annahme konnten nicht erbracht werden. Der Zeitpunkt des Positivwerdens der Tuberkulinreaktion ist hier nicht entscheidend, da ein solches auch bei der Intrapartuminfektion erst im 2. Monat zu erwarten ist, also zu einer Zeit, wo auch die früh erworbenen Tuberkulosen positiv reagieren können. Die anatomischen Befunde weisen ebenso wie die klinischen Erfahrungen mit großer Wahrscheinlichkeit darauf hin, daß auch unter den Tuberkulosen des ersten Lebensvierteljahres die aerogene dominiert. Wir halten an der Auffassung fest, daß wir es auch bei den Frühformen der Säuglingstuberkulose fast immer mit erworbenen, mithin *vermeidbaren* Erkrankungen zu tun haben. Der Frage kommt also auch eine praktische Bedeutung zu!

Alle bisher aufgezählten Formen der Säuglingstuberkulose stellen Raritäten dar. Wie schon eingangs betont, kommt die Tuberkuloseinfektion in der weitaus überwiegenden Zahl der Fälle durch *Inhalation* zustande. Sie führt zur Bildung eines *Primärherds* in den *Lungen* mit *konsekutiver Erkrankung der regionären Lymphknoten* am *Lungenhilus*. Diesen *pulmonalen Primärkomplex* müssen wir als den *weitaus häufigsten* Ausgangspunkt der Tuberkuloseerkrankung betrachten.

Während im späteren Kindesalter die Bildung dieses Primärkomplexes häufig ohne jedes Krankheitszeichen vor sich geht, kann es für das Säuglingsalter als die Regel gelten, daß zur Zeit der Primärkomplexbildung und im unmittelbaren Anschluß daran Krankheitserscheinungen auftreten, mit andern Worten: daß die Tuberkulose*infektion* zur Tuberkulose*erkrankung* führt. *Latente* Tuberkulosen kommen zwar auch schon im ersten Lebensjahr vor, doch sind dies Ausnahmsfälle.

Freilich darf man nicht erwarten, daß man bei der physikalischen Untersuchung der Lungen Befunde erheben könne, wie sie im späteren Leben als für Tuberkulose charakteristisch gelten. Wer dies tut, wird wohl die meisten Säuglingstuberkulosen für „latente" erklären müssen. Die Krankheitssymptome sind, besonders in den Anfangsstadien der Erkrankung, oft recht wenig charakteristisch. Meist bedarf es besonderer Methoden, um das Bestehen und den Grad einer Tuberkuloseerkrankung festzustellen und Krankheitserscheinungen als Folge einer solchen zu deuten.

Das erste und wichtigste diagnostische Zeichen der Säuglingstuberkulose ist die positive Tuberkulinreaktion. Während eine solche im späteren Kindesalter nur die stattgehabte Infektion anzeigt, ohne über die Aktivität der Tuberkulose Aufschluß zu geben, muß sie beim Säugling schon deshalb als untrügliches Zeichen eines aktiven tuberkulösen Prozesses betrachtet werden, weil es zeitlich unmöglich erscheint, daß der Prozeß bereits inaktiv geworden sein könnte. Bestehen bei einem tuberkulinpositiven Säugling irgendwelche Allgemein- oder Lungenerscheinungen, welche mit einer Tuberkuloseerkrankung in Beziehung stehen könnten, so darf ein kausaler Zusammenhang mit größter Wahrscheinlichkeit angenommen werden.

Es sei an dieser Stelle auf die Wichtigkeit der Tuberkulindiagnostik nachdrücklichst hingewiesen. Ohne Tuberkulinprüfung ist die Diagnose der Säuglingstuberkulose so gut wie unmöglich — mindestens in deren Anfangsstadien; aber auch bei vorgeschrittenen Fällen ist es die positive Tuberkulinreaktion, die eine Wahrscheinlichkeitsdiagnose zu einer sicheren macht. Da die frühzeitige Erkennung der Säuglingstuberkulose für den Behandlungserfolg von allergrößter Bedeutung ist, kann nur dringend empfohlen werden, jeden klinisch suspekten und insbesondere auch jeden einer Infektionsgelegenheit ausgesetzt gewesenen Säugling unbedingt genauestens mit Tuberkulin zu prüfen. Man wird sicher nur gut daran tun, wenn man auch nicht ausgesprochen gefährdete oder verdächtige Fälle der Tuberkulinprüfung unterzieht. Es kommt nämlich gar nicht selten vor, daß die Tuberkulinreaktion positiv ausfällt, wo weder Anamnese noch Befund eine stattgehabte Infektion vermuten lassen. Man hat in den letzten Jahren mancherorts eine Zunahme der Säuglingstuberkulose zu konstatieren geglaubt. Vielleicht ist diese Zunahme nur eine scheinbare und rührt davon her, daß durch die häufigere Anstellung der Tuberkulinprüfung Fälle aufgedeckt werden, die früher unerkannt geblieben wären.

Zur Orientierung genügt im allgemeinen die einfach auszuführende Kutanimpfung nach Pirquet oder die Einreibung einer der Tuberkulinsalben oder Tuberkulinlinimente (diagnost. Tuberkulin nach Moro, Perkutantuberkulin mite und forte nach Hamburger, Dermotubin nach Löwenstein). Bei negativem Ausfall der Probe empfiehlt sich eine Wiederholung nach 48 Stunden oder auch erst nach einer Woche; sie fällt das zweitemal zuweilen positiv aus. Bleibt sie negativ, so soll bei ausgesprochenem Tuberkuloseverdacht auch der praktische Arzt, um ganz sicher zu gehen, wie es in der Anstalt geschieht, die empfindlicheren Injektionsreaktionen anstellen, die intrakutane (Mantouxsche) Probe oder die Stichreaktion (nach Hamburger): man injiziert erst $^1/_{10}$ mg — bei negativen Hautproben ist die Injektion von $^1/_{100}$ mg kaum nötig — und, falls darauf keine Reaktion erfolgt, 1 mg Tuberkulin, d. h. 0,1 ccm einer Tuberkulinlösung 1 : 1000, bzw. 1 : 100, die man sich stets frisch herstellen muß, da die Lösung beim Aufbewahren rasch ihre Wirksamkeit verliert. Man bereitet sich die Lösung in einfacher Weise mit einer 1- oder 2-ccm-Rekordspritze: 1 Teilstrich Tuberkulin + 9 Teilstriche physiol. Kochsalzlösung = Lösung 1 : 10; von dieser 1 Teilstrich + 9 Teilstriche physiol. Kochsalzlösung = Lösung 1 : 100 usw.

Man muß sich vor Augen halten, daß es nach erfolgter Infektion bis zum Auftreten der Tuberkulinempfindlichkeit bei der kutanen und perkutanen Probe mindestens 4, meist 8 bis 10 Wochen dauert, bei den Stichreaktion mindestens 3, zuweilen aber auch 6—7 Wochen. Wenn man also z. B. bei einer Wöchnerin eine offene Tuberkulose entdeckt und das Kind daraufhin einige Tage nach der Geburt aus der Nähe der Mutter entfernt hat, oder wenn man in Erfahrung gebracht hat, daß ein Säugling von einem mit offener Lungentuberkulose behafteten Erwachsenen besucht wurde, so darf man eine negative Tuberkulinreaktion erst nach Ablauf der genannten Inkubationsfristen dahin deuten, daß das Kind der Infektion entgangen sei. Wenn es auch ausnahmsweise einmal vorkommt, daß trotz bestehender Tuberkulose die Tuberkulinreaktionen negativ ausfallen, so kann dies ihren ausschlaggebenden diagnostischen Wert nicht beeinträchtigen. Es sind gewöhnlich besonders schwere, entweder weit vorgeschrittene, mit Kachexie einhergehende oder foudroyant verlaufende Formen, bei welchen eine Tuberkulinanergie besteht. Nur äußerst selten fehlt die Tuberkulinempfindlichkeit bei einer gewöhnlichen Tuberkuloseform. Wenn dieses seltenen Vorkommnisses hier Erwähnung getan wird, so geschieht es nur deshalb, um den Arzt zu veranlassen, bei klinisch suspektem Befund oder verdächtiger Anamnese die Tuberkulinprüfung zu wiederholen; denn dauernd bleiben die Tuberkulinreaktionen in solchen Fällen kaum negativ.

Täuschungen kann man bei der Tuberkulinprüfung insofern unterliegen, als es bei den Injektionsproben unspezifische Reaktionen gibt. Wenn solche auch nach 48 Stunden — dem normalen Termin für die Nachschau — meist zurückgegangen sind, so kommen doch zweifelhafte Fälle vor. Man soll dort, wo nach negativen Hautproben erst die Injektionsprobe ein positives Resultat hatte, stets eine neuerliche Kutan- oder Perkutanprobe vornehmen, welche nach erfolgter Sensibilisierung durch die Tuberkulininjektion jetzt meist positiv ausfällt. Bleiben die Hautproben auch jetzt negativ, so muß die Diagnose, wenn nicht sonstige untrügliche Zeichen vorliegen, als nicht ganz gesichert betrachtet werden.

Es sollte nicht verschwiegen werden, daß uns auch die Tuberkulindiagnostik einmal im Stiche lassen kann. Doch kommt dies so selten vor, daß man ruhig behaupten kann: es gibt in der medizinischen Diagnostik wenig so wertvolle und verläßliche Reaktionen wie die Tuberkulinreaktionen im frühen Kindesalter. Im Hinblick auf die Wichtigkeit der Frühdiagnose der Kindertuberkulose muß die Tuberkulindiagnostik Gemeingut des praktischen Arztes werden.

In der Zeit zwischen Infektion und Auftreten der Tuberkulinempfindlichkeit entwickelt sich der Primärkomplex. Während dieser Periode nimmt die Krankheit in der Regel keinen wesentlichen Einfluß auf den Allgemeinzustand. Gegen Ende der sogenannten Inkubationsperiode hat man manchmal ein mehrere Tage dauerndes Fieber beobachtet, für das sich bei der Untersuchung des Kindes keine Erklärung finden läßt. Dieses „Initialfieber" der Tuberkulose ist aber durchaus kein konstantes Symptom. Es sei schon jetzt betont, daß man auch später aus dem Fehlen von Fieber niemals schließen darf, es könne keine Tuberkulose vorliegen.

Die vom Primärkomplex ausgehenden und sich an ihn anschließenden klinischen Erscheinungen pflegen sich beim Säugling stärker bemerkbar zu machen als im späteren Leben. Die markantesten klinischen Symptome gehen von den Lymphknoten am Lungenhilus aus, sobald diese, wie es beim Säugling häufig vorkommt, eine starke Vergrößerung erfahren haben. Es ist vollkommen berechtigt, die (intumeszierende) Bronchialdrüsentuberkulose als eine für das Säuglingsalter besonders charakteristische Form der Tuberkulose herauszuheben.

Die geschwollenen bronchialen Lymphknoten können auf den noch nachgiebigen Hauptbronchus einen Druck ausüben, der sich besonders in der Exspirationsphase bemerkbar macht, wenn der Thoraxraum sich verengt. Die aus den Lungen ausströmende Luft stößt in dem mehr oder weniger komprimierten Bronchus auf Widerstand. Die Folge ist das Auftreten eines exspiratorischen Stridors. Der exspirationsstenotische, dem asthmatischen ähnliche Atemtypus, das rauhe exspiratorische Keuchen, das meist schon aus der Entfernung deutlich zu hören ist, kommt in ähnlicher Art nur bei der asthmatischen Bronchitis und eventuell bei der seltenen Bronchotetanie vor; die Differentialdiagnose macht hier kaum besondere Schwierigkeiten. Die Auskultation des Thorax ergibt bei der Tuberkulose zwar oft reichlich fortgeleitete rauhe Geräusche, aber kein eigentliches bronchitisches Rasseln; schwerere, zur Zyanose führende Behinderung der Atmung pflegt zu fehlen. Da andere Bronchus oder Trachea komprimierende Tumoren im Thoraxinnern (Thymus, retrosternale Struma, Neoplasmen, Zysten u. dgl.) große Seltenheiten sind, ist das exspiratorische Keuchen tatsächlich ein für Tuberkulose sehr charakteristisches Symptom. Sobald man es hört, möge man die Diagnose sofort durch Anstellung der Tuberkulinreaktion sichern.

Ein zweites bei Bronchialdrüsentuberkulose vorkommendes Zeichen ist der sogenannte bitonale Husten. Die Bezeichnung rührt davon her, daß der Husten zeitweise einen eigentümlich tönenden, scheppernden, manchmal pfeifenden Beiklang hat, aus dem allein der Erfahrene den Verdacht auf Tuberkulose schöpft. Der Bronchialdrüsenhusten kann auch dem Krupphusten ähneln, nicht selten ist er auch pertussisartig; entsprechende Fehldiagnosen kommen denn auch gar nicht so selten vor.

Exspiratorisches Keuchen und bitonaler Bronchialdrüsenhusten sind sehr charakteristische und diagnostisch wertvolle Symptome. Leider fehlen sie sehr häufig, ja man kann wohl sagen in der Mehrzahl der Fälle, und mit den anderen dem Praktiker für die Tuberkulosediagnose zu Gebote stehenden Mitteln ist es beim Säugling recht schlecht bestellt.

Einer Erscheinung, welche man gerade im Säuglingsalter antrifft, muß noch Erwähnung getan werden, der papulonekrotischen Hauttuberkulide. Sie kommen in zwei Formen vor: als maximal hanfkorngroße, meist ziemlich blasse, bräunlichrote, glänzende, flache Knötchen, welche scharf begrenzt in der sonst normalen Haut sitzen und im Zentrum ein winziges Schüppchen oder nach dessen Abfall eine kleine Delle oder — was besonders charakteristisch ist — ein wie von einem Einstich herrührendes Loch zeigen: — kleinpapulöses

Tuberkulid; oder als größere, bis über erbsengroße, an Follikulitiden erinnernde, aber mehr torpide, im übrigen der erstgenannten Form ähnelnde Effloreszenzen: — großpapulöses Tuberkulid. Die Tuberkulide treten bald vereinzelt, bald — und zwar besonders die kleinpapulösen — multipel, manchmal geradezu exanthemartig auf (bei Miliartuberkulose). Eine Verwechslung mit Lichen urticatus oder mit gewöhnlicher Follikulitis ist leicht möglich, besonders dann, wenn das charakteristische zentrale Pünktchen nicht ausgeprägt vorhanden ist. Die Tuberkulide können diagnostisch äußerst wertvoll sein, doch muß man sie kennen. Auch kommen sie doch nur bei einem verhältnismäßig kleinen Bruchteil der Säuglingstuberkulosen vor, und natürlich erst nach Einbruch der Tuberkelbazillen in die Blutbahn, also im sekundären Stadium.

Eine Tatsache muß man sich immer vor Augen halten: daß es unmöglich ist, die Säuglingstuberkulose lediglich mit Hilfe der Perkussion und Auskultation zu erkennen. Gewiß ist eine sorgfältige Untersuchung des Kindes auch in dieser Beziehung notwendig; infiltrative Prozesse, Kavernen usw. ergeben selbstverständlich auch beim Säugling die entsprechenden Befunde. Aber gerade in den Anfangsstadien, zur Zeit des noch unkomplizierten Primärkomplexes und der Bronchialdrüsentuberkulose, ist der physikalische Befund über dem Thorax in der Regel ein durchaus negativer. Man glaube nicht, daß vergrößerte Hilusdrüsen durch eine interskapulare Dämpfung oder Verschärfung des Atemgeräusches nachzuweisen sind. Und auch dort, wo über den Lungen ein positiver physikalischer Befund erhoben werden kann, gibt er uns keine richtige Vorstellung von der Art und Ausdehnung der bestehenden tuberkulösen Veränderungen im Thoraxinnern. Eine solche kann uns nur die Röntgenuntersuchung verschaffen, welcher jeder als tuberkulös-infiziert erkannte Säugling unterzogen werden soll, und zwar nicht nur einmal, sondern wiederholt in Intervallen von einigen Wochen. Ist der Röntgenbefund auch nicht bestimmend für die Art der Behandlung, so liefert er uns doch die wertvollsten Anhaltspunkte bezüglich Verlauf und Prognose.

Sowohl die Röntgenuntersuchung als auch die Deutung des Röntgenbefundes ist Sache des über entsprechende Erfahrung verfügenden Facharztes. Doch ist es notwendig, daß der Praktiker den ihm vom Röntgeninstitut zukommenden Bescheid verstehe. Es sei deshalb kurz angeführt, in welchen Formen die Tuberkulose beim Säugling aufzutreten pflegt.

1. Die Bronchialdrüsentuberkulose. Der primäre Lungenherd, die erste Haftstelle der inhalierten Tuberkelbazillen, bleibt, solange er nicht zum Ausgangspunkt einer Infiltration wird, klinisch bedeutungslos und kann wegen seiner Kleinheit auch röntgenologisch nicht nachgewiesen werden. Nur der mit Verkalkung ausgeheilte Primärherd kann gelegentlich als punktförmiger Schatten nachgewiesen werden, was aber erst nach einigen Monaten möglich ist. Anders die Erkrankung der regionären Lymphknoten an der Lungenpforte, der bronchialen, bronchopulmonalen, tracheobronchialen, paratrachealen Lymphdrüsen. Sie schwellen manchmal — durchaus nicht immer! — zu großen Tumoren an, welche im Röntgenbild als kugelig begrenzte Schatten deutlich erkennbar sind. Dabei können die früher genannten klinischen Symptome (Keuchen und bitonaler Husten) bestehen, müssen es aber nicht, sowie andererseits diese Symptome vorhanden sein können, ohne daß das Röntgenbild besonders auffällige Drüsenschatten erkennen läßt. Man muß bedenken, daß hier auch manches, besonders links, vom Herz-, bzw. Gefäßschatten verdeckt sein kann. Nicht selten findet man dem Hilus aufsitzende, ins Lungenfeld hineinreichende Schatten, die von einer Infiltrierung der Lungen (s. u.) oder einem Katarrh (Hiluskatarrh) herrühren. Die Vergrößerung der Hilusdrüsen kann auf einer verkäsenden Tuberkulose, aber auch auf einer restlos rückbildungsfähigen entzündlichen Infiltration beruhen. Obzwar es auch in verkästen Lymphdrüsen schließlich unter Verkalkung zur Heilung kommen kann, haben wir es hier mit einer prognostisch weit ernsteren Erkrankung zu tun, da es zur Einschmelzung und zum Einbruch in den Bronchialbaum, die Lymph- oder Blutbahn kommen kann. So sagt uns also fürs erste weder der klinische noch der Röntgenbefund etwas Sicheres über die Prognose.

2. Die Lungeninfiltrate. Findet man bei einem tuberkulinpositiven Säugling neben den (mitunter recht wenig ausgesprochenen) Veränderungen am Hilus im Röntgenbild an irgendeiner Stelle des Lungenfeldes einen größeren, auf eine Infiltration hindeutenden Schatten, so handelt es sich in der Regel um eine sogenannte Primärinfiltrierung, ein Infiltrat um den primären Lungenherd. Der Primärherd, welcher in jedem beliebigen Lungenabschnitt, häufig in der Nähe der Pleura, nicht selten aber auch in der des Hilus gelegen sein kann, pflegt der Ausgangspunkt (Fokus) einer entzündlichen Reaktion zu sein. Diese perifokale Entzündung kann gering sein, mit der Zeit wieder abklingen, zur Vernarbung führen

oder sich auch gänzlich zurückbilden. Gerade im Säuglingsalter entwickeln sich aber häufig recht umfangreiche Infiltrate, welche anfänglich wenig Tendenz zur Rückbildung zeigen. Die Röntgenuntersuchung ergibt eine ausgedehnte Verschattung, welcher — besonders bei Lokalisation im Obergeschoß einer Lunge — manchmal auch physikalische Erscheinungen einer Infiltration entsprechen: Dämpfung (oft besonders deutlich unterhalb der Clavicula) und Bronchialatmen, mitunter bloß Schallverkürzung ohne ausgesprochene Veränderung des Atemgeräusches, meist kein Rasseln. Solche Infiltrationen können sich nach wochen-, ja monatelangem Bestand allmählich wieder vollkommen zurückbilden. Man nimmt an, daß es sich in diesen Fällen um zwar durch die Tuberkulotoxine veranlaßte Exsudationen, aber nicht um spezifisch tuberkulös verändertes Gewebe handelt, und spricht deshalb auch von Epituberkulose oder Paratuberkulose. Man will mit diesen Bezeichnungen den Gegensatz zu jenen Infiltraten zum Ausdruck bringen, welche auf einer Progredienz des primären Herdes im Sinne einer käsig-exsudativen Tuberkulose beruhen und als proliferierende Primärtuberkulose bezeichnet werden können. Eine sichere Differenzierung dieser beiden in ihrer Bedeutung so verschiedenen Infiltratbildungen ist weder durch die physikalische, noch durch die Röntgenuntersuchung möglich, zumindest nicht in den Anfangsstadien. Auch bei den im weiteren Fortschreiten zur käsigen Pneumonie führenden Infiltrationen sind die physikalischen Symptome mitunter recht wenig ausgesprochen. Selbst wenn es zum kavernösen Zerfall gekommen ist, sich also eine Primärherdphthise entwickelt hat, müssen nicht immer Kavernensymptome nachweisbar sein und wird die Kavernenbildung nicht selten erst bei der Röntgenuntersuchung am Auftreten rundlicher Aufhellungen im Verschattungsgebiet erkannt.

Ganz analoge Veränderungen wie um den Primärherd können auch von den Lymphdrüsen am Hilus ausgehen. Diese perihilären Prozesse sind kaum anders als durch das Röntgenverfahren nachweisbar. Der durch sie veranlaßte Hilusschatten hat oft die Gestalt eines Dreiecks mit lateralwärts gerichteter Spitze. Das ihn veranlassende anatomische Substrat dürfte wohl auch meist ein perifokales (epituberkulöses) Infiltrat sein. Bei zarteren Schatten besteht wahrscheinlich nur ein „Hiluskatarrh“, der im wesentlichen dieselbe Bedeutung hat wie die perifokale Lungeninfiltrierung; er kann das Auftreten von Rasselgeräuschen zur Folge haben, die intraskapular oder vorne neben dem Sternum zu hören sind. Recht häufig ist an der Entzündung auch die benachbarte Pleura beteiligt; diese Interlobärpleuritis ist im Röntgenbild als schmaler, gegen die Peripherie ziehender Streifen erkennbar, klinische Symptome macht sie keine. Bei weit ins Lungengewebe hineinreichenden Schatten liegt der Fokus der Entzündung wohl nicht nur in den Hiluslymphknoten, sondern meist auch in intrapulmonal gelagerten und, weil schon außerhalb des Primärkomplexes gelegenen, bereits als „sekundär“ zu bezeichnenden Herden: man kann von einer perihilären Sekundärinfiltrierung sprechen. Gleichwie bei den Primärinfiltrierungen kann natürlich auch bei den vom Hilus ausgehenden Infiltraten eine proliferierende tuberkulöse Erkrankung der Lungen vorliegen.

Die perifokalen „Epituberkulosen“ haben die Eigenschaft, nach wechselnd (zuweilen viele Monate) langem Bestehen zu verschwinden; doch kommt es recht häufig vor, daß sie rezidivieren. Auch muß man bedenken, daß innerhalb eines solchen epituberkulösen Infiltrates der Kern ja schließlich doch auch proliferieren kann, so daß die an sich vom klinischen Standpunkt sicher wohl berechtigte Trennung der beiden Infiltrationstypen letzten Endes keine ganz scharfe sein kann.

3. Die disseminierten Lungenherde. Gelangen die Tuberkelbazillen von irgendeiner Stelle des Primärkomplexes in die Blutbahn, so kommt es, wenn der Einbruch in das Gebiet der Lungenvenen erfolgte, zur Ausschwemmung in den großen Kreislauf; erfolgte er entweder direkt oder auf dem Weg: Lymphbahn—Ductus thoracicus—Vena cava superior—rechtes Herz in das Gebiet der Lungenarterien, zur Ausstreuung in die Lungen. Sekundäre Herde können auch dann auftreten, wenn Tuberkelbazillen in einen Bronchialast gelangen und aspiriert werden (bronchogene Streuung). Besonders die hämatogene Streuung führt zur Entwicklung disseminierter Herde, welche bald vereinzelt nur in einem bestimmten Gebiet einer Lunge, bald — und zwar besonders dann, wenn die Streuung vom rechten Herzen aus erfolgt, — in beiden Lungen auftreten. Es gibt alle erdenklichen Übergänge von leichter bis schwerster Form, von relativ großen, im Röntgenbild gut sichtbaren Herden bis zu den winzigen, dicht stehenden Knötchen der subakuten und akuten Miliartuberkulose. Die Streuherde stellen unter allen Umständen eine ernste Form der Tuberkulose dar, besonders wenn sie über die ganzen Lungen ausgebreitet sind; doch besteht, sobald man sie im Röntgenbild als größere Flecke gut differenzieren kann, immerhin noch Hoffnung auf Rück-

bildung. Denn die Sichtbarkeit ist die Folge einer perifokalen entzündlichen Reaktion um die Einzelherde, welche man vielleicht als eine Abwehrreaktion des Organismus auffassen darf. Dem physikalischen Nachweis sind die Streuherde natürlich nicht zugänglich. Was man eventuell hört, sind von einer Begleitbronchitis herrührende Rasselgeräusche. Das einzige, was eine miliare Aussaat vermuten läßt, sind die früher erwähnten Tuberkulide, falls sie sich in großer Zahl finden; aber dies ist gewiß kein häufiges Symptom.

4. Völlige Latenz des Primärkomplexes und absolutes Fehlen manifester intrathorakaler Erscheinungen, wie es für das spätere Kindesalter bei der Tuberkuloseinfektion fast als die Regel bezeichnet werden kann, kommt auch schon im ersten Lebensjahr vor, gehört aber doch zu den Ausnahmen, wenigstens in den ersten Lebensmonaten; das können wir auf Grund unserer Erfahrungen mit der Tuberkulinprüfung behaupten. Klinisch „gesunde" tuberkulinpositive Säuglinge sind sicherlich nicht häufig anzutreffen, wenn auch keineswegs in Abrede gestellt werden kann, daß dergleichen vorkommt. Erfahrungsgemäß treten jene Fälle, wo man durch das Auftreten extrapulmonaler Sekundärerscheinungen überrascht wird, erst gegen Ende des Säuglingsalters in den Vordergrund.

Solche Erscheinungen des Sekundärstadiums, welche besonders häufig in der sich an das Säuglingsalter anschließenden Periode des Kleinkindesalters angetroffen werden, sind einerseits die relativ gutartige, weil nicht direkt lebensbedrohliche Knochen- und Gelenkstuberkulose sowie die Skrophulose, andererseits als verhängnisvollste Folge der hämatogenen Streuung die Meningitis tuberculosa.

Tuberkulöse Knochen- und Gelenkserkrankungen können sich zu pulmonalen Erkrankungen hinzugesellen. So sieht man z. B. nicht allzu selten bei Säuglingen mit Lungentuberkulose eines Tages eine Spina ventosa auftreten; auch multiple kariöse Knochenerkrankungen kommen neben pulmonaler Tuberkulose vor. Doch handelt es sich dabei fast immer um bereits ältere Säuglinge. Am Ende des ersten Jahres kommt es auch schon verhältnismäßig häufig vor, daß die chirurgische Tuberkulose, z. B. eine Gonitis, wie es beim Kleinkind fast die Regel ist, als erste Manifestation der Tuberkulose auftritt. Dasselbe gilt auch von den Symptomen der Skrophulose. Es kommt vor, daß bei einem bis dahin gesunden Kind am Ende des ersten Lebensjahres eines Tages am Kornealrand eine

Phlyktäne erscheint und die daraufhin vorgenommene Tuberkulinisierung ein positives Resultat ergibt. Dabei können sonstige Erscheinungen der Skrophulose, wie Schnupfen, Hautveränderungen, ja selbst eine stärkere Conjunctivitis, vollkommen fehlen. Darauf sei besonders hingewiesen; die an sich unscheinbare Phlyktäne kann dem Arzt ein wichtiges diagnostisches Zeichen sein. Es gibt wohl auch eine Phlyktänenbildung auf nichttuberkulöser Basis, in der überwiegenden Zahl der Fälle fällt jedoch die Tuberkulinreaktion positiv aus.

Die Meningitis tuberculosa als selbständige Erkrankung, wie wir sie beim Kleinkind zu beobachten gewohnt sind, kommt beim tuberkulös infizierten Säugling verhältnismäßig selten vor. Sie ist gewiß auch dem Säuglingsalter nicht ganz fremd, und zwar tritt sie in dieser Altersperiode häufiger nicht in der typischen Form mit schleichendem Beginn, sondern mitunter recht akut, z. B. mit Krampferscheinungen auf. Meist ist aber die Meningitis nur der Schlußakt in dem Drama „Säuglingstuberkulose". Die Säuglingsphthise endet ja in der Regel mit einer allgemeinen miliaren Aussaat, von der sehr oft auch die Meningen befallen werden. Klinisch muß die Meningitis in dem allgemeinen schweren Krankheitsbild gar nicht besonders hervortreten.

Was der Säuglingstuberkulose ihr besonderes Gepräge gibt, sind zweifellos die sich im Bereich der Lungen abspielenden Vorgänge, wobei die oben besprochenen Typen des pathologischen Geschehens — Lymphdrüsenerkrankung, Infiltrierungen, Dissemination — die mannigfachsten Kombinationen erfahren. Auch die Allgemeinerscheinungen, welche die tuberkulöse Erkrankung begleiten, sind sehr verschiedener Art. Es gibt Fälle, wo trotz beträchtlicher intrathorakaler Veränderungen die Störung des Gedeihens eine auffallend geringe ist: die Gewichtskurve kann sogar eine ausgesprochene Tendenz zum Ansteigen zeigen, oder es fehlen wenigstens stärkere Abnahmen; auch das Fieber kann fehlen oder unbedeutend sein. Meist kommt es in solchen Fällen allerdings bald zum Gewichtsstillstand oder zu einem Auf- und Abschwanken der Gewichtskurve, das durch Monate währt; die Körpertemperatur ist bald febril, bald subfebril, bald afebril — meist ist die Kurve ganz unregelmäßig. Dann kommen natürlich auch Fälle vor, bei denen sich eine stetig fortschreitende Atrophie entwickelt oder sich nach wochen- und monatelangem Hinziehen ziemlich rasch ein Verfall einstellt. Diese Regellosigkeit wird uns verständlich, wenn wir uns vor Augen halten, welche Fülle von Verlaufsmöglichkeiten bestehen, ganz abgesehen von den Verschiedenheiten konstitutioneller und konditioneller Art, die für jede chronische Erkrankung des Säuglingsalters richtunggebend sind.

Die Letalität der tuberkulös infizierten Säuglinge, wie sie in großen Kinderkrankenhäusern zur Aufnahme gelangen, beträgt ungefähr 50%. Diese Zahl ist vielleicht höher als den tatsächlichen Verhältnissen entspricht, da in solchen Anstalten relativ viele Kinder mit weit vorgeschrittener Erkrankung, sozusagen in ultimis, Aufnahme finden. Sollte die Sterblichkeit aber auch wesentlich unter 50% liegen, so ist sie doch zweifellos eine weitaus höhere als in den folgenden Perioden des Kindesalters. Während im späteren Leben nicht nur die Letalität, sondern auch die Morbidität weitgehendst von der ererbten Disposition abhängig ist, tritt die Bedeutung der Familiendisposition gegenüber der reinen Altersdisposition beim Säugling stark in den Hintergrund. Der Säugling als solcher ist durch die Tuberkuloseinfektion gefährdet, weil sie bei ihm eben in der Regel zur Erkrankung führt, die ihrerseits wieder eine noch recht geringe Heilungstendenz zeigt. Wird der Organismus der Krankheit Herr, so ist die Prognose der (ausgeheilten) Säuglingstuberkulose für das spätere Leben keineswegs eine schlechte; es hat fast den Anschein, als ob durch sie eine recht wirksame Immunität hervorgerufen würde. Doch ist die Gefahr der Erkrankung eine so große — und zwar eine um so größere, je früher die Infektion erfolgt —, daß man es als eine der wichtigsten prophylaktischen Aufgaben des Arztes bezeichnen muß, die Tuberkuloseinfektion im Säuglingsalter hintanzuhalten.

Die Tuberkuloseinfektion des Menschen dauernd zu verhüten ist unmöglich. Was aber einer zielbewußten Fürsorge möglich sein könnte und von ihr mit allen zu Gebote stehenden Mitteln gefördert werden sollte, ist die Vermeidung der Frühinfektion des Kindes, welche so schwere, wenn nicht ausschließlich, so doch vorwiegend durch die Altersdisposition bedingte Gefahren wie die Säuglingsphthise und die Meningitis des Kleinkindes, in sich birgt.

Man soll sich — und zwar nicht erst nach der Geburt des Kindes, sondern schon während der Schwangerschaft der Mutter — um deren Gesundheitszustand bekümmern; man soll schon zu dieser Zeit auch dem Gesundheitszustand der übrigen Familienmitglieder und künftigen Wohnungsgenossen, überhaupt dem ganzen Milieu, in welchem der Säugling aufwachsen soll, seine ganze Aufmerksamkeit zuwenden. Die Trennung des neugeborenen Kindes von seiner (offen) tuberkulösen Mutter ist unbedingtes Gebot. Kann man auf diese Weise durch rechtzeitig getroffene Vorkehrungen die intrafamiliäre und intradomiziläre Infektion hintanhalten, so kann man durch

Fernhaltung aller nicht einwandfrei lungengesunden Personen und durch vernünftige Aufklärung der Eltern und Anverwandten des Kindes über die Gefahren, welche dem Kinde auch von scheinbar gesunden fremden Personen drohen, auch die extrafamiliäre Infektion verhüten. Nicht unerwähnt bleibe, daß auch ältere Personen als Infektionsquelle in Betracht kommen, z. B. Großeltern mit Alterstuberkulose.

Unser Ziel muß sein, daß die Tuberkuloseinfektion niemals im ersten Lebensjahr, wenn irgend möglich auch nicht im Kleinkindes-, sondern frühestens im Schulalter erfolgt. Die Schwierigkeiten, die sich diesbezüglich zur Zeit der Wohnungsnot und Verarmung besonders in den sozial tiefstehenden Schichten der Bevölkerung ergeben, sind sicher große, aber keine unüberwindlichen. Auch der Einwand, es sei nicht möglich, die Infektionsquellen als solche zu erkennen, erscheint kaum begründet, da uns ihre Aufdeckung bei den in der Klinik zur Aufnahme gelangenden Säuglingstuberkulosen fast immer gelingt. Es handelt sich hierbei gewöhnlich um leicht erkennbare „offene“ Lungentuberkulosen, nicht um okkulte Formen, deren Infektiosität zwar nicht in Abrede gestellt werden soll, aber praktisch doch von weit geringerer Bedeutung sein dürfte.

Wenn man einer Mutter wegen Tuberkulose das Stillen verbietet, so geschieht dies einerseits im Interesse des Kindes, andererseits in ihrem eigenen. Soweit das Kind in Frage kommt, ist mit dem Stillverbot allein nichts getan, denn nicht von der Milch, sondern von der Exspirationsluft der Mutter (Tröpfcheninfektion) droht die Gefahr. Darauf ausdrücklich hinzuweisen erscheint notwendig, da es immer wieder vorkommt, daß man einer Wöchnerin mit Zeichen eines offenen Lungenprozesses zwar das Stillen verbietet, das Kind aber bei ihr beläßt. Was die geschlossenen und inaktiven Formen, insbesondere auch die unzähligen abgelaufenen „Lungenspitzenkatarrhe“ betrifft, die in der Diagnostik der Ärzte noch immer eine große Rolle spielen, so besteht für das Kind meist keine Gefahr. Im Zweifelfall lasse man die Frau mit einer Gesichtsmaske stillen und das Kind während der Stillpausen in einem andern Raum unterbringen. Bei inaktiver oder latenter Tuberkulose lediglich im Interesse der Mutter das Stillen zu verbieten, ist nicht richtig. Der Schaden, der ihr aus dem Stillen erwachsen kann, ist sicher geringer als der, welchen das Kind durch den gänzlichen Ausfall der Brusternährung erfährt. Es dürfte wohl das Richtigste sein, in solchen Fällen das Kind unter den entsprechenden Vorsichtsmaßnahmen fürs erste an die Brust zu legen und ruhig abzuwarten, bis es sich geklärt hat, ob bei der Mutter überhaupt eine tuberkulöse Erkrankung der Lunge vorliegt, ob sie tatsächlich eine nachteilige Wirkung des Stillens verspürt usw. Erweist es sich als notwendig, kann man ja vorzeitig abstillen oder das Allaitement mixte einleiten.

Auf die *Schutzimpfung nach Calmette* und andere Versuche einer aktiven Immunisierung soll hier nicht eingegangen werden, da die Angelegenheit trotz langjähriger Bemühungen noch ungeklärt ist und die entsprechenden Präparate den praktizierenden Ärzten im allgemeinen nicht zur Verfügung stehen. Sollte es aber der Fall sein, so besteht gegen die Verwendung eines bezüglich seiner Gefahrlosigkeit geprüften Präparates kaum ein Einwand, besonders dort, wo sich der Durchführung einer wirksamen Expositionsprophylaxe unüberwindliche Hindernisse entgegenstellen. Man vergesse nur nicht, daß sowohl die perorale, wie die subkutane Einverleibung des *Calmetteschen* Präparates beim Neugeborenen gegen eine gleichzeitig oder in den ersten Wochen erfolgende Inhalationsinfektion keinesfalls einen Schutz gewähren kann, da bis zur Ausbildung der Immunität einige Wochen verstreichen müssen. Es macht mithin die Schutzimpfung die Maßnahmen der Expositionsprophylaxe — wenigstens für den Anfang — keineswegs überflüssig!

Wenn auch bei der Bekämpfung der Säuglingstuberkulose das Hauptgewicht auf die Vorbeugung zu legen ist, so soll der *Behandlung* des bereits infizierten Kindes nicht weniger Aufmerksamkeit zugewendet werden. So ernst im allgemeinen die Prognose auch ist, macht man doch immer wieder die erfreuliche Erfahrung, daß selbst bei recht bedenklich aussehendem Lungenbefund eine Heilung im Bereich der Möglichkeit liegt. Insbesondere erlebt man es bei den Infiltrierungen gar nicht selten, daß nach wochen- oder monatelangem Bestehen Rückbildung erfolgt. Ja selbst bei den prognostisch von vornherein wesentlich ernster zu bewertenden Disseminierungen ist eine Heilung, sei es durch Vernarbung oder Verkalkung, sei es durch völlige Rückbildung, nicht ausgeschlossen. Ist es einmal zum kavernösen Zerfall gekommen, so verschlechtert sich die Prognose freilich ganz bedeutend und wird bei allgemeiner miliarer Aussaat natürlich ganz infaust.

Die Behandlung des tuberkulös infizierten Säuglings läuft im wesentlichen auf zwei Maßnahmen hinaus: die Sorge für *gute Ernährung und Pflege* und die *Vermeidung der Superinfektion.*

Es ist eine ganz irrige Ansicht, zu glauben, dem einmal infizierten Säugling drohe durch eine Belassung im tuberkulösen Milieu keine Gefahr. Man nehme ja nicht an, wenn das Malheur geschehen sei, könne nichts Schlimmeres geschehen.

Geradeso wie die Einverleibung von Tuberkulin im Körper des Tuberkulösen nicht nur schwere Allgemeinerscheinungen, sondern auch bedrohliche Herdreaktionen hervorzurufen vermag, kann auch die neuerliche Einatmung von Tuberkelbazillen in dem allergischen (überempfindlichen) Organismus des infizierten Säuglings ein heftiges Aufflammen und Weiterschreiten des tuberkulösen Prozesses zur Folge haben. Es ist daher unbedingt notwendig, daß der als infiziert erkannte Säugling möglichst sofort von der Infektionsquelle, wie überhaupt aus der Nähe von Bazillenhustern entfernt wird. Selbst in den ersten Lebenstagen infizierte Kinder, für welche die Prognose unter sonst gleichen Umständen schlechter ist als für später infizierte, können erhalten werden, wenn man sie ohne Säumen in ein einwandfreies, hygienisches Milieu versetzt. Schon daraus geht hervor, wie wichtig die Frühdiagnose ist, wie wichtig die diese ermöglichende Tuberkulinprüfung!

Kinder der ersten Lebensmonate werden wohl am zweckmäßigsten einer gut ausgestatteten Anstalt überwiesen, wo ihnen wenigstens teilweise natürliche Ernährung geboten werden kann. Beim älteren Säugling ist auf eine möglichst gemischte, auch genügend vitaminhaltige Kost Gewicht zu legen. Da die Kinder häufig schlechten Appetit haben, muß auf die Deckung des Nahrungsbedarfs, eventuell unter Zuhilfenahme konzentrierter Nahrung, besonderes Augenmerk gerichtet werden. Bei dystrophischen Kindern soll man eine vorsichtige Aufmästung auf das Sollgewicht versuchen, natürlich unter tunlichster Vermeidung von Ernährungsstörungen. Wenn man bei der Tuberkulose eine relativ eiweiß- und fettreiche Nahrung empfiehlt, so kann man an diesem Prinzip auch beim Säugling festhalten, freilich nur unter genauer Berücksichtigung seiner Toleranz. Einseitige Kohlehydratkost ist zu vermeiden, doch nimmt der tuberkulöse Säugling diesbezüglich keine Sonderstellung ein; ein normaler, wenn nötig sogar ziemlich reichlicher Gehalt der Nahrung an Kohlehydrat ist auch beim tuberkulös infizierten Säugling statthaft. Auf die Verabreichung von Ei als Vitamin-A-Träger, soweit sie nicht aus anderen Gründen (Ekzem u. dgl.) kontraindiziert ist, sowie von Lebertran, dem alten Skrophulosemittel, ist Wert zu legen. Auch Vitaminpräparate (Vogan, Cebion usw.) können von Nutzen sein. Eine besonders kochsalzarme Diät zu verordnen, erübrigt sich beim Säugling, dessen Kost ja im allgemeinen nicht viel Kochsalz enthält.

Nicht minder wichtig als die Ernährung ist die gute Pflege, insbesondere die Sorge für Luft und Licht. Auch beim Säugling werden mit der Freiluftbehandlung die allerbesten Erfolge erzielt. Wo es die Umstände erlauben, ist die Unterbringung des Säuglings in einem guten Klima (Gebirge) selbstverständlich sehr erwünscht; doch kann man auch in der Stadt viel erreichen, wenn man das Kind viel ins Freie bringt (Garten, Terrasse, Balkon, Dach usw.). Eine vorsichtigst durchgeführte Sonnenbehandlung ist sicherlich zu empfehlen, doch ist genaue ärztliche Überwachung unbedingt erforderlich. In diesem Sinn können auch Quarzlampenbestrahlungen von Nutzen sein.

Besondere Vorsicht ist beim tuberkulös infizierten Säugling gegenüber Infektionen der Luftwege geboten. Grippe, Pertussis und besonders Masern bedeuten eine große Gefahr! War ein tuberkulinpositiver Säugling einer Maserninfektion ausgesetzt, soll er unter allen Umständen durch Seruminjektion geschützt werden (s. S. 207).

Die Pneumothoraxbehandlung kommt unter Umständen auch schon bei der Lungentuberkulose des Säuglings in Frage, doch fällt hier die Entscheidung zweifellos dem Facharzt zu, der sie auch kaum ohne gründliche Anstaltsbeobachtung treffen wird.

Die Tuberkulinbehandlung, seit Dezennien immer wieder versucht, wurde immer wieder fallen gelassen. Keinesfalls gehört sie in die Hand des praktischen Arztes. Ihre Gefahren sind zu groß, als daß sie ohne genaueste Überwachung und Beobachtung, wie sie wohl nur in einer mit gewissenhaftestem, geschultem Pflegepersonal ausgestatteten Anstalt möglich ist, durchgeführt werden dürfte.

Die Aufgaben des praktischen Arztes auf dem Gebiet der Säuglingstuberkulose sind: die Verhütung der Erstinfektion sowie die der Superinfektion des infizierten Kindes; die Frühdiagnose; die Leitung der Ernährung und Pflege, sowie die regelmäßige Untersuchung des tuberkulinpositiven Säuglings, wenn irgend möglich unter Röntgenkontrolle. Ergeben sich schwerere, insbesondere progrediente Lungenveränderungen, so ist die Überstellung in eine Anstalt zumindest in Erwägung zu ziehen.

Zum Schlusse sei darauf aufmerksam gemacht, daß auch die tuberkulösen Säuglinge häufig Bazillenstreuer sind, mithin für noch nicht infizierte Geschwister oder andere Kinder eine nicht zu unterschätzende Gefahr bedeuten können.

Die Syphilis des Säuglings.

Im Gegensatz zu der fast stets erworbenen Tuberkulose ist die Syphilis so gut wie immer eine angeborene, auf hämatogener Infektion beruhende Erkrankung. Je nach dem Zeitpunkt, in dem die Infektion des Fötus erfolgt, wird das Kind entweder bereits krank geboren oder kommt im Inkubationsstadium zur Welt. Im letzteren Fall scheint es sich meist um eine Infectio intra partum zu handeln: der Übergang der Syphilisspirochäten auf das Kind erfolgt erst, wenn dessen Blut mit dem der Mutter in direkten Kontakt gerät, eine Tatsache, die uns die große Bedeutung einer antiluetischen Behandlung der schwangeren Mutter ins rechte Licht rückt. Da die Infektion der Frucht je nach dem Zeitpunkt, in dem die Plazenta syphilitisch erkrankt, zu jeder Zeit der Schwangerschaft, also auch kurz vor der Geburt erfolgen kann, sehen wir die Erkrankung des Kindes während der ersten 6—8 Lebenswochen zu den verschiedensten Zeiten auftreten, besonders häufig jedoch erst im 2. Lebensmonat, was eben auf den Geburtstag als relativ häufigen Infektionstermin hinweist. Obzwar die Grenzen zwischen Syphilis des Neugeborenen (fötale Syphilis) und Syphilis des Säuglings keine scharfen sind, empfiehlt sich die klinische Trennung dieser beiden Typen, deren Symptomatik und Prognose in mancher Hinsicht verschieden ist.

Die Syphilis des Neugeborenen tritt in sehr verschiedenen Formen und Graden auf. Die syphilitischen Organerkrankungen haben recht oft den Fruchttod und damit Abortus zur Folge. In den schwersten Fällen der Neugeborenenlues haben wir ein Bild vor uns, das dem der syphilitischen Totgeburt gleicht: ein untergewichtiges, oft wie mazeriert aussehendes, häufig frügeborenes Kind mit den Erscheinungen schwerster Viszerallues. Im Gegensatz hierzu sehen wir normalgewichtige Neugeborene in gutem Ernährungszustand, ohne klinisch nachweisbare Veränderungen der inneren Organe, bei denen zu unserer Überraschung in den ersten Tagen ein luetisches Exanthem zum Vorschein kommt. Zwischen beiden Extremen gibt es alle erdenklichen Übergänge, doch überwiegen beim Neugeborenen zweifellos die schweren Erkrankungen mit Beteiligung der inneren Organe.

Dem klinischen Nachweis sind von den Viszeralerkrankungen nur die der Leber und Milz leicht zugänglich. Ein meist ziemlich derber, wenn auch nicht sehr großer Milztumor gehört zu den häufigsten und diagnostisch wichtigsten Symptomen der Lues congenita des neugeborenen Kindes, da eine tastbare Milz beim Kind sonst höchstens noch bei septischen Erkrankungen vorkommt, wo sie sich aber niemals so hart anfühlt wie bei Syphilis. Die Leberlues führt nicht immer zu auffallenden Veränderungen der Größe und Konsistenz des Organs; man vergesse nicht, daß die Leber des Neugeborenen auch unter normalen Verhältnissen relativ groß und ihr Rand leicht palpabel ist. Ein großer, harter Lebertumor spricht freilich mit großer Wahrscheinlichkeit für eine syphilitische Ätiologie, besonders im Zusammenhang mit anderen Luessymptomen. Ikterus gehört nicht zu den Symptomen der Lebersyphilis, nicht nur nicht beim Neugeborenen (Icterus neonatorum; Icterus gravis), sondern auch nicht im späteren Säuglingsalter.

Die häufigsten, sozusagen populärsten Zeichen der Neugeborenenlues sind der Pemphigus und die Rhinitis syphilitica.

Der Pemphigus syphiliticus ist häufig angeboren (besonders bei schwerer Organlues) oder tritt in den ersten Tagen oder zumindest Wochen auf. Die anfangs mit serösem, später eitrig getrübtem Inhalt gefüllten, verschieden großen, meist bald platzenden, auf infiltriertem Grund aufsitzenden Blasen finden sich zuweilen nur an den Volarflächen der Hände und Füße (Pemphigus palmaris und plantaris) und sind hier für Lues besonders charakteristisch, kommen aber auch an anderen Körperstellen vor. Dies ist besonders dann der Fall, wenn der Ausschlag erst nach einigen Tagen in Erscheinung tritt; es ist dann oft ein zuerst makulo-papulöses Exanthem der gesamten Körperdecke, das allmählich vesikulös und pustulös wird.

Auch das diffuse flächenhafte Syphilid, eine gleichmäßige Infiltration größerer Hautpartien, besonders des Gesichts (Stirne, Umgebung der Nase und des Mundes), sowie der Handteller und Sohlen, ist, wenn auch nicht gerade häufig angeboren, so doch eines der Frühsymptome der Lues congenita. Die entzündlich infiltrierte Haut ist brüchig, so daß es dort, wo sie sich in Falten legt, also besonders an den Mundwinkeln und Lippenrändern, leicht zur Rhagadenbildung kommt. Die Affektion ist an einem gelblichen oder leicht bräunlichen Hautkolorit (besonders im Gesicht) oder auch an einer mehr bräunlichroten Verfärbung mit eigentümlichem Glanz (Handteller und Sohlen) unschwer erkennbar. Es sei jedoch ausdrücklich hervorgehoben, daß rote, glänzende Sohlen und besonders Fersen auch bei nicht luischen, insbesondere bei seborrhoiden Säuglingen vorkommen und von Unerfahrenen oft für ein Zeichen von Syphilis gehalten werden. Man verdränge die Hyperämie durch Anspannen der Haut oder Aufdrücken eines Objektträgers, wobei man sich davon überzeugt, daß keinerlei Infiltrat vorhanden ist: die anämisierte Haut erscheint rein weiß, nicht gelblich, wie es bei der syphilitischen Infiltration der Fall ist.

Die Rhinitis syphilitica wird oft schon auf die Welt mitgebracht; zuweilen entwickelt sie sich erst nach der Geburt, gehört aber ebenfalls zu den Frühsymptomen. Es ist eine trockene Coryza, die erst sekundär zur Ausscheidung von zähem, eitrigem, manchmal auch blutigem Sekret Veranlassung geben kann. Das schniefende (schnüffelnde) Geräusch beim Atmen ist sehr charakteristisch, doch darf man deswegen nicht jede hörbare Nasenatmung bei jungen Säuglingen für ein syphilisverdächtiges Zeichen halten; sie kommt als Folge einer hyperämischen Schwellung der Nasenschleimhaut beim Neugeborenen sehr leicht zustande. Ins Fötalleben zurückreichende destruktive Prozesse am Nasengerüst sind die Ursache der angeborenen Stumpf- oder Sattelnase.

Zu den klinisch nachweisbaren angeborenen oder Frühsymptomen der Lues congenita gehört auch die Osteochondritis. Sie verursacht besonders an den langen Röhrenknochen fühl- und sichtbare, zuweilen deutlich schmerzhafte Auftreibungen der Knochenknorpelgrenzen. Die Erkrankung des unteren Humerusendes kann das Bild einer Entbindungslähmung vortäuschen und wird, besonders wenn andere Lueszeichen fehlen (was vorkommt!), zum Schaden des Kindes tatsächlich häufig mit einer solchen verwechselt (Parrotsche Pseudoparalyse). Der Arm hängt wie bei der oberen Plexuslähmung neben dem Körper in adduzierter und pronierter Lage herab. Eine Röntgenuntersuchung kann Klärung bringen. Man achte auf die in solchen Fällen, aber auch ohne sinnfällige Zeichen einer Osteochondritis vorkommende, für Lues sprechende Schwellung der kubitalen Lymphknoten (kleinerbsen- bis haselnußgroß) im distalen Ende der inneren Bizipitalfurche. Viel seltener findet man bei der Neugeborenenlues andere äußerlich wahrnehmbare Veränderungen des Skeletts, wie multiple Auftreibungen oder Infraktionen infolge ostitischer und periostitischer Prozesse.

Bei der jenseits der Neugeburtsperiode, am häufigsten im zweiten Monat auftretenden Säuglingslues treten die klinisch erkennbaren Organerkrankungen in den Hintergrund. Sie werden zuweilen sogar bei der Obduktion vermißt oder nur bei der histologischen Untersuchung erkannt. Ein Milztumor ist zwar auch jetzt noch häufig anzutreffen, doch wird seine diagnostische Bedeutung um so geringer, je älter der Säugling ist, da eine palpable Milz unter den verschiedensten Umständen angetroffen wird, bei Anämie, Rachitis, exsudativ-lymphatischer Diathese, Ernährungsstörungen, Tuberkulose usw.

Klinisch treten nunmehr die Hauterscheinungen ganz in den Vordergrund. Am häufigsten findet man makulo-papulöse Effloreszenzen, bald in Form eines allgemeinen Exanthems, bald nur an einzelnen Körperstellen gehäuft, so besonders im Gesicht (Stirne), an den Extremitäten, und zwar nicht nur an den Volarflächen der Hände und Füße, sondern insbesondere auch an den Vorderarmen und Unterschenkeln, besonders deren seitlichen und dorsalen Teilen, ferner in der Genital- und Analregion. Isolierte nässende Papeln, sogenannte breite Kondylome, in der Gesäßfalte sind meist Rezidivexantheme und finden sich dementsprechend mehr bei älteren Säuglingen. Die makulo-papulösen Effloreszenzen sind meist etwa linsengroß, ganz flach, bräunlichrot, oft sehr blaß, lachsfarben, zuweilen im Zentrum leicht grau verfärbt, ohne daß es in dieser Altersperiode mehr zu richtiger Blasenbildung zu kommen pflegt, manchmal auch zart schuppend. Beim Anämisieren der Effloreszenz sieht man gewöhnlich eine zarte Pigmentierung der Haut. Pigmentreste bleiben meist auch nach der Rückbildung der Effloreszenzen sichtbar und verursachen manchmal ein marmoriertes Aussehen der betreffenden Hautpartie. Sehr charakteristisch ist der leichte Glanz der flachen Scheibchen; ihre luische Ätiologie ist für den Erfahrenen kaum zu verkennen.

Das diffuse flächenhafte Syphilid erscheint kaum später als im zweiten Lebensmonat, besteht aber dann oft durch längere Zeit fort und veranlaßt u. a. die für das „Luetikergesicht" des Säuglings charakteristische gelbliche Verfärbung der Haut. Sprünge und Risse im infiltrierten Gewebe, die auch die diagnostisch wichtigen Rhagaden an den Lippen veranlassen, können die Einbruchspforte für Sekundärinfektionen (Impetigo u. dgl.) bilden. Recht häufig findet man verdickte und brüchige Hand- und Fußnägel als Ausdruck einer luetischen Paronychie.

Die bei der Säuglingslues ungemein häufigen, besonders für die Diagnose unklarer Fälle wichtigen Skeletterkrankungen können oft erst durch die Röntgenuntersuchung aufgedeckt werden: außer der Osteochondritis, deren Bedeutung — wenigstens soweit sie klinisch nachweisbare Erscheinungen hervorruft — in den späteren Lebensmonaten abnimmt, gibt es osteomyelitische und ostitische (gummöse) Herde in den Epi- und Diaphysen und periostitische Auflagerungen, besonders an den langen Röhrenknochen. Die äußerlich wahrnehmbaren Erscheinungen der Knochensyphilis sind oft recht dürftig. An den Tibien können tastbare Auftreibungen (auch beim Säugling!) als Einzelsymptom eine diagnostische Bedeutung haben. Periostitische Hyperostosen im Bereich der platten Schädelknochen können Gestaltveränderungen des Schädels nach sich ziehen (Caput quadratum, Caput natiforme — Furche zwischen den Scheitelbeinhöckern), welche aber mit den recht ähnlichen rachitischen Veränderungen leicht verwechselt werden können. Osteoperiostitische Prozesse der Phalangen, der Mittelhand- und Mittelfußknochen haben der tuberkulösen Spina ventosa ähnelnde Veränderungen zur Folge, führen jedoch niemals zu eitrigem Zerfall und Durchbruch.

Eine bei der Säuglingslues recht häufige Erscheinung ist ein (meist ziemlich geringgradiger) Hydrozephalus. Er ist als Folge eines chronisch-meningitischen Prozesses aufzufassen, der aber als solcher nur ausnahmsweise richtige meningeale Symptome hervorruft. Zellvermehrung und andere auf eine „Meningitis serosa“ hinweisende Veränderungen im Liquor findet man bei luischen Säuglingen recht oft.

Die vorstehend kurz skizzierten mannigfaltigen Symptome der Säuglingssyphilis kommen bald gehäuft, bald vereinzelt vor, sind aber auch im letzteren Fall im allgemeinen so charakteristisch, daß die Diagnosestellung bei einiger Erfahrung verhältnismäßig leicht gelingt. Es kommt jedoch vor, daß die Erscheinungen recht flüchtiger Art oder nur andeutungsweise vorhanden sind, so daß sie nicht so sehr durch Verschulden des Arztes als durch das der Eltern übersehen werden. Spärliche Eruptionen eines blassen Exanthems können leicht unbemerkt bleiben, besonders wenn irgendwelche andere Ausschläge, wie Dermatitis seborrhoides, intertriginöse Rötungen, Ekzeme, Pyodermien usw. die syphilitischen Effloreszenzen verdecken.

Die Syphilis hat zwar — nicht nur beim Fötus, sondern auch im extrauterinen Leben — recht oft eine ausgesprochene Entwicklungs- und Wachstumshemmung zur Folge, es kann sich eine mitunter beträchtliche Anämie entwickeln, auch für rachitisch-tetanoide Erkrankungen scheint eine erhöhte Disposition vorhanden zu sein, doch wäre es ein Fehler, wenn man sich den luetischen Säugling immer als Dys- oder Atrophiker vorstellte: der Ernährungszustand ist manchmal sogar auffallend wenig in Mitleidenschaft gezogen, insbesondere bei Brustkindern.

Ob es eine völlige Latenz der Syphilis des Säuglings gibt,

ist schwer zu beantworten. Tatsache ist, daß man bei syphilitischen Erkrankungen des späteren Kindesalters häufig eine vollkommen negative Anamnese erhält; es läßt sich dabei aber niemals ausschließen, daß die Erscheinungen der Säuglingssyphilis nur unbemerkt geblieben sind.

Man kann dem Praktiker nur dringendst raten, auch den geringfügigsten luesverdächtigen Zeichen Beachtung zu schenken. Manchmal ist es nichts anderes als eine leicht gelbliche Verfärbung der Gesichtshaut, eine merkwürdige Form des Schädels (Quadratschädel, Stumpfnase, leicht hydrozephale Gestalt), das „Luetikergesicht", ein durch sonstige Krankheiten schwer erklärbarer kleiner Milztumor, eine tastbare Kubitaldrüse, ein verdächtiger Glanz der Haut an Händen und Füßen, eine Verdickung der Schienbeine usw., was den Arzt stutzig macht und veranlaßt, eine serologische Untersuchung vornehmen zu lassen.

Die Erkennung der syphilitischen Infektion eines Säuglings ist von fundamentaler Wichtigkeit. Die im ersten Jahre durchgeführte antisyphilitische Behandlung vermag das Kind, wenn es nicht mit allzuschweren Organveränderungen geboren wird, nicht nur am Leben zu erhalten, sondern auch mit allergrößter Wahrscheinlichkeit vor den therapeutisch oft kaum mehr beeinflußbaren und dadurch prognostisch so traurigen Erscheinungen der Spätlues zu bewahren, insbesondere vor der Neurolues mit all ihren bösen Komplikationen und Folgen (Imbezillität usw.).

Die Erfolge der präventiven Medizin sind bei kaum einer anderen Krankheit derartig eklatante wie bei der Syphilis des Kindesalters. Hier haben wir tatsächlich eine Krankheit vor uns, die durch das Wirken der Fürsorge aus der Welt geschafft werden könnte.

Es unterliegt keinem Zweifel, daß die wirksamste Maßnahme zur Verhütung der kongenitalen Syphilis die Behandlung der Eltern vor der Konzeption ist. Aber selbst wo diese Forderung erfüllt werden konnte, soll sich jede Frau, welche entweder selbst einmal syphilitisch erkrankt war oder mit einem syphilitischen Mann verkehrt hatte, während der Schwangerschaft neuerdings einer antisyphilitischen Kur unterziehen. Da auch bei Kindern bereits seronegativ gewordener Mütter syphilitische Erkrankungen beobachtet wurden, machen wir die Indikation zur Behandlung während der Schwangerschaft in diesem Fall nicht vom Ausfall der serologischen Luesreaktionen abhängig. Daß jede Wassermann-positive Schwangere behandelt werden muß, ist selbstverständlich. Die Wassermann-Untersuchungen schwangerer Frauen sollten in möglichst großem Ausmaße vorgenommen werden. Man verlasse sich nicht auf die Anamnese: die Mehrzahl der Wa-positiven Frauen weiß von ihrer Erkrankung bzw. der des Kindesvaters nichts! In einem je früheren Stadium der Schwangerschaft die Behandlung begonnen wird, um so größer ist die Aussicht auf Erfolg; doch kommt man auch bei vorgeschrittener Gravidität mit der Behandlung durchaus nicht immer zu spät: wird das Kind doch vielfach erst im 6. bis 8. Lunarmonat oder sogar erst intra partum infiziert.

Der praktische Arzt, der als Hausarzt über die Gesundheitsverhältnisse einer Familie unterrichtet ist, kommt vielleicht verhältnismäßig häufig in die Lage, die Behandlung der Mutter während der Schwangerschaft und damit die des Fötus durchzuführen. Kommt das Kind auf diese indirekte Behandlung hin gesund und seronegativ zur Welt, so soll es trotzdem noch einer Präventivbehandlung unterzogen werden, wenn auch die Wahrscheinlichkeit besteht, daß es auch ohne solche gesund bleiben wird.

Hat der Arzt bei der Entbindung einer ihm bisher unbekannten Frau zu intervenieren, soll er es sich zur Regel machen, ihr Blut, wenn irgend möglich, serologisch untersuchen zu lassen. Bei positivem Ergebnis ist die Untersuchung zu wiederholen, um etwaige unspezifische Reaktionen als solche zu erkennen. Fällt sie auch das zweitemal positiv aus, so ist das Kind, auch wenn es anscheinend gesund und Wa-negativ ist, prophylaktisch zu behandeln. Die Zahl der Kinder, welche von klinisch gesunden und angeblich auch früher nie krank gewesenen, aber Wa-positiven Müttern gesund und Wa-negativ geboren werden und nachträglich doch erkranken, ist nicht groß. Doch muß uns die Tatsache, daß unter solchen Umständen überhaupt Erkrankungen vorkommen, genügen, um die Präventivbehandlung für geboten zu erklären. Sie ist mit den heutigen Methoden so einfach und mit relativ so geringen Kosten durchführbar, daß ihre Unterlassung kaum zu rechtfertigen ist.

Es scheint nicht überflüssig, darauf hinzuweisen, daß das aus dem durchschnittenen Nabelstrang gewonnene Blut K i n d e s blut ist, dessen alleinige serologische Untersuchung nicht genügt: ein noch im Inkubationsstadium befindliches Kind reagiert natürlich meist noch negativ. Man muß entweder das Retroplazentarblut, oder noch besser, das Armvenenblut der M u t t e r untersuchen lassen: denn maßgebend ist der Befund bei der

Mutter und genügt auch fürs erste. Empfehlenswert ist freilich auch die Untersuchung des Kindesblutes. Daß ein seropositives Kind unter allen Umständen sofort behandelt werden muß, ist selbstverständlich.

Präventiv zu behandeln ist mithin:

1. Das Kind, welches von syphilitischen oder syphilitisch „gewesenen" Eltern stammt, gleichviel, ob die Mutter vorbehandelt wurde oder nicht, ob sie noch seropositiv oder bereits seronegativ ist;

2. das Kind, dessen Mutter während der Schwangerschaft als Wa-positiv erkannt wurde, auch wenn sie daraufhin antisyphilitisch behandelt wurde und zur Zeit der Entbidung Wa-negativ ist;

endlich 3. jedes — auch seronegative — Neugeborene, dessen Mutter erst zur Zeit der Entbindung oder im Wochenbett als Wa-positiv erkannt wurde.

Für die vorbeugende Behandlung kommt heute wohl nur eine Methode in Betracht, nämlich die Spirozidkur. Mag auch bezüglich der Dosierung dieses Mittels für therapeutische Zwecke noch manches strittig sein (s. u.), so kann man wohl behaupten, daß man für prophylaktische Zwecke mit kleinen Dosen stets das Auslangen findet. Wir geben einem neugeborenen Kind von den Spirozidtabletten à 0,01 g durch 10 Tage je ein Stück, dann weitere 10 Tage je 2, 50 Tage je 3 und schließlich 20 Tage je 6 Stück, so daß im Lauf von drei Monaten nur 3 g Spirozid gegeben werden. Nach unseren Erfahrungen genügen diese geringen Dosen, um bei einem gesund geborenen, Wa-negativen Kind den Ausbruch der Erkrankung hintanzuhalten; wir kennen bisher keinen Fall, der das Gegenteil bewiese. Sicherlich stiftet man auch mit der Verabreichung der zwei- oder dreifachen Menge Spirozid keinen Schaden; doch kommt eine solche Dosierung höchstens bei zwar klinisch gesunden, aber bereits Wa-positiven Kindern in Frage. Bei letzteren erscheint auch — geradeso wie bei manifest kranken — eine mindestens dreimalige Kur angezeigt, während wir uns bei den seronegativ geborenen Kindern, wenn sie nach der ersten Kur negativ bleiben, mit dieser begnügen können.

Die Erfahrungen der letzten Jahre haben gelehrt, daß auch für die Behandlung der bereits ausgebrochenen syphilitischen Erkrankung beim Säugling die Spirozidtherapie vor allen anderen Methoden den Vorrang verdient. In ihrer Wirkung steht sie den Injektionsmethoden (Salvarsan, Quecksilber) kaum nach. Die exakte Durchführung einer Salvarsanbehandlung ist fast nur in einer Anstalt möglich; die Aufnahme in eine Anstalt ist schon deshalb mit Schwierigkeiten verbunden, weil sie in der Regel die Mitaufnahme der stillenden Mutter erfordert. Während man bei allen Injektionen mit dem Widerstand der Mutter rechnen muß, ist die interne Verabreichung des Spirozids mit keinerlei Unannehmlichkeiten verbunden und kann von jeder gewissenhaften Mutter ohne weiteres selbst vorgenommen werden. Schon aus diesem Grund dürfte es sich empfehlen, die antisyphilitische Behandlung eines Säuglings stets mit Spirozid zu beginnen und die Salvarsantherapie nur für etwaige refraktöse Formen oder bei Wiederholungskuren im späteren Säuglingsalter in Anwendung zu bringen. Ausdrücklich sei jedoch hervorgehoben, daß auch das in Spirozidbehandlung stehende Kind einer *genauen ärztlichen Überwachung* bedarf. Es ist unbedingt notwendig, daß sich der Arzt nicht nur von dem Behandlungserfolg selbst überzeugt, sondern auch kontrolliert, ob die Kur genau und konsequent durchgeführt wird. Die Mutter ist oft nur zu sehr geneigt, nach dem Schwinden äußerlich sichtbarer Krankheitszeichen die Kur vorzeitig abzubrechen: man schärfe ihr eindringlichst ein, daß die so verhängnisvollen Spätfolgen der Krankheit *nur* durch eine genau nach den ärztlichen Anordnungen durchgeführte, mit Unterbrechungen bis ins zweite Lebensjahr und länger fortgesetzte Behandlung hintangehalten werden können.

Was die *Dosierung des Spirozids* betrifft, so wird ebenso wie für das Salvarsan heute von mancher Seite eine *Schnellbehandlung* mit *massiven* Dosen empfohlen. Erich *Müller* glaubt, daß eine einzige, drei Monate währende Kur zur Heilung ausreicht, wenn insgesamt 40 (a) bis 55 (b) g Spirozid verabreicht werden. Nach dem E. *Müller*schen Schema erhält der Säugling je nach seinem Alter und Allgemeinzustand

10 Tage a) täglich $^1/_2$ Tabl. à 0,25 (nicht 0,01!) = 0,125 g Spirozid
oder b) „ 1 „ = 0,25 g „
4 Tage Pause
10 Tage a) täglich 1 Tabl. = 0,25 g Spirozid
oder b) „ $1^1/_2$—2 Tabl. = 0,375—0,5 g Spirozid
4 Tage Pause
10 Tage a) täglich $1^1/_2$ Tabl. = 0,375 g Spirozid
oder b) „ 2—3 „ = 0,5—0,75 g Spirozid
4 Tage Pause
10 Tage a) täglich 2 Tabl. = 0,5 g Spirozid
oder b) „ 3—4 Tabl. = 0,75—1,0 g Spirozid

4 Tage Pause
10 Tage a) täglich 3 Tabl. = 0,75 g Spirozid
oder b) „ 4 „ = 1,0 g „
4 Tage Pause
10 Tage täglich 4 Tabl. = 1,0 g Spirozid
4 Tage Pause
10 Tage täglich 4 Tabl. = 1,0 g Spirozid

Es ist Ansichtssache, ob man wie im vorstehenden Schema mit den Dosen an die Höchstgrenze hinaufgehen oder im Gegenteil die niederste Dosierung wählen soll, mit welcher erfahrungsgemäß Erfolge erzielt werden können. Auf Grund unserer Erfahrungen können wir mit Bestimmtheit behaupten, daß sich nicht nur bezüglich der klinischen Erscheinungen, sondern auch der Seroreaktionen schon mit Dosen ein Erfolg erzielen läßt, welche die S. 200 für die Präventivbehandlung empfohlenen nicht oder nicht wesentlich übersteigen. Da nach Verabreichung großer Dosen wiederholt Vergiftungserscheinungen beobachtet wurden (Fieber, Erbrechen, Durchfall, Exantheme, Albuminurie usw.), welche zwar nicht lebensgefährlich sind, das Gedeihen aber immerhin beeinträchtigen können, scheint eine gewisse Vorsicht geboten zu sein, welche es besonders in der Privatpraxis ratsam erscheinen läßt, nicht sofort eine Massivbehandlung einzuleiten.

Man kann der Spirozidkur eine etwa 14tägige Verabreichung von dreimal täglich je 0,005—0,02 g Hydrarg. jodat. flav. (Protojoduretum Hydrargyri) vorausschicken oder von vornherein kleinere Spirozidmengen geben.

Man kann z. B. durch einen Monat täglich $^1/_8$—$^1/_4$ Tabletten à 0,25 (oder besser 3—6 Tabletten à 0,01 g) Spirozid, einen zweiten Monat täglich $^1/_4$—$^1/_2$ Tablette, einen dritten täglich $^1/_2$—1 Tablette verabreichen, was einer Gesamtmenge von 10 bis 12 g Spirozid entspricht. Oder man berechnet die Dosen nach dem Körpergewicht und gibt pro Kilogramm 0,01—0,02 g, wobei man allerdings auf das dem Geburtsgewicht entsprechende Sollgewicht, bzw. die Sollzunahme einzustellen hätte. Um einer etwa bestehenden Überempfindlichkeit Rechnung zu tragen, sollte man in jedem Fall mit kleinsten Dosen beginnen; das oben angeführte Schema zeigt, wie hoch man unter Umständen bei guter Verträglichkeit gehen darf.

Es ist wohl besser, sich nicht auf ein festes Schema festzulegen, sondern je nach der Lage des Falles bald bei relativ niedrigen Dosen zu bleiben, bald diese langsam oder rasch zu steigern. Auf eine einzige Dreimonatkur darf man sich nur dann beschränken, wenn es gelingt, in ihrem Rahmen die große Menge von 40—50 g Spirozid zu erreichen. In allen anderen Fällen muß man, wie dies bisher allgemein gebräuchlich war und wohl auch empfehlenswerter ist, das Kind nach einer Pause von 2—3 Monaten einer zweiten und nach weiteren 2—3 Monaten einer dritten Dreimonatkur unterziehen, wobei man mit dem inzwischen erreichten höheren Alter des Kindes auch die Dosierung steigern muß. Auf diese Weise erstreckt sich die Behandlungsdauer — ohne Rücksicht auf den Ausfall der Seroreaktionen — auf mehr als ein Jahr; bei Positivbleiben der Seroreaktionen muß sie natürlich in irgendeiner Form auch in der späteren Kindheit fortgesetzt werden.

Bei älteren Säuglingen, sei es, daß sie erst dann in ärztliche Behandlung kommen, sei es, daß bereits eine Spirozidkur vorausgegangen ist, ohne daß ein völliges Schwinden der Lueszeichen, insbesondere ein Negativwerden der WaR. eingetreten wäre, dürfte auch heute noch die Behandlung mit Neosalvarsan, bzw. die kombinierte Quecksilber-Salvarsanbehandlung am Platz sein. Da wir jetzt im Myosalvarsan und besonders in dem in gebrauchsfertiger Lösung (Ampullen) erhältlichen Solusalvarsan Präparate besitzen, welche intramuskulär gegeben werden können und die (allerdings wohl wirksamste, aber immerhin umständliche) intravenöse Verabreichung entbehrlich machen, hat auch die Injektionstherapie viel von ihren Schwierigkeiten verloren.

Man injiziert das Neo- (Myo-, Solu-) Salvarsan fast immer abwechselnd mit Hg-Präparaten nach folgendem Plan:

	Salvarsaninjektionen	Kalomelinjektionen
1. Woche	—	2
2. „	1	1
3. „	2	—
4. „	—	2
5. „	1	1
6. „	2	—
7. „	—	2
8. „	1	1
9. „	2	—
10. „	—	2
11. „	1	1
12. „	2	—

Vom Salvarsan (Neosalvarsan intravenös, Myosalvarsan intramuskulär) gibt man pro Kilogramm Körpergewicht 0,03 (bei den ersten Injektionen besser nur 0,015) g in 1—2 ccm Aqu. recenter dest. et sterilis. gelöst, vom Solusalvarsan die entsprechende Menge der Originalampulle; vom Kalomel 0,001 g pro Kilogramm, und zwar 0,01 ccm einer (bei einem 3 kg schweren Kind 3%igen, einem 4 kg schweren 4%igen usw.) Aufschwemmung in sterilem Ol. olivarum oder Sesami intramuskulär. Auch hier wird eine Intensivkur mit massiven Dosen empfohlen, bei der die Salvarsanmenge 0,04 g, die des Kalomels 0,002 g pro Kilogramm beträgt; sie kommt wohl nur für die Anstaltsbehandlung in Frage.

An Stelle der Kalomel-Ölinjektion kann auch Sublimat in wässeriger Lösung injiziert werden: Hydrarg. bichlorat. corrosiv. 0,1—0,3, Natr. chlorat. 0,2, Aqu. dest. ad 10,0, davon 0,1 ccm intramuskulär; doch ist das wasserunlösliche und damit langsamer resorbierbare Kalomel wohl vorzuziehen. Schmierkuren sind beim Säugling nur mit großer Vorsicht anzuwenden, da es leicht zu Hautreizung kommt; sie kommen nur bei älteren Säuglingen (im zweiten Halbjahr) und bei völlig intakter und nicht zu Ausschlägen neigender Hautbeschaffenheit in Betracht. Man geht dann in der Weise vor, daß man abwechselnd durch zwei Wochen wöchentlich je zwei Salvarsaninjektionen macht und zwei Touren schmieren läßt: Unguent. cinerei 0,1 g pro Kilogramm Körpergewicht, durch 6 Tage an verschiedenen Körperstellen einreiben, dann ein Reinigungsbad. Sehr wirksam ist beim Säugling auch die interne Verabreichung des Quecksilbers in Form des Hydrarg. jodat. flav., dreimal täglich 0,005—0,02 g. Man kann die Quecksilberdarreichung in irgendeiner Form auch mit der Spirozidbehandlung kombinieren. In der Regel verwendet man Quecksilberpräparate hier nur zur Lokalbehandlung. Bei Rhinitis streicht man in die mittels Wasserstoffsuperoxyd und Öl gut gereinigte Nase weiße Präzipitatsalbe ein, z. B.:

Hydrarg. praecip. albi	0,5
Lanolini	15,0
Ol. Vaselini	ad 20,0

Nässende Papeln in der Genital- oder Analfurche werden mit Kalomelpulver eingestaubt. Um osteochondritisch aufgetriebene Knochenstellen kann man Emplastr. Hygrargyri legen, ebenso um Paronychien.

Die Wismutpräparate sind bei der Behandlung der Säuglingslues im allgemeinen entbehrlich und kommen höchstens bei Quecksilberidiosynkrasie in Frage, wo man kombiniert mit Salvarsan statt der Kalomelinjektionen solche von Bismogenol oder Spirobismol (0,1—0,2 ccm) vornehmen kann*).

Ganz besonderes Gewicht ist beim syphilitischen Säugling auf die natürliche Ernährung zu legen. Bekanntlich ist auch die klinisch erscheinungsfreie Mutter gegen die Syphilis ihres Kindes immun. Bei nässenden Rhagaden am Mund des Kindes wird man die Muttermilch lieber im abgezogenen Zustand verfüttern, aber nur solange sie nicht abgeheilt sind, und nicht etwa wegen der Gefahr einer Infektion, sondern weil es appetitlicher ist. Ist die Ernährung mit Muttermilch (wenigstens die teilweise) nicht möglich, so soll man, wenn das kranke Kind noch im ersten Vierteljahr steht, ihm nach Möglichkeit abgezogene Frauenmilch zu verschaffen trachten. Daß ein syphilitisches Kind nicht an einer Amme trinken darf, muß wohl nicht erst betont werden. Wo keine Frauenmilch zur Verfügung steht, ist die Überweisung des Kindes an eine Anstalt dringendst anzuraten.

Einige akute Infektionskrankheiten beim Säugling und die gegen sie zu treffenden Schutzmaßnahmen.

1. Masern.

Wenn ein neugeborenes Kind der Maserninfektion ausgesetzt wird, so erkrankt es in der Regel nicht. Diese angeborene Unempfänglichkeit beruht auf einer von der durchmaserten und dadurch selbst unempfänglich gewordenen Mutter übernommenen, demnach passiven Immunität, welche sich etwa drei Monate hindurch auf voller Höhe hält und dann allmählich absinkt. Gegen Ende des ersten Halbjahrs erkrankt bereits ungefähr die Hälfte der einer Ansteckung ausgesetzt gewesenen Kinder, am Ende des ersten Lebensjahres ist die Empfänglichkeit schon eine allgemeine.

Zwischen Unempfänglichkeit und volle Empfänglichkeit kann sich eine Periode der Unterempfänglichkeit einschieben, die sich in verschiedenem Sinn auswirken kann: entweder haftet der Infekt überhaupt nicht, oder die Erkrankung verläuft in abgeschwächter (mitigierter) Form. Solche leicht verlaufende Masern sind mitunter nur dann mit Sicherheit als

*) Über Behandlung und Prophylaxe der Lues congen. s. auch Bd. 39 dieser Sammlung: Planner, Syphilis.

solche zu erkennen, wenn ein Zusammenhang mit anderen Masernfällen besteht. Wo dies nicht der Fall ist, sei man mit der Diagnose zurückhaltend, da im Säuglingsalter mancherlei „morbilliforme" Ausschläge vorkommen (toxische Exantheme, Grippeexantheme u. dgl.).

Leider ist aber der leichte Verlauf der Säuglingsmasern keineswegs die Regel. Wir sehen, besonders im zweiten Halbjahr, auch vollentwickelte Masernerkrankungen, deren Prognose bei dieser Altersklasse eine wesentlich ernstere ist als beim älteren Kind. Wir sind darüber völlig im unklaren, wann im Einzelfall die angeborene Unempfänglichkeit in geringe oder volle Empfänglichkeit umschlägt.

Die Tatsache der Masernimmunität des Säuglings im ersten Lebensvierteljahr besteht im allgemeinen zu Recht. Doch vergesse man nicht, daß selbst in einer Großstadt, wo sicher der größte Teil der Bevölkerung die Masernerkrankung in der Kindheit durchmacht, doch hie und da auch bei Erwachsenen Masernerkrankungen vorkommen. Wir müssen demnach mit der Möglichkeit rechnen, daß auch einmal eine Mutter noch nicht durchmasert ist und demzufolge auch ihr Kind vom ersten Lebenstag an die volle Empfänglichkeit für die Masernkrankheit besitzt! In dünn bevölkerten und vom Verkehr abliegenden Gegenden kann sich solches noch viel leichter ereignen.

Die Letalität der Masern ist in den ersten zwei Lebensjahren am größten, schon in Anbetracht der Disposition dieser Altersklasse zur häufigsten und gefährlichsten Masernkomplikation, zur Bronchopneumonie. Ganz besonders sind Kinder mit stärkerer Thoraxrachitis und überhaupt schwächliche, an chronischen Ernährungsstörungen leidende, sowie tuberkulös infizierte Säuglinge gefährdet. Auch die Komplikation der im Säuglingsalter so häufigen, an sich ernsten grippalen Erkrankungen, des Keuchhustens und der Diphtherie mit Masern bringt das Kind in Gefahr.

Wir haben also allen Grund, die Masern, obzwar sie von ganz gesunden Säuglingen, namentlich von Brustkindern, im allgemeinen gut überstanden werden, und obwohl sich zuweilen auch die erwähnte Unterempfänglichkeit im Sinne einer Abschwächung der Erkrankung auswirkt, bei Kindern des ersten Lebensjahres zu fürchten, und dürfen nichts unversucht lassen, um diese vor der Erkrankung zu schützen.

Der Wert der Expositionsprophylaxe ist bei den Masern in Anbetracht ihrer hohen Kontagiosität im Prodromalstadium ein sehr begrenzter. Die Fernhaltung aller älteren Kinder vom Säugling ist natürlich eine sehr zuverlässige Schutzmaßnahme, läßt sich jedoch in einer kinderreichen Familie kaum durchführen. Infektionen durch ältere Geschwister und Wohngenossen werden sich, besonders in den sozial schlecht gestellten Bevölkerungsschichten, immer wieder ereignen.

In solchen Fällen kann die Injektion von Masernrekonvaleszentenserum, wenn rechtzeitig vorgenommen, die Erkrankung verhüten oder doch abschwächen. Da solches Serum nicht im Handel erhältlich ist und nur von Infektionsspitälern bezogen werden kann, ist der praktische Arzt meist auf Ersatzmittel angewiesen. So kann sich zur Zeit von Masernepidemien Gelegenheit bieten, frisches Rekonvaleszentenserum, bzw. Rekonvaleszentenblut zu bekommen. Man entnimmt einem sicher gesunden (Wassermann- und tuberkulinnegativen) Kind am 7.—9. Tag nach der Masernkrise 10 ccm Blut und spritzt es entweder sofort oder nach Ungerinnbarmachung mit Natr. citric. (1 ccm der 2%igen Lösung auf 10 ccm Blut) dem vermeintlich infizierten Kinde so bald als möglich, tunlichst vor dem 5. Inkubationstag, intramuskulär ein. Meist muß man sich wohl mit Erwachsenenblut behelfen, von dem man aber mindestens 20—30 ccm (10—15 ccm Serum) injizieren muß, wenn man einen vollen Schutz erzielen will. Auch bei höheren Dosen ist man des Erfolges nicht sicher, da der Gehalt des Blutes an Schutzstoffen ein sehr verschiedener sein kann. Blut von Leuten, welche vor kurzem mit Masernkranken beisammen waren, hat wahrscheinlich einen höheren Antikörpergehalt. Solches von Ärzten oder Pflegerinnen aus Masernstationen dürfte in dieser Hinsicht am wertvollsten sein.

Ein aus Blut von Erwachsenen hergestelltes „reaktiviertes Masernschutzserum" wird vom Serotherapeutischen Institut in Wien verausgabt. Es vermag bis zum 4. Inkubationstag, in Mengen von 15—20 ccm muskulär eingespritzt, vor Masern zu schützen; später ist die 2—3fache Menge zu spritzen. Kindern, welche man vor einer Masernerkrankung bewahren will, sollte man zur Zeit einer Epidemie, auch ohne daß man sie wissentlich einer Infektion ausgesetzt hatte, 1—2mal in der Woche je 10 ccm Erwachsenenblut injizieren. Dabei wäre es vielleicht empfehlenswert, Blut von verschiedenen Personen (Eltern, Angehörigen oder auch opferfreudigen fremden Personen) zu verwenden, besonders solchen, die vor einigen Wochen mit Masernkranken beisammen waren. Da man zu Epidemiezeiten ja keineswegs immer weiß, ob und wann ein Säugling der Maserninfektion ausgesetzt war, erscheint eine solche Dauerimmunisierung, welche zwar keine Verhütung, aber eine wirksame Mitigierung der Masernerkrankung veranlaßt, sehr empfehlenswert, um so mehr, als die kränklichen Kinder, welche man schützen will, von solchen Blutinjektionen auch in anderer Hinsicht nur Vorteile haben können. Daß sie erst dann vorgenommen werden dürfen, wenn man sich von der völligen Gesundheit des Blutspenders überzeugt hat, braucht kaum besonders betont zu werden.

2. Keuchhusten.

Während man in unseren Gegenden bei den Masern immerhin mit einer gewissen Sicherheit eine Unempfänglichkeit der bis drei Monate alten Kinder anzunehmen berechtigt ist, ist dies beim Keuchhusten nicht erlaubt. Obzwar es wahrscheinlich auch hier eine diaplazentar zustande gekommene passive Immunität der ersten Lebenszeit geben dürfte, soll man niemals mit einer solchen rechnen, also z. B. ein neugeborenes Kind mit keuchhustenkranken Kindern beisammen lassen. Man darf dies schon deshalb nicht, weil es sicherlich viel mehr Mütter gibt, welche in ihrer Kindheit keinen Keuchhusten, als solche, welche keine Masern durchgemacht haben. Pertussiserkrankungen im ersten Lebensvierteljahr sind durchaus nichts Seltenes. Und dabei ist der Keuchhusten niemals so gefährlich wie in dieser Altersperiode, wo er fast ausnahmslos mit das Leben gefährdenden Lungenentzündungen kompliziert ist. Auch während der Anfälle auftretende Glottiskrämpfe, welche oft von allgemeinen Konvulsionen gefolgt sind und zu bedrohlicher Apnoe führen können, kommen bei keuchhustenkranken Säuglingen nicht selten vor. Man soll also unbedingt trachten, eine Keuchhusteninfektion im Säuglingsalter hintanzuhalten.

Der Schutz vor einer Ansteckung gelingt hier viel leichter als bei den Masern. Während bei den Masern ein flüchtiges Beisammensein im gleichen Raum zur Infektion ausreicht, kommt eine Infektion beim Keuchhusten nur durch direktes Anhusten zustande (Tröpfcheninfektion). Allerdings darf man nicht vergessen, daß kein ausgesprochener Hustenanfall dazugehört, um die Krankheit zu übertragen, sondern daß die Pertussis gerade in dem noch uncharakteristischen katarrhalischen Prodromalstadium hochinfektiös ist. Eine Übertragung durch dritte Personen, durch Bazillenträger, spielt beim Keuchhusten keine Rolle; doch gibt es wahrscheinlich abortive Zweiterkrankungen bei Erwachsenen, welche ohne typische Anfälle verlaufen, aber ebenso infektiös sind wie der richtige Keuchhusten. Also — wie schon bei der Grippe und Tuberkulose betont —: kein hustender Mensch darf in die Nähe eines Säuglings gelassen werden. In einer kinderreichen Proletarierfamilie ist diese Forderung freilich oft kaum zu erfüllen.

Die Mittel, die uns nach bereits stattgehabter Infektion zum Schutz des Kindes zur Verfügung stehen, sind leider wenig zuverlässig. Ein Versuch mit Rekonvaleszentenblut oder Erwachsenenblut ist sicher gerechtfertigt; doch muß letzteres in möglichst großen Mengen, eventuell in mehreren Etappen eingespritzt werden (50—100 ccm und mehr). Das verhältnismäßig lange Inkubationsstadium des Keuchhustens läßt auch an die Möglichkeit denken, durch eine aktive Immunisierungsmethode mit Vakzinepräparaten einen prophylaktischen Erfolg zu erzielen. Keuchhustenvakzine wird sowohl von der I. G. Farbenindustrie wie vom Serotherapeutischen Institut in Wien hergestellt. Man injiziert sie in steigenden Mengen (3000—8000 Millionen Keime im ccm) in 1—4tägigen Intervallen 3—5mal subkutan oder intramuskulär. Man kann bei Säuglingen, welche einer Infektion ausgesetzt waren, einen Versuch mit Vakzineinjektionen machen, möge aber nicht für einen Erfolg garantieren.

3. Diphtherie.

Sowohl die klinischen Erfahrungen als auch der Befund von Schutzstoffen im Nabelschnurblut und der meist negative Ausfall der Schick-Reaktion sprechen dafür, daß die Mehrzahl der Neugeborenen gegen Diphtherie immun ist. Am Schick-Test gemessen sinkt der Schutzkörpergehalt des Organismus im Lauf des ersten Jahres rasch ab, so daß die Empfänglichkeit für Diphtherie mit Beginn des zweiten Lebensjahres einen Höhepunkt erreicht.

Die Diphtherieunempfänglichkeit des neugeborenen Kindes ist jedoch keine allgemeine, wie sich aus dem gelegentlichen Vorkommen von Nasendiphtherien und diphtheritischen ulzerösen Nabelerkrankungen ergibt. Unter den (im Verlauf des ersten Jahres an Zahl zunehmenden) Diphtherieerkrankungen ist die Nasendiphtherie weitaus die häufigste, während die Tonsillendiphtherie (wie alle anderen Tonsillitiden) im Säuglingsalter eine Seltenheit ist. Die Diagnose darf nur auf Grund des klinischen und bakteriologischen Befundes, nie auf Grund des bakteriologischen allein gestellt werden, da ein solcher oft auch bei zweifellos unspezifischen Schnupfenformen erhoben werden kann. Eine echte Diphtherie der Nase ist man nur dann anzunehmen berechtigt, wenn man an der Nasenschleimhaut Membranen nachweisen kann, wenn das Sekret eine blutigseröse oder blutig-eitrige Beschaffenheit hat. In diesem Fall soll Heilserum injiziert werden, und zwar nicht weniger als 2000 bis 3000 A. E.

Ähnliche Überlegungen gelten für die Hautdiphtherie. Diphtheriebazillen — ob es sich um virulente oder avirulente Diphtherie- oder Pseudodiphtheriebazillen handelt, läßt sich fürs erste nicht entscheiden — kommen auf nässenden Hautflächen (Intertrigo, Ekzem) sehr oft vor. Nur wo sich festhaftende Beläge auf stark entzündlich infiltrierter Haut finden, darf man eine echte Diphtherie annehmen.

Die Entscheidung, ob eine chronische Nasen- oder Hautdiphtherie vorliegt oder eine unspezifische Erkrankung mit positivem Bazillenbefund (Bazillenträger), ist nicht immer leicht zu treffen. Man sei in solchen (chronischen) Fällen mit der Serumeinspritzung zurückhaltend, während bei der akuten Nasendiphtherie die Serumbehandlung möglichst früh vorgenommen werden soll, da natürlich auch beim Säugling die Möglichkeit eines Übergreifens der Erkrankung auf den Kehlkopf und die tieferen Luftwege besteht und der Krupp für den Säugling mit seinem engen Trachealllumen besonders verhängnisvoll werden kann.

Trotz des im Verhältnis zum Kleinkindesalter selteneren Vorkommens der Diphtherie (besonders der toxischen Formen), soll man unter keinen Umständen mit der individuell ja sehr verschiedenen und im zweiten Halbjahr überhaupt oft nicht mehr vorhandenen Un- oder Unterempfänglichkeit des Säuglings rechnen und entsprechende Vorsicht walten lassen. Ein Schutz vor den so häufigen gesunden Bazillenträgern ist freilich kaum möglich, es sei denn, daß die wiederholt empfohlene Gesichtsmaske auch hier ersprießlich wirken kann; doch soll man bei den ja zweifellos viel infektiöseren Diphtherieerkrankungen, falls sich solche in der Familie des Säuglings ereignen, durch strenge Isolierung die Infektionsmöglichkeit auf das erreichbare Mindestmaß einschränken. Von der prophylaktischen Seruminjektion kann man beim Säugling schon im Hinblick auf die nicht sehr hohe Kontagiosität der Diphtherie im allgemeinen absehen, besonders wenn man Gelegenheit hat, den Säugling unter Beobachtung zu halten. Wer sich zur Vornahme der passiven Immunisierung veranlaßt fühlt, kann, um das Kind nicht gegen Pferdeserum überempfindlich zu machen, das von den

Seruminstituten hergestellte antitoxische Diphtherieserum vom Rind oder Hammel verwenden (50 A. E. pro kg).

Die heute viel diskutierte Frage der aktiven Immunisierung mit Toxin-Antitoxinpräparaten oder Anatoxin (Toxoid) ist beim Säugling noch nicht aktuell. Man nimmt die Schutzimpfungen frühestens am Ende des ersten Lebensjahres oder erst nach dessen Ablauf vor, schon deshalb, weil die Schutzstoffbildung im Organismus des Säuglings noch eine unzulängliche zu sein pflegt. Für den Säugling — etwa vom 6. Monat ab — kommt höchstens die Einreibung mit der Loewensteinschen Diphtherieschutzsalbe als einfaches, gleichsam vorbereitendes Verfahren in Betracht, welches, falls der betreffende Säugling überhaupt Antikörper zu bilden imstande ist, immerhin eine mehrere Monate andauernde Immunität hervorrufen zu können scheint. Zur Zeit einer Epidemie hat aber die Einreibung keinen Sinn, da eine Schutzwirkung wie bei allen aktiven Immunisierungsverfahren erst nach mehreren Wochen eintreten kann. Die von einigen Seiten geäußerte Befürchtung, es könne im Anschluß an die Toxoideinverleibung eine Phase erhöhter Empfänglichkeit eintreten, ist nicht begründet.

4. Scharlach.

Für Scharlach ist das Kind in den ersten Lebensmonaten sehr wenig oder gar nicht empfänglich. Man kann eine an Puerperalscharlach erkrankte Mutter ihr Kind weiter stillen lassen; wird die kranke Mutter auf eine Scharlachstation gebracht, so kann der Säugling ohne Bedenken mit aufgenommen werden. Sobald die Mutter nach der Entbindung an Scharlach erkrankt, kann die Immunität des Kindes natürlich nicht von einem in utero erfolgten Übertritt von Schutzstoffen herrühren, sondern muß als altersbedingt aufgefaßt werden. Wenn auch einzelne — meist leichte — Skarlatinafälle im ersten Jahr vorkommen, so besteht doch keine Veranlassung zu besonderen Vorkehrungen, zumal wir ohnedies über keine sicher wirkenden Schutzmethoden verfügen. Daß man auch einen Säugling, besonders einen älteren, von seinen an Scharlach erkrankten Geschwistern zu isolieren hat, ist selbstverständlich.

5. Feuchtblattern.

Gegenüber Varizellen ist die Empfänglichkeit höchstens im ersten Vierteljahr eine geringere. Sonst verhält sich der Säugling genau so empfänglich wie das ältere Kind. Besondere Schutzmaßnahmen sind in Anbetracht der Harmlosigkeit der Erkrankung nicht notwendig. Kranke Säuglinge können allerdings auch durch eine Varizellenerkrankung gefährdet sein, so daß man in solchen Fällen die Infektion nach Möglichkeit hintanzuhalten versuchen soll.

6. Blattern und Schutzpockenimpfung.

Auch die Kinder geimpfter Mütter sind für die Blattern empfänglich. Vielleicht verlaufen sie unter der Nachwirkung des mütterlichen Impfschutzes bei Neugeborenen manchmal etwas leichter, doch kann dies auch mit dem Genius epidemicus in Zusammenhang stehen, der auch in Ländern ohne Impfzwang bei Ungeimpften derzeit ein milder zu sein pflegt. Dies darf uns nicht veranlassen, die eminente Gefahr der Blattern zu unterschätzen.

Der Arzt, der die gesundheitliche Überwachung eines Säuglings übernommen hat, ist dafür zu sorgen verpflichtet, daß das Kind rechtzeitig der Vakzination unterzogen wird. Leider gibt es noch immer recht zahlreiche Impfgegner, gegen deren Dummheit erfolgreich anzukämpfen nicht immer leicht ist. Auch stehen manche Eltern auf dem egoistischen Standpunkt, die Impfung ihres Kindes sei deswegen nicht notwendig, weil es keine Blattern gäbe. Hier bedarf es einer entsprechenden Aufklärung.

Der geeignetste Zeitpunkt für die Blatternschutzimpfung ist bei einem gesunden Kind die Mitte des ersten Lebensjahres. Wird er um einige Monate hinausgeschoben, so ist dies ohne Belang. Früher zu impfen, hat keinen Vorteil. Eine Impfung in den ersten Lebenswochen verläuft zwar oft besonders milde (ohne Fieber und starke Lokalreaktion), doch kommen einerseits in diesem Alter relativ häufig erfolglose Impfungen vor, andererseits kann die durch die Impfung hervorgerufene Kuhpockenkrankheit — und daß es sich um eine wenn auch meist leichte „Krankheit“ handelt, dürfen wir nicht vergessen! — in diesem zarten Lebensalter doch unangenehme Folgen haben, z. B. längere Zeit dauernde Störungen des Gedeihens. Aus diesen Gründen soll man ohne zwingenden Grund nicht vor dem 5. Monat impfen. Während und kurz nach dem Überstehen einer Krankheit, besonders eines grippalen oder sonstigen Infektes, soll nicht geimpft werden. Auch hat die Impfung zu unterbleiben, solange das Kind einen juckenden Ausschlag hat (Ekzem, Strophulus). Bei exsudativdiathetischen Kindern ist auch wegen der zu gewärtigenden starken Impfreaktion eine gewisse Vorsicht am Platz (wenig virulenter Impfstoff, nur eine Impfstelle). Da der Frühling eine saisonbedingte Neigung zu allergischen Entzündungen mit sich bringt, hat die vielverbreitete Ansicht, er sei die für die Vornahme der Impfung geeignetste Jahreszeit, keine Berechtigung. Wo die Konstitution des Kindes eine heftige Impfreaktion erwarten läßt, wird man also besser im Sommer oder Herbst impfen.

Wenn wir empfehlen, die Impfung noch im ersten Lebensjahr, vor Eintritt ins Kriechlingsalter vorzunehmen, so tun wir dies nicht nur deshalb, weil die Impfstellen noch leichter vor Verunreinigungen zu schützen sind, sondern vor allem deshalb, weil die gefährlichste — man kann wohl sagen die einzige gefährliche — Komplikation der Kuhpockenimpfung, die Encephalitis postvaccinalis, im Säuglingsalter weitaus seltener vorkommt als bei älteren Erstgeimpften. Auch sind die meisten Säuglinge noch tuberkulinnegativ, was insofern von Vorteil ist, als in der ersten Zeit nach einer Tuberkuloseinfektion die Impfung vielleicht nicht ganz unbedenklich ist.

Die Annahme, daß der Impfverlauf beim Säugling ein milderer sei als später, ist kaum richtig. Dies trifft nur für den ersten Monat zu. Man sieht auch bei Säuglingen sehr starke Lokalreaktionen und ein mitunter mehrere Tage andauerndes Impffieber; es hängt dies von der jeweiligen Disposition des Kindes sowie von der verschiedenen Virulenz des Impfstoffes ab.

Über die Technik nur soviel, daß man sich mit der Anlegung von zwei Impfstellen begnügen und die Impfschnitte (richtiger: Impfkratzer) möglichst klein anlegen soll, um eine verunstaltende Narbenbildung zu vermeiden. Aus diesem Grund soll man auch bei Mädchen prinzipiell nicht am Arm, sondern am Oberschenkel oder unter der Brustwarze (gegen den Rippenbogen zu) impfen. Kosmetische Rücksichten sind es zum Teil auch, welche die intrakutane Impfmethode rechtfertigen, deren medizinische Indikation hauptsächlich bei juckenden oder infektiösen Hauterkrankungen gegeben ist. Die Impfreaktion beschränkt sich bei dieser Art der Vakzination auf ein mehr oder minder ausgedehntes entzündliches Infiltrat (vom Aussehen einer Phlegmone), welches sich im Lauf einiger Wochen (manchmal auch Monate) vollkommen zurückbildet. (Im Hinblick auf das Fehlen der beweisenden Impfnarben ist auf dem Impfzeugnis ausdrücklich zu vermerken, daß „mit Erfolg intrakutan" geimpft wurde.) Der Hauptnachteil der Intrakutanimpfung ist die sich aus der schwankenden Virulenz des Impfstoffs ergebende Unsicherheit bei der Wahl der Verdünnung. Während bei wenig virulenter Lymphe eine Verdünnung von 1 : 20 oder 1 : 40 genügt, muß man hochvirulente Lymphe bis auf das 200fache verdünnen, wenn man nicht riskieren will, daß über dem Infiltrat doch eine Pustel aufschießt. Von der verdünnten Lymphe wird mit einer (vorher nicht zum Aufziehen benützen!) dünnen Nadel, welche 1—1½ cm vorgeschoben wird, 0,1 ccm in die Kutis injiziert, die Einstichstelle nach dem Herausziehen der Nadel mit Tct. Jodi betupft. Die erwähnten Schwierigkeiten erklären es, warum sich die intrakutane Impfung als allgemeine Impfmethode kaum einbürgern kann und besonderen Fällen vorbehalten bleibt.

Bei der gewöhnlichen Impfmethode besteht während des Pustel- und des darauf folgenden Granulationsstadiums nicht nur die Gefahr einer Sekundärinfektion, sondern vor allem auch die der Vaccine secundaria. Dabei ist weniger die Übertragung des Impfstoffs auf andere Körperstellen des Impflings zu fürchten — auch die sogenannte Vaccine generalisata sowie die vereinzelt auftretenden (morbilliformen, rubeolären usw.) Impfexantheme sind praktisch bedeutungslos — als vielmehr die Vaccinosis nicht geimpfter Kinder, besonders Säuglinge, welche an nässenden Ausschlägen leiden. In Proletarierwohnungen, wo oft zwei oder mehrere Kinder in einem Bett liegen, kommen solche Infektionen nicht allzu selten vor. Besonders zu fürchten ist das Ekzema vaccinatum, bei welchem die Gesichts- und Kopfhaut von dicht nebeneinander stehenden Vakzinepusteln übersät sein kann. Die Erkrankung ist lebensgefährlich; heilt sie ab, so können äußerst entstellende Narben zurückbleiben. Es ist aus den angegebenen Gründen notwendig, daß die Impfstellen vom Zeitpunkt der beginnenden Pustelbildung an mit einem Verband bedeckt werden, bei dessen Anlegung man nur darauf achten soll, daß er nicht die Eintrocknung der Blasen verzögert. Das tägliche Bad ist vom Beginn der Pustelbildung bis zur erfolgten Verkrustung, d. h. für 1—2 Wochen, zu unterbrechen.

7. Poliomyelitis.

Auf Grund der Tatsache, daß die meisten Erwachsenen — wahrscheinlich durch stille Feiung — gegen die Poliomyelitis immun sind, sollte man erwarten, daß ähnlich wie bei den Masern Schutzstoffe von der Mutter auf das Kind übergehen und dieses während der ersten Lebensmonate durch passive Immunität vor der Erkrankung geschützt ist. Leider ist dies nicht der Fall: Poliomyelitiserkrankungen kommen schon im frühen Säuglingsalter vor.

Auf die Klinik und Therapie der Poliomyelitis soll hier nicht näher eingegangen werden. Es sei nur kurz darauf hingewiesen, daß dem Lähmungsstadium ein manchmal mehrere Tage dauerndes „präparalytisches" Stadium vorausgehen kann, dessen Erscheinungen aber insbesondere beim Säugling meist so wenig charakteristisch sind, daß sie nur zur Zeit einer Epidemie verdächtig erscheinen können. Am ehesten ist dies noch der Fall, wenn ausgesprochen meningeale Symptome vorhanden sind, die eine Lumbalpunktion veranlassen, welche dann den Liquorbefund einer Meningitis serosa aseptica (s. S. 90) ergeben kann. Konvulsionen kommen bei fieberhaften Erkrankungen des Säuglings so häufig vor, daß ihnen hier kaum eine diagnostische Bedeutung beigemessen werden kann. Recht oft treten die Lähmungen auch fast unvermittelt oder nach nur kurzen, flüchtigen Prodromen ein. Die Forderung, im präparalytischen Stadium Rekonvaleszentenserum zu injizieren, ist also nur selten erfüllbar.

Ein Schutz im Sinne der Expositionsprophylaxe kommt kaum in Frage. Die Infektion dürfte meist durch unbekannte Keimträger (selten durch Erkrankte!) vom Rachen aus durch Tröpfchenstreuung erfolgen; doch scheint auch der Darm Einbruchspforte sein zu können, und zwar besonders dann, wenn gleichzeitig eine Enteritis besteht (Poliomyelitisenteritis). Dies soll uns veranlassen, zur Zeit der Poliomyelitisepidemien (Spätsommer und Herbst) auf Gesunderhaltung des Darmes bei Säuglingen besonders zu achten.

Dem (schwer erhältlichen) Rekonvaleszentenserum dürfte mehr eine prophylaktische als eine therapeutische Wirkung zukommen; es muß spätestens im präparalytischen Stadium angewendet werden, wenn ein Erfolg erzielt werden soll. Es ist natürlich eine unerfüllbare Forderung, alle Kinder (und gefährdet sind eben alle!) mit Rekonvaleszentenserum zu schützen; doch kann man zur Zeit einer Epidemie in ähnlicher Weise wie dies bei den Masern geschildert wurde (s. S. 207) durch *wiederholte Injektionen von Erwachsenenblut* eine Art Dauerimmunisierung versuchen. Da man über den Gehalt des Blutes an Schutzstoffen im unklaren ist, empfiehlt es sich, Mischblut (bzw. Mischserum) zu verwenden oder bei den fortlaufenden Einspritzungen mehrere Blutspender heranzuziehen. Dabei ist nicht außer acht zu lassen, daß die städtische Bevölkerung im allgemeinen weitgehender immunisiert zu sein pflegt als die ländliche.

8. Septisch-pyämische Erkrankungen.

Während der Säugling, besonders in den ersten Lebensmonaten, gegen eine große Zahl von Krankheitserregern eine wahrscheinlich auf passive Immunität zurückzuführende Unter- oder sogar Unempfänglichkeit aufweist, ist er gegenüber den Erregern der septiko-pyämischen Erkrankungen, unter denen die Eiterkokken die führende Rolle spielen, recht wenig resistent. Gerade der junge Säugling erweist sich hier als besonders widerstandsschwach, und die Sepsis neonatorum*) ist nicht nur deshalb die häufigste und wichtigste Form der Säuglingssepsis, weil in dieser Altersperiode die Infektionsmöglichkeit eine größere ist (Puerperalinfektionen) und auch die Infektionspforten (Nabel, durchlässiger Darm) den Erregern besonders leicht Einlaß bieten, sondern auch darum, weil in den ersten Lebenswochen die Abwehrvorrichtungen (Antikörperbildung, Lymphdrüsen) noch recht unvollkommen funktionieren.

Septische Allgemeininfektionen werden jenseits der Neugeburtsperiode immer seltener. Ausgangspunkt können verschiedene Organerkrankungen sein, Mund-, Rachen- und Mittelohrerkrankungen, abszedierende Bronchopneumonien und Pleuraempyeme, eitrige Erkrankungen der Harnwege und besonders Eiterinfektionen der Haut (multiple Abszesse, Phlegmonen usw.). In den ersten Wochen kommen auch zweifellos vom Darm ausgehende Infekte vor (enterale Sepsis), so zum Beispiel durch Streptokokken hervorgerufene Durchwanderungsperitonitiden, während im späteren Säuglingsalter die vom Darm ausgehenden Allgemeininfektionen meist nicht durch Eiterkokken hervorgerufen werden, sondern bei schweren Ernährungsstörungen terminal eintretende Coliseptikämien sind.

Das Eintreten einer septischen Allgemeininfektion hängt zum Teil von der Virulenz der Erreger, zum größeren Teil aber wohl von der Konstitution und jeweiligen Kondition des Kindes ab. Man ist oft erstaunt, daß ein mit Säuglingsfurunkeln geradezu übersätes Kind der Erkrankung Herr wird, während ein anderes mit einer weit weniger ausgebreiteten Hauterkrankung an einer Pyämie zugrunde geht.

Der Zeitpunkt, zu welchem die Allgemeininfektion erfolgt, ist nicht immer genau zu bestimmen. Wir nehmen eine solche an, sobald sich der Habitus septicus entwickelt hat, das verfallene Aussehen, die livide, fahle Verfärbung der Haut, der müde, vergrämte Gesichtsausdruck. Manchmal treten multiforme Exantheme auf, Ödeme, Subikterus, Haut- und Schleimhautblutungen, auch Darmblutungen (melänaartige Erschei-

*) S. Zarfl, Die Neugeborenen und ihre Krankheiten. Diese Sammlung, Band 31.

nungen). Milzschwellung und septisches Fieber kommen vor, können aber auch fehlen, sogar Untertemperaturen sind nichts Seltenes.

Aus dem bunten Vielerlei der septisch-pyämischen Erkrankungen, derer bei Besprechung der verschiedenen Organkrankheiten mehrfach bereits gedacht wurde, sei hier nur einer auch im späteren Säuglingsalter nicht selten vorkommenden Gruppe pyämischer Erkrankungen gedacht, der Osteomyelitis und der mit ihr in Beziehung stehenden Arthritiden und Gelenkspyämien.

Die Osteomyelitis beginnt oft scheinbar primär, häufig ganz akut mit hohem Fieber. Die Knochenerkrankung tritt manchmal gleich in Erscheinung, kann aber auch erst nach einigen Tagen zum Vorschein kommen. Ihr häufigster Sitz ist der Oberschenkel, wo sie zu Verdickungen und Auftreibungen Veranlassung gibt, die zu Verwechslungen mit Barlowscher Krankheit, eventuell auch mit syphilitischer Periostitis, Veranlassung geben können. Seltener sind zuerst die Tibien befallen, noch seltener die oberen Extremitäten und andere Skelettpartien. Recht oft greift die meist epiphysär gelegene Erkrankung auf die benachbarten Gelenke über. Die Osteomyelitis des Säuglingsalters bleibt gewöhnlich nicht auf einen Herd beschränkt; meist kommt es zu eitrigen Metastasen in anderen Knochen, in der Haut usw. Werden mehrere Gelenke befallen, so kann sich das Bild der Gelenkspyämie entwickeln: man findet dann — zuweilen mehr fühl- als sichtbar — eine Reihe von Gelenken polsterartig geschwollen. Eitrige Knochen- und Gelenkerkrankungen finden sich auch neben der sogenannten eitrigen Entzündung der serösen Häute (Pleuritis, Perikarditis, Peritonitis), die sich manchmal an einen grippalen Infekt anschließt.

Eine Form der Pyämie sei deshalb besonders hervorgehoben, weil sie zum Unterschied von allen anderen eine nicht völlig infauste Prognose gibt, die Pneumokokkeninfektion. Besonders die Pneumokokkenarthritis, welche mit Vorliebe das Knie- oder Schultergelenk befällt, geht sogar recht oft in Heilung aus; zuweilen kommt es gar nicht zur Eiterung, aber selbst wo dies der Fall ist, kann vollständige Restitution eintreten. Selbst Metastasen in inneren Organen (Lungenabszesse!) können ausheilen. Der Arzt soll dies wissen, da er mit spezifisch wirkenden Mitteln möglicherweise therapeutische Erfolge erzielen kann (s. S. 121). Eine noch bessere Prognose gibt die Gonokokkämie und Gonokokkenarthritis; doch kommen diese Erkrankungen jenseits der Neugeburtsperiode kaum mehr vor.

Die Prognose der vollentwickelten septischen Erkrankungen ist, von den eben erwähnten abgesehen, eine so schlechte, daß ein Behandeln fast überflüssig erscheint. Immerhin läßt sich in den Anfangsstadien, besonders zu einer Zeit, wo die Diagnose einer Sepsis noch nicht sicher ist, durch Einspritzungen von Eiterkokkenvakzine (Autovakzine aus Abszeßeiter, Agmultan u. dgl.), polyvalentem Serum, Omnadin, Trypaflavin (nur intravenös!), Detoxin (intramuskulär oder intravenös in genügend großen Dosen), sowie durch Bluttransfusionen die Gefahr vielleicht noch abwenden. Auch dürfte es abortiv verlaufende Sepsisfälle geben, bei denen die Prognose a priori keine ungünstige ist.

Indikationen zu chirurgischen Eingriffen im Säuglingsalter.

Man soll im allgemeinen an dem Grundsatz festhalten, daß operative Eingriffe beim Säugling nur dann angezeigt sind, wenn Lebensgefahr besteht oder das Hinausschieben der Operation für das Kind dauernde Nachteile hat.

1. Krankheiten, bei denen eine Indicatio vitalis für sofortige Operation besteht.

Der Nabelschnurbruch. Die Operationsaussichten sind selbst bei recht umfangreichen Brüchen günstige, falls die Operation in den ersten Stunden nach der Geburt vorgenommen wird; selbst Fälle mit geborstenem Bruchsack konnten schon gerettet werden. Nur bei ganz kleinen (nußgroßen) Brüchen kann man von einer konservativen Behandlung Erfolg erhoffen (Dermatol, aseptischer Verband); doch ist auch in solchen Fällen die chirurgische Behandlung unbedingt vorzuziehen.

Die angeborenen Atresien und Stenosen des Darmes. Praktisch wichtig sind vor allem die Verschlüsse im Bereich des Enddarms, die Atresia ani und Atresia recti, bei welchen, falls die anatomischen Verhältnisse nicht allzu kompliziert sind, die rechtzeitig ausgeführte Operation das Kind zu retten vermag. Ein Zuwarten ist nur dort möglich, wo eine abnorme (und zwar verhältnismäßig weite) Ausmündung des Mastdarms in die Perinealgegend oder die Vulva vorhanden ist. Alle in höheren Darmabschnitten lokalisierten Atresien und Stenosen (häufig sind sie multipel!) geben eine fast absolut infauste Prognose. Werden sie rechtzeitig erkannt, so besteht immerhin eine gewisse Möglichkeit, daß ein operativer Eingriff glücken könnte.

Der eingeklemmte Leistenbruch. Die Notwendigkeit eines chirurgischen Eingreifens ist hier eine Selbstverständlichkeit, doch soll man wissen, daß ein Bruch, der sich beim schreienden und pressenden Säugling auf keine Weise, auch nicht im warmen Bad, zurückschieben läßt, manchmal von selbst zurücktritt oder anstandslos reponiert werden kann, sobald sich das Kind beruhigt hat. Diese Beruhigung, zu deren Erzielung man auch ein Chloralklysma, eine Luminalinjektion oder irgendein oral oder rektal verabreichtes Sedativum anwenden kann, soll man abwarten, ehe man die Operation vornimmt; manchmal gelingt die Reposition erst in der Narkose. Zu ausgesprochenen Ileuserscheinungen soll man es keinesfalls kommen lassen.

Die Invagination ist ein seltenes Ereignis, kommt aber im Säuglingsalter verhältnismäßig am häufigsten vor und wird leider oft verkannt oder doch zu spät erkannt, obwohl die Symptome des gewöhnlich plötzlich, zuweilen geradezu stürmisch einsetzenden Darmverschlusses meist sehr charakteristisch sind: Erbrechen, anfangs von Mageninhalt und gallig gefärbtem Chymus, später ebensolcher Schleimmassen; Stuhlverhaltung, häufig, wenn auch nicht immer, mit Abgang von etwas Blut oder blutigem Schleim, spontan oder im Anschluß an die digitale Untersuchung des Mastdarms (Verwechslung mit Ruhr, s. S. 55); Auftreibung des Bauches, sichtbare Darmsteifung; verfallenes, an das Bild einer Toxikose erinnerndes Aussehen (fahle Blässe, ängstlicher Gesichtsausdruck, halonierte Augen, Wimmern, Apathie); zeitweise Schmerzäußerung (Koliken). Manchmal tastet man die ineinandergeschobenen Darmteile als weichen Tumor durch die meist nicht sehr stark gespannten Bauchdecken, zuweilen fühlt man bei der rektalen Untersuchung das eingestülpte Darmstück, das bei längerem Bestehen der Invagination bis vor die Analöffnung herabgetrieben werden kann; es hat dies schon wiederholt zur Fehldiagnose Prolapsus recti Veranlassung gegeben! Weitaus am häufigsten ist die Einstülpung des untersten Dünndarmabschnittes in den Dickdarm (Invaginatio ileocoecalis, ileocolica), seltener sind Invaginationen im Bereich des Dickdarms, noch seltener des Dünndarms.

Das Schicksal des Kindes hängt von der rechtzeitigen Stellung der Diagnose ab. Ein operativer Eingriff hat nur dann Aussicht auf Erfolg, wenn er innerhalb der ersten 12—24, höchstens 36 Stunden vorgenommen wird. Besteht der Zustand bereits zwei Tage, so ist fast immer schon eine Peritonitis eingetreten, der das Kind (bald nach ganz kurzer Zeit, bald auch erst nach mehreren Tagen) zum Opfer fällt. Die Hauptsache ist, daß der Arzt überhaupt an die Möglichkeit einer Invagination denkt. Man erlebt selbst bei ganz eindeutigem Krankheitsbild die merkwürdigsten Fehldiagnosen (Ruhr, Toxikose, Ernährungsstörung mit Erbrechen und Meteorismus, Obstipation). Es soll aber nicht in Abrede gestellt werden, daß es Fälle (insbesondere chronische Verlaufsformen) gibt, wo die Symptome nicht ganz charakteristisch sind. Bei diagnostischen Zweifeln soll eine Untersuchung in Narkose vorgenommen werden, zu welchem Zweck das Kind aber unbedingt einer Anstalt zuzuweisen ist. Eine spontane Rückbildung der Einstülpung ist im Anfangsstadium nicht ganz ausgeschlossen (dabei Rezidivgefahr!), auch gelingt die Desinvagination in seltenen Fällen durch einen in Narkose vorgenommenen Einlauf oder eine Lufteinblasung ins Rektum; doch überläßt man solche Versuche besser dem Chirurgen, der bei ihrem Mißlingen sofort die Operation vorzunehmen in der Lage ist.

2. Krankhafte Veränderungen, bei denen ein chirurgisches Eingreifen während des Säuglingsalters als notwendig bezeichnet werden muß.

Über die Behandlung der Angiome u. dgl. s. S. 142.

Hasenscharte (und Wolfsrachen). Besteht außer der Lippenspalte eine Kieferspalte, so soll die Lippenspalte wenn möglich schon am Ende des ersten Monats operativ behoben werden, da sich daraufhin die Alveolarspalte von selbst zu schließen pflegt. Bei bloßer Lippenspalte oder Kombination von Lippen- und Gaumenspalte ohne Alveolarspalte kann man zuwarten, wird aber doch besser tun, wenn man die Lippenspalte tunlichst bald beseitigt. Gaumenspalten werden in der Regel erst am Anfang des zweiten, frühestens am Ende des ersten Lebensjahres operiert. Die sich bei weiten Spaltbildungen ergebenden Saug- und Trinkschwierigkeiten sind oft erhebliche, können aber mit Geduld und Beharrlichkeit meist überwunden werden; freilich kann man sich manchmal nur mit der Sondenfütterung helfen. Zuweilen kommt man durch Änderung der Größe und Breite des Saugers zum Ziel. Es wäre übrigens ein grober Fehler, wenn man in den Spaltbildungen von vornherein ein Stillhindernis sehen wollte: manchmal gelingt das Saugen an der Brust erstaunlich gut, mitunter besser als aus der Flasche.

Daß man auch in den schwierigsten Fällen auf die natürliche Nahrung nicht verzichten darf, sondern die abgepumpte oder abgespritzte Muttermilch verwenden soll, ist eine Selbstverständlichkeit, auf die man aber nicht oft genug hinweisen kann. Auch die Operation darf natürlich niemals der Anlaß zum Aufgeben der natürlichen Ernährung sein; die stillende oder milchspendende Mutter muß auf der chirurgischen Station entweder mitaufgenommen werden oder wenigstens zur Verfügung stehen. Dies gilt übrigens für alle Fälle, wo bei einem Säugling des ersten Halbjahrs ein chirurgischer Eingriff eine Spitalsaufnahme notwendig macht. Darauf sei ausdrücklich hingewiesen, da nicht alle Chirurgen zu wissen scheinen, daß es für einen Säugling nichts Wichtigeres gibt als die Frauenmilchernährung.

Beim Klumpfuß ist nach Ansicht aller Orthopäden noch im ersten Lebensmonat eine Behandlung einzuleiten. Nur dort, wo es sich um ganz leicht ausgleichbare Varusstellung des Fußes handelt (bei Neugeborenen recht häufig!), kann man sich mit der Anlegung eines Pflasterverbandes begnügen, falls es gelingt, durch ihn eine volle Korrektur herbeizuführen. Bei der ebenfalls häufigen Hackenfußstellung kann man anfangs durch entsprechende Massage die Normalstellung herzustellen versuchen, soll aber, wenn dies nicht bald gelingt, einen orthopädisch richtigen Korrekturverband anlegen oder anlegen lassen.

Die Luxatio coxae congenita ist anfänglich meist bloß in der Anlage vorhanden und bildet sich erst im Verlauf einiger Monate aus. Die frühzeitige Erkennung ist nicht leicht. Man soll an die Anomalie denken und den Orthopäden zu Rate ziehen, sobald man eine Asymmetrie der Hüften, der Faltenbildung an den Oberschenkeln, eine Einschränkung der Abduktionsmöglichkeit oder eine auch nur angedeutete Längendifferenz der Beine zu bemerken glaubt.

Der angeborene Schiefhals, welcher gewöhnlich nicht, wie noch immer oft angenommen wird, geburtstraumatischen Ursprungs ist, sondern auf intrauterin entstandenen Veränderungen zurückzuführen ist, soll nach einigen Wochen oder höchstens Monaten operiert werden, da es sonst zu dauernden Deformierungen kommen kann (Halsskoliose, Gesichtsasymmetrie). Angeborene, wahrscheinlich durch intrauterine Belastung zustande gekommene Asymmetrie des Gesichts (seitliche Halsgrube) und Schiefhaltung des Kopfes ohne Verkürzung des Kopfnickers bildet sich in der Regel spontan zurück.

Bei der Entbindungslähmung, welche meist durch eine Verletzung des Plexus brachialis, vielleicht auch nur durch Verletzung des Schultergelenks (Distorsion) zustande kommt, verhält man sich fürs erste abwartend und sorgt nur dafür, daß der nach innen rotierte und adduzierte Arm in Abduktion und Außenrotation fixiert wird, sei es nur durch Lagerung, etwa mittels Sandsäcken, sei es durch einen Fixationsverband. Nach einigen Wochen beginnt man mit Massage und elektrischer Behandlung. Erfolgt innerhalb des ersten Vierteljahres nicht, wie dies meist der Fall ist, ein völliges Verschwinden oder zumindest ein wesentlicher Rückgang der Lähmung, so muß man mit der Möglichkeit einer schweren Nervenverletzung (Zerreißung) rechnen, um nach genauer neurologischer Untersuchung noch rechtzeitig eine Nervennaht vornehmen zu lassen. Es sei jedoch betont, daß solch schwere Verletzungen außerordentlich selten sind.

Die Hypospadie, besonders die der Glans penis, ist eine sehr häufige Mißbildung, welche meist mit einer Knickung und abnormen Fixierung des Penis vergesellschaftet ist. Da durch letztere Wachstumshemmungen verursacht werden können, ist die Korrektur der Stellung möglichst bald vorzunehmen, etwa im zweiten Halbjahr. Wo eine Harnröhrenplastik notwendig ist, wird diese besser in einem späteren Zeitpunkt vorgenommen.

3. Veränderungen, bei denen ein chirurgischer Eingriff überhaupt oder wenigstens vorerst nicht notwendig ist.

Der Nabelbruch (Nabelringbruch). Schon aus der Tatsache, daß der Nabelbruch bei Säuglingen ungemein häufig, bei älteren Kindern äußerst selten vorkommt, kann man entnehmen, daß Spontanheilung die Regel ist. Sie wird dadurch gefördert, daß man das Hervortreten des Bruchs durch Anlegung eines Pflasterverbandes hintanhält, am besten in der Art, daß man zwei etwa 3—5 cm breite, beiderseits bis zum Rücken reichende Pflasterstreifen (Leuko- oder Elastoplast, Eggoplast, Helfoplast, Germaniaplast u. dgl.), dachziegelartig sich deckend, quer über zwei den Bruch zurückdrängende Längsfalten der Bauchhaut hinüberspannt. Der Verband wird möglichst wenig gewechselt, es sei denn, daß die Haut durch das Pflaster alteriert ist. Eine Operation ist nur ganz ausnahmsweise, bei besonders großen Brüchen und weiter Bruchpforte, angezeigt. Vor Ablauf des ersten Jahres ist ein Eingriff keinesfalls notwendig, auch nicht bei den wesentlich selteneren, sich nicht spontan schließenden Supraumbilikallücken.

Der Leistenbruch. Den Bruchsack bildet beim Säugling der noch offene Processus vaginalis, der sich während der ersten Lebenswochen oder Lebensmonate von selbst zu schließen pflegt. Schon aus diesem Grund ist eine frühzeitige operative Korrektur nicht gerechtfertigt. Der Bruch tritt bei vorhandener Anlage beim Pressen und Schreien hervor; die diesbezüglichen Befürchtungen der besorgten Mutter sind also wohl begründet. Nicht gerechtfertigt ist jedoch die Konsequenz, welche viele Mütter daraus ziehen, daß sie nämlich das Kind am Schreien hindern zu müssen glauben und damit einen groben Erziehungsfehler begehen. Das Vortreten des Bruches soll durch ein Wollbruchband behindert werden, welches in der Weise angelegt wird, daß der Wollbund (ungebleichtes Garn) gürtelförmig um die Hüftgegend gelegt und durch einen vorher geschlungenen Knoten, der vor die Bruchpforte zu liegen kommt, gezogen wird; das freie Ende wird zwischen den Beinen ziemlich straff zum Rücken geführt und an der Gürteltour befestigt. Das Kind kann mit dem Verband gebadet werden, doch muß die Haut durch gutes Trocknen und Pudern geschont werden. Der beschmutzte Verband (der natürlich gewaschen werden kann) ist durch einen neuen zu ersetzen; beim Wechseln soll das Hervortreten des Bruchs nach Möglichkeit vermieden werden. Bleibt der Verschluß der Bruchpforte bis ins zweite Halbjahr aus, so ist eine Operation kaum mehr zu umgehen. Man kann sie zwar bis zum Ende des ersten Jahres hinausschieben, soll aber dafür sorgen, daß sie noch vor Gehbeginn vorgenommen wird. Sie wird von einem geübten Chirurgen in kürzester Zeit ausgeführt und gefährdet das Kind in keiner Weise.

Die Phimose und Conglutinatio. Das Verklebtsein der Vorhautblätter ist beim Säugling ein physiologischer Zustand. Eine Verschiebung der Vorhaut über der Eichel ist deshalb unmöglich, auch wenn die Vorhautöffnung weit genug wäre, um ein Zurückschieben zu gestatten; in der Mehrzahl der Fälle ist diese Öffnung sehr klein und erweitert sich erst im Lauf der Kinderjahre. Eine nennenswerte Behinderung der Miktion pflegt auch bei winziger Präputialöffnung nicht einzutreten; sollte es einmal der Fall sein, so genügt eine leichte Dehnung mit einer Sonde oder Kornzange. Gegen die lege artis durchgeführte rituelle Zirkumzision kann vom medizinischen Standpunkt kaum ein Einwand erhoben werden. Wo es der Ritus nicht verlangt, besteht aber beim Säugling weder eine dringende Indikation zur Behebung der physiologischen Konglutination, noch der Phimose, bei der die Grenze zwischen physio- und pathologisch schwer zu ziehen ist. Immerhin scheint es uns bei enger Präputialöffnung aus prophylaktischen Gründen ratsam, schon beim Säugling etwas zu tun. Nicht alle Ärzte sind dieser Ansicht. Von chirurgischer Seite wird das Zurückschieben der Vorhaut beim Säugling als „nicht nur völlig unnötig und sinnlos, sondern schädlich“ bezeichnet. Wer als Kinderarzt jahrzehntelang mit Säuglingen zu tun hatte und in unzähligen Fällen die Säuglingsphimose in der genannten Weise nicht nur, ohne jemals Schaden zu stiften, behoben, sondern auch die Erfahrung gemacht hat, daß man damit so und so vielen Kindern eine Phimoseoperation im späteren Leben erspart, ist anderer Ansicht. Wir empfehlen mit gutem Gewissen, die Phimose (oder ihr Vorstadium) schon im Säuglingsalter in der Weise zu behandeln, daß man die Vorhaut — eventuell nach Trennung der Verklebungen mittels einer Sonde — mit der Hand zurückschiebt. Es gelingt dies mit einiger Gewalt so gut wie immer, und zwar meist in einer Sitzung, bei besonders enger Öffnung, oder wenn man vor den anwesenden Eltern den mitunter etwas roh anmutenden Eingriff nicht in brüsker Weise vornehmen will, nach mehrmaliger Vordehnung durch immer weiteres Zurückschieben der Vorhaut. Kleine blutende Einrisse am Präputialrand sind kaum vermeidlich, haben aber keinerlei üble Folgen. Man soll trachten, die Vorhaut bis hinter die Corona glandis zurückzubringen und die im Sulcus coronarius angehäuften Smegmapartikelchen zu entfernen. Selbstverständlich wird die Vorhaut dann sofort wieder über die Eichel vorgezogen, was manchmal nicht ganz leicht ist, aber stets gelingt. Nach der „Operation“ läßt man den Penis bis zum nächsten Tag in ein mit stark verdünnter essigsaurer Tonerde getränktes Gazestückchen einschlagen.

Besteht eine Balanitis, so wird diese vorerst durch antiphlogistische Umschläge zum Abklingen gebracht, ehe man die Phimosesprengung vornimmt. Bei starker Hypertrophie des Präputiums, welche zu rezidivierenden Balanitiden Veranlassung gibt, ist die einfache Zirkumzision die beste Behandlungsmethode; doch hat es damit wohl meist bis zum Ende der Säuglingsperiode Zeit.

Die Hydrokele testis, beim Säugling recht häufig, verschwindet in der überwiegenden Mehrzahl der Fälle im Lauf des ersten Lebensjahres spontan oder nach Behebung der Phimose und Konglutinatio. Wenn ausnahmsweise keine Verkleinerung eintritt und die Spannung zunimmt, kann man durch einmalige (oder zwei- bis dreimal wiederholte) Punktion fast immer

Heilung erzielen. Die Hydrokele funiculi kann, falls sie im ersten Jahr nicht spontan verschwindet, durch Operation leicht behoben werden.

Unter den Lageanomalien des Hodens ist der Leistenhoden (Retentio testis inguinalis) die häufigste und wichtigste. Sowohl beim Leisten-, wie beim Bauchhoden (Retentio testis abdominalis) besteht die Möglichkeit, daß er im Lauf der Kindheit von selbst herabsteigt. Erweist sich ein Leistenhoden als beweglich, d. h. läßt er sich mit der Hand durch Zug bis gegen den Grund des Skrotums herabbringen, so kann man mit großer Wahrscheinlichkeit annehmen, daß mit der Zeit eine Spontankorrektur eintreten wird. In einem solchen Fall wird natürlich nicht operiert. Hingegen ist beim unbeweglichen Leistenhoden im Hinblick auf die Möglichkeit der Atrophierung, malignen Entartung usw. die Operation indiziert. Es dürfte aber kaum notwendig sein, die Operation noch vor Ende des ersten Lebensjahres vorzunehmen. Manche empfehlen dies zwar, doch warten andere bis gegen das Schulalter.

Sollte der Leistenhoden eingeklemmt oder entzündet sein, muß freilich der Chirurg in Tätigkeit treten. Bei dieser Gelegenheit sei auch darauf hingewiesen, daß bei weiblichen Säuglingen Ovarialhernien vorkommen, welche leicht mit Leistenbrüchen oder Lymphadenitis verwechselt werden. Auch hier ist eine frühzeitige Operation angezeigt.

Von Mißbildungen, bei denen die Frage einer Operation ventiliert wird, sei noch die Harnblasenspalte (Exstrophia vesicae) genannt. Diese schwere Mißbildung, welche erstaunlicherweise nur selten zu einer Infektion der höheren Harnwege führt, wird neuerdings schon im ersten Lebensjahr operativ angegangen, während bisher die Mehrzahl der Chirurgen und Urologen sich für ein jahrelanges Zuwarten aussprachen. Der praktische Arzt wird die Entscheidung wohl immer dem Fachmann überlassen.

Sachregister.

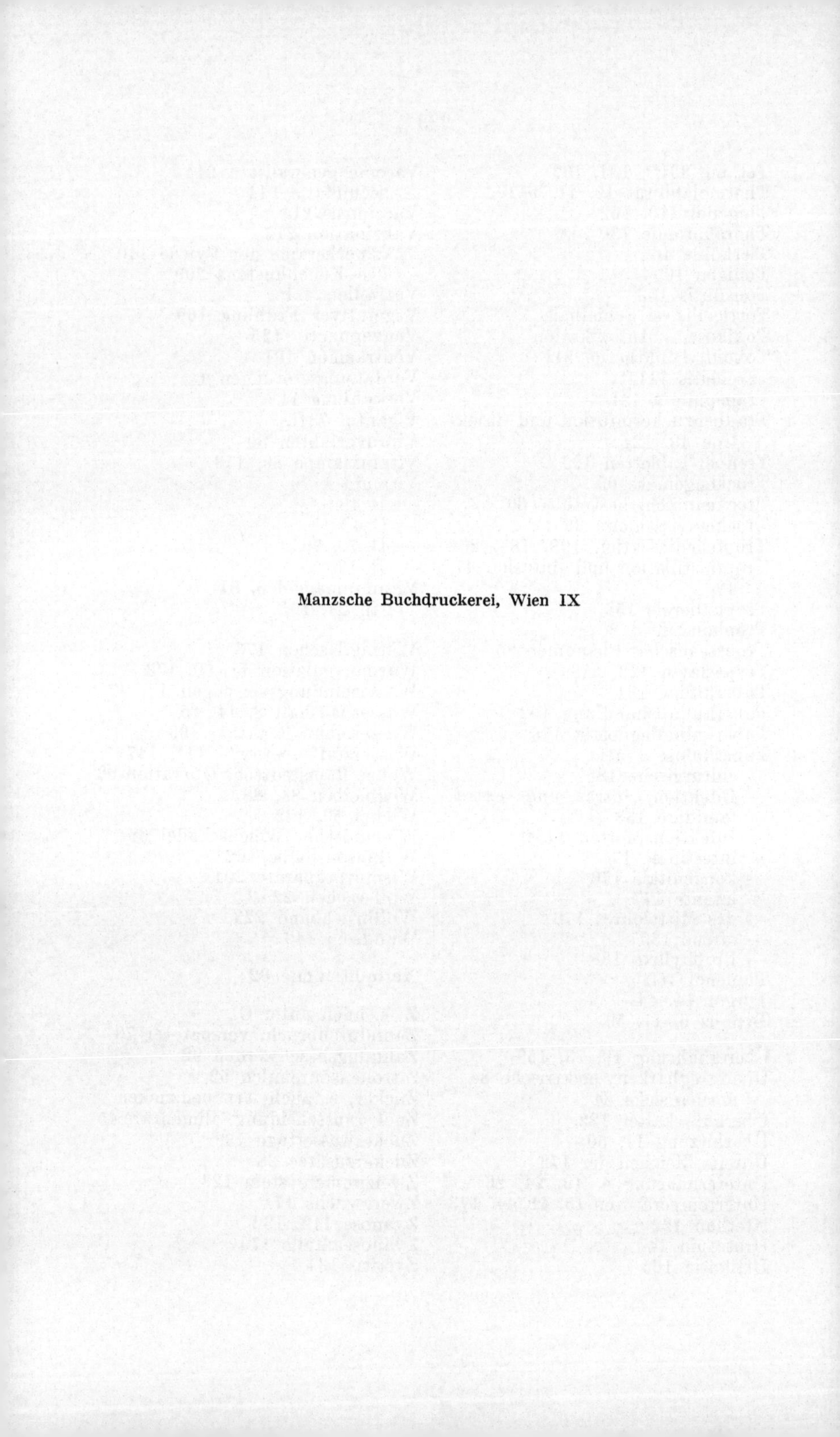

Manzsche Buchdruckerei, Wien IX

(Fortsetzung auf der IV. Umschlagseite)